A
Bíblia
das Terapias
Alternativas

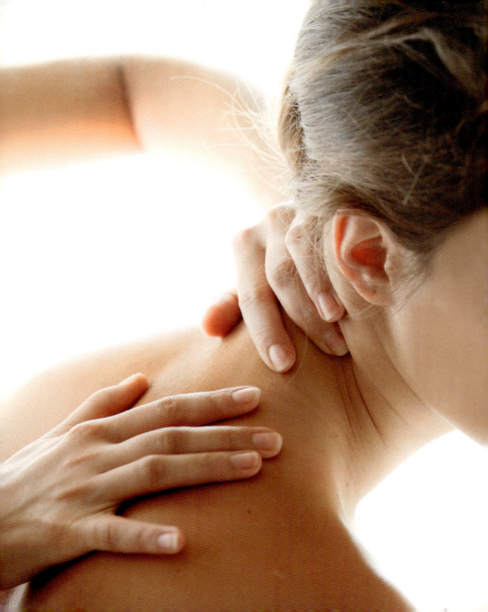

A Bíblia das Terapias Alternativas

Claire Gillman

O Guia Definitivo para a Saúde Holística

Tradução
Euclides Luiz Calloni

Editora Pensamento
SÃO PAULO

Sumário

Introdução 6

1 TERAPIAS CLÁSSICAS

Acupuntura	18
Massoterapia	24
Aromaterapia	30
Homeopatia	34
Osteopatia	38
Quiropraxia	43
Hipnoterapia	47
Medicina herbal	53
Reiki	58
Reflexologia	64
Terapia nutricional	69

2 SISTEMAS DE CURA MULTIDISCIPLINARES

Ayurveda	74
Medicina Tradicional Chinesa	80
Naturopatia	85
Terapia da polaridade	90

3 TÉCNICAS POSTURAIS/ TRABALHO CORPORAL

Técnica de Alexander	96
Feldenkrais®	100
Dançaterapia	105
Rolfing	109
Terapia de Bowen	113
Terapia craniossacral	116
Shiatsu	120
Qigong	125
Tai chi chuan	129
Massagem chinesa tuiná	135

4 TÉCNICAS DE RESPIRAÇÃO

Respiração de renascimento	142
Respiração Transformacional®	148
Buteyko	151
Respiração Holotrópica™	156
Respiração holográfica	164

5 CURA ATRAVÉS DOS SENTIDOS

Arteterapia	170
Cromoterapia	173
Iridologia	180
Método Bates	185
Terapia do som	191
Hidroterapia	197

Terapia da luz	203
Essências florais, nova geração	210
Musicoterapia	216
Magnetoterapia/terapia do campo eletromagnético	220
Terapia auricular	225

6 CURA ENERGÉTICA OU VIBRACIONAL

Cinesiologia	232
Reiki Angélico	238
Medicina energética	244
BodyTalk System™	250
Radiestesia	254
Zimbaté	258
Empoderamento Divino	262
Metatronic Healing®	266
Toque Quântico	271
Tratamento dos chakras	276
A Jornada	284
ThetaHealing®	288

7 TERAPIAS DE PROGRESSÃO E REGRESSÃO

Terapia de regressão a vidas passadas	296
Terapia de integração da realidade passada	300
Progressão para a vida futura	304
Terapia dos Registros Akáshicos	310

8 TÉCNICAS MENTAIS E PSICOLÓGICAS

Sofrologia	318
Meditação	322
Psicoterapia	328
Programação neurolinguística	335
Técnicas de libertação emocional	339
Técnica de percussão por desenho	344
Matrix Reimprinting	349
Terapia focada na compaixão	353
Terapia F*d*-se"	358
Terapia cognitivo--comportamental	363
Ordenamento cósmico	368
Cura do campo quântico	374
Terapia biodinâmica	378

Contatos úteis	384
Índice	391
Agradecimentos/crédito das imagens	398

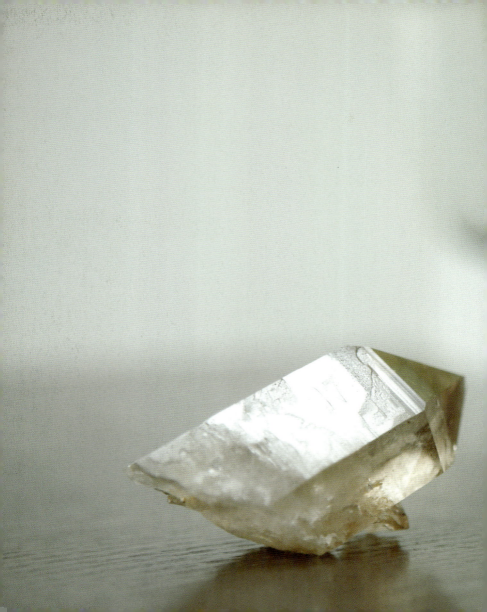

INTRODUÇÃO

Introdução

As terapias de cura amenizam o sofrimento e beneficiam a vida diária de milhões de pessoas, jovens e idosas, em todo o mundo. Muitas delas promovem o relaxamento, um maior equilíbrio e a possibilidade de controlar uma doença ou sintoma com mais eficácia; outras produzem resultados surpreendentes na recuperação da saúde e do bem-estar das pessoas.

Em sua grande maioria, as terapias tratam o corpo, a mente e o espírito, propondo-se a harmonizar essas três dimensões do ser humano. Nenhum outro período da história foi tão pródigo na oferta de terapias de cura: novas surgem de tempos em tempos; outras se aperfeiçoam, recorrendo a energias e técnicas modernas e atualizadas. Um número crescente de pessoas dispõe-se hoje a explorar as maravilhosas possibilidades dessas modalidades de cura.

As terapias de cura deixaram de ser domínio exclusivo de uma pequena minoria. Enquanto 38% dos americanos e pelo menos 25% dos ingleses recorreram a alguma forma de terapia complementar ou alternativa em 2015, essa cifra salta para 52% na Austrália, com 85% dos habitantes afirmando que busca-

ram ajuda de alguma forma de Medicina Complementar e Alternativa (MCA) durante a vida.

Mais surpreendente é o fato de que, em levantamento recente, 85% dos estudantes de medicina, 76% dos médicos e 69% dos médicos *staff* se disseram favoráveis a uma expansão maior das terapias complementares como prática dos serviços de saúde pública. Essa atitude integrada em relação à cura beneficia as pessoas que procuram uma abordagem mais holística (pessoa como um todo) da saúde e as que querem evitar os efeitos colaterais da medicina alopática (a prática médica ocidental predominante que combate a doença com remédios e cirurgias) e dos tratamentos convencionais. Uma abordagem mais esclarecida e integrada está aos pou-

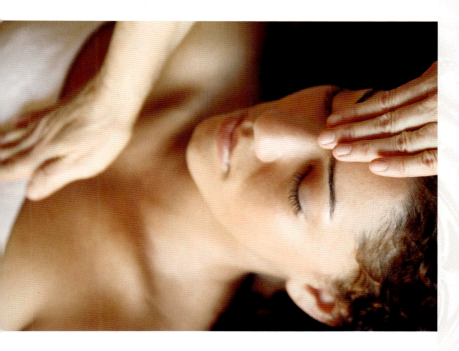

Terapeutas energéticos trabalham hoje com novos chakras superiores.

cos substituindo o antigo cenário em que a medicina convencional se opunha às terapias complementares.

Vivemos tempos estimulantes para interessar-se pelas terapias alternativas e de cura. No âmbito da abordagem mente-corpo-espírito propaga-se a crença de que novas modalidades de cura estão surgindo para nos ajudar a lidar com a frequência planetária mais elevada, e a ela ascender, que está atuando em consequência da "mudança" de 2012 – um extraordinário despertar espiritual para a humanidade e para o planeta, e uma mudança de consciência (ver também p. 276). Com isso, terapias e remédios que

INTRODUÇÃO

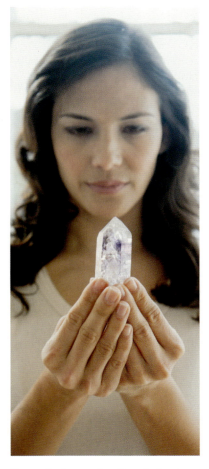

Novos cristais, com vibração mais elevada, são mais frequentes desde a época da "mudança espiritual" de 2012 (ver p. 9).

se consolidaram em meados dos anos 1980 compõem hoje uma nova geração. Os cristaloterapeutas já trabalham com novos cristais de alta vibração (ver p. 276) e os terapeutas florais têm acesso a essências de alta vibração (ver p. 210). Numa sessão de cura atual, um terapeuta pode tratar tanto os chakras (centros de energia) superiores – os chakras no campo de energia – como os sete chakras no corpo físico (ver p. 176). Essas técnicas estão se tornando mais disponíveis à medida que evoluímos espiritualmente.

Técnicas inovadoras

Novas técnicas de cura estão sendo aplicadas e ensinadas no mundo todo, algumas associadas a um determinado terapeuta, como *The Journey* [A Jornada], de Brandon Bays (ver p. 284), ThetaHealing®, de Vianna Stibal (ver p. 288) e BodyTalk System™, desenvolvida pelo Dr. John Veltheim (ver p. 250); outras são genéricas e verteram de uma profusão de tradições – como a meditação da atenção plena (*mindfulness*) (ver quadro na p. 326), com suas raízes no budismo e nas técnicas ocidentais de redução do estresse, e a terapia da regressão (ver p. 296), recentemente popularizada pelo professor de psiquiatria de Harvard, Dr. Brian Weiss.

Este livro descreve 70 diferentes terapias de cura, comentando os princípios sobre os quais se fundamentam e sua história, além de apresentá-las na prática, sempre que possível. Na parte inicial, examinamos algumas técnicas clássicas de terapia complementar, como acupuntura, homeopatia, aromaterapia e medicina herbal; em seguida, abordamos sistemas multidisciplinares antigos, como Ayurveda e Medicina Tradicional Chinesa (MTC), com as quais você já deve estar familiarizado. As demais tera-

Um número crescente de pessoas manifesta interesse por terapias de cura e pelo despertar espiritual.

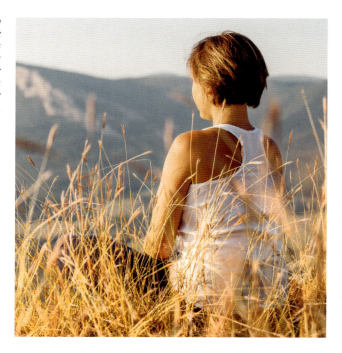

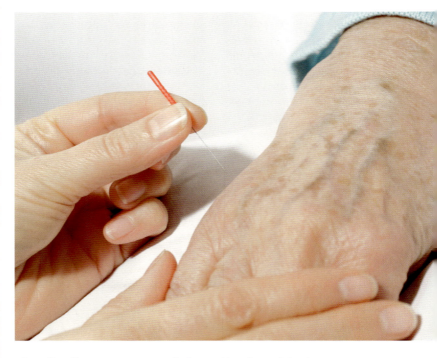

pias distribuem-se em capítulos que as classificam de modo bastante livre:

- Técnicas posturais/trabalho corporal
- Técnicas de respiração
- Modalidades de cura através dos sentidos

Terapias tradicionais, como acupuntura, passam hoje por um verdadeiro renascimento.

- Cura energética ou vibracional
- Terapias de progressão e regressão
- Técnicas mentais e psicológicas

Como usar este livro

Sentindo-se atraído por um determinado gênero de terapia, como técnicas posturais/trabalho corporal, por exemplo, é natural que você queira se dedicar em primeiro lugar ao capítulo que trata desse assunto. No entanto, se deseja apenas se familiarizar com o que o mercado oferece e os avanços que estão ocorrendo nos diversos campos, poderá correr os olhos pelos diversos capítulos e deter-se naquele cuja terapia chama sua atenção e é do seu agrado. Não é necessário ler o livro do início ao fim (a não ser que queira fazê-lo), bastando escolher a terapia que mais o atrai, talvez comparando-a com terapias semelhantes do mesmo gênero. A escolha de uma terapia de cura apropriada para você baseia-se em grande medida na sua intuição e instinto.

As entradas para cada terapia são bastante abrangentes, mas nada supera a experiência pessoal – a sensação de que ela ressoa em você e a crença de que pode ser-lhe útil. Você pode começar consultando os *websites*, em inglês, das muitas organizações de cura e associações especializadas relacionadas na seção Contatos Úteis deste livro (ver p. 384). Esse é um ponto de partida que serve de base para outras e mais extensas pesquisas.

Como encontrar um terapeuta

Qualquer que seja a terapia que você decida adotar, é importante encontrar um terapeuta devidamente qualificado.

Considerando-se a multiplicidade de tratamentos, uma preocupação comum entre os que iniciam esse caminho de cura é a dificuldade de escolher. Não obstante, a maioria das formas de cura e de terapia complementar conta com uma ou mais entidades associativas que definem os padrões de formação e de prestação dos serviços, além dos códigos de conduta profissionais. Nos casos em que uma modalidade terapêutica é praticada por um terapeuta particular e é pouco conhecida, a melhor maneira para verificar a qualificação do terapeuta é consultar o *website* do criador da técnica ou sites especializados em seu país de origem. O *website* de órgãos competentes, como também dos praticantes mais destacados de modalidades mais raras de cura, encontra-se na seção Contatos Úteis, nas páginas finais deste livro (ver p. 384).

Sem dúvida, uma das melhores maneiras de encontrar um bom terapeuta é a comunicação boca a boca. Entretanto, à falta de uma recomendação – e mesmo se você encontrar um terapeuta por intermédio de uma associação profissional – certifique-se sempre de

No âmbito das terapias através da fala, muitas são as novas modalidades oferecidas.

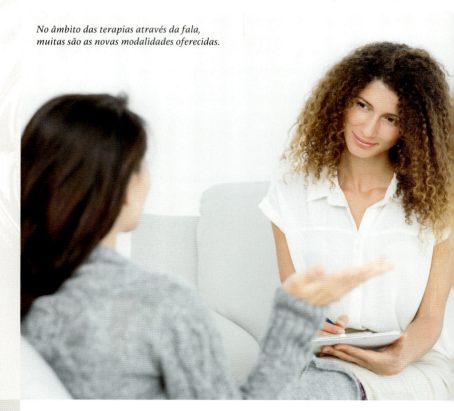

que ele seja habilitado e peça comprovação das suas qualificações. É também recomendável informar-se a respeito da experiência desse terapeuta em tratar pessoas com condições semelhantes às suas.

Depois de levantar as credenciais do terapeuta, o mais importante é sentir-se à vontade com o praticante escolhido e confiar em suas habilidades. A relação terapeuta-cliente é muito importante, e você deve se sentir relaxado e confiante desde o início.

Orientação médica

As terapias de cura são muito eficazes no tratamento de indivíduos em contexto holístico, mas não substituem a orientação médica. Muitos médicos reconhecem hoje os benefícios das terapias de cura; por isso, converse com seu médico ou profissional da saúde sobre a sua intenção de consultar um terapeuta complementar, e continue tomando os medicamentos prescritos. Uma mulher grávida, lactante ou com algum problema de saúde deve informar seu médico antes de iniciar um tratamento complementar.

CUSTOS

Algumas terapias de cura podem fazer parte dos sistemas de saúde do seu país; para a maioria das modalidades abordadas neste livro, porém, você deve prever a necessidade de pagar por um tratamento particular. Antes de agendar uma consulta, é aconselhável informar-se sobre o custo de uma sessão e também sobre o possível número de sessões necessárias (embora, naturalmente, esta será sempre uma estimativa, a depender das suas próprias exigências e da resposta ao tratamento).

Caso tenha um plano de saúde privado, é recomendável informar-se se ele cobre os custos da terapia escolhida; atualmente, os planos aceitam um número maior de modalidades terapêuticas.

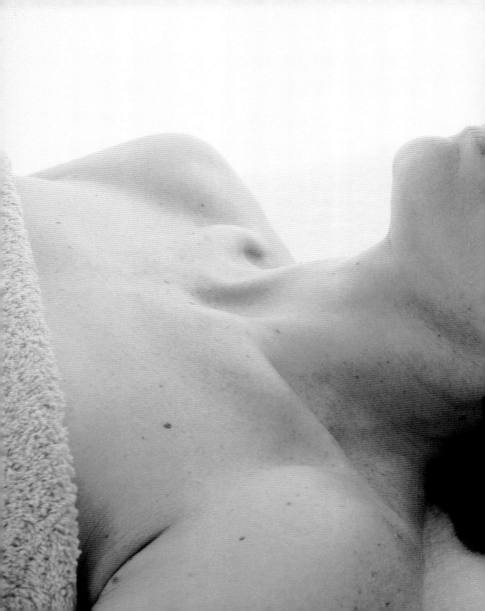

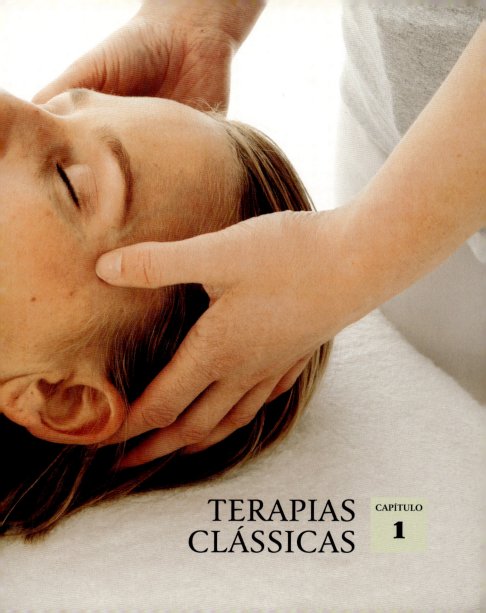

TERAPIAS CLÁSSICAS

CAPÍTULO **1**

Acupuntura

A acupuntura é uma das modalidades integrantes da Medicina Tradicional Chinesa (MTC, ver p. 80) e de outras medicinas orientais, mas vem se popularizando no Ocidente há pelo menos 30 anos.

A maioria das pessoas já sabe que esta terapia consiste na inserção de agulhas muito finas em pontos específicos do corpo para estimular o fluxo da energia (*chi*/*qi*/*ki*; pronuncia-se como "tchi") ao longo

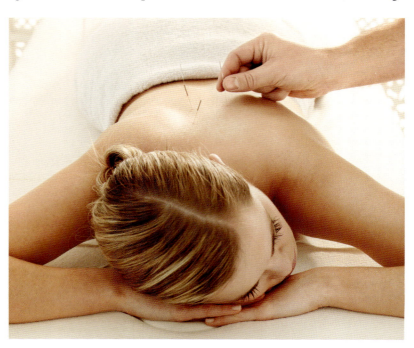

dos meridianos (ou caminhos de energia) e para eliminar bloqueios. Além disso, ela libera endorfinas e encefalinas – hormônios naturais do bem-estar – para aliviar a dor e produzir um estado de euforia.

História

Acredita-se que a acupuntura tenha surgido a partir das observações que os médicos chineses fizeram das diferentes alterações que ferimentos por espadas, lanças e facas produziam no corpo do guerreiro dependendo do local atingido.

A quem beneficia

Pode-se aplicar a acupuntura para tratar tanto problemas físicos quanto emocionais, e muitas vezes também para dependência química. Ela é especialmente eficaz no alívio da dor e do estresse, dores de cabeça, problemas intestinais, menstruais e de fertilidade, e doenças de pele persistentes. É indicada para todas as pessoas, inclusive idosos, jovens (ver o quadro Acu-

Agulhas são introduzidas em áreas do corpo não afetadas pelo problema em si.

pressura para Crianças na p. 21) e grávidas. Com efeito, muitas gestantes recorrem à acupuntura para prevenir enjoo matinal e aliviar dores lombares e ciáticas, constipação e azia; também ajuda a virar um bebê deslocado da posição cefálica e a induzir um trabalho de parto atrasado.

O que esperar

Você deve comparecer à primeira consulta vestindo roupas leves para que o terapeuta possa inserir as agulhas com facilidade. Ele lhe pedirá informações sobre seu histórico médico, sua alimentação, padrões de sono e estado emocional. Além disso, provavelmente examinará sua língua, verificará a coloração e o tipo da sua pele, tomará o pulso e observará seu corpo com relação à postura, movimentos e sinais de tensão muscular.

Definido o plano de tratamento, o terapeuta lhe pedirá que se deite numa maca e introduzirá agulhas finas em vários pontos do corpo e do rosto para estimular o *qi*. Não estranhe se os pontos de inserção das agulhas estiverem distantes da área afetada; por exemplo, os pon-

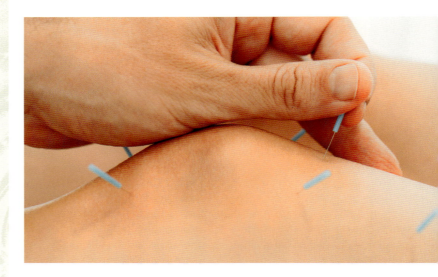

tos para estimular o trabalho de parto localizam-se nos tornozelos e nas mãos. Há 12 meridianos principais que transportam a energia do corpo, cada um correspondendo a um órgão ou a uma função do organismo. Além desses, há dois meridianos principais: o Vaso da Concepção e o Vaso Governador.

O número de agulhas a ser introduzidas varia, dependendo de cada caso. Elas são mantidas no ponto durante certo tempo, sendo então retiradas para que você possa relaxar e dedicar alguns momentos à

Na acupuntura japonesa e coreana, em geral as agulhas são inseridas numa profundidade menor do que na acupuntura chinesa. Em todas as técnicas, a inserção mais ou menos profunda das agulhas depende da região do corpo e do problema tratado.

meditação, quase sempre com luzes tênues e música suave. Às vezes, o praticante aplicará algum movimento às agulhas. O processo de inserção e remoção é indolor, e você não deve sentir nenhum desconforto durante o tratamento.

ACUPRESSURA PARA CRIANÇAS

A acupuntura é segura no tratamento de bebês e crianças, e alguns terapeutas se especializam em atendimento pediátrico. Ao tratar crianças, o praticante usa menos agulhas (por volta de quatro), deixa-as inseridas por menos tempo e trabalha com muito cuidado. Entretanto, por ser uma técnica não invasiva, muitos pais preferem a acupressura para tratar seus filhos pequenos ou que tenham medo de agulhas.

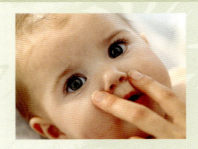

A acupressura é muito eficaz em bebês e crianças pequenas, e a massagem nos pontos apropriados favorece o sono do bebê.

A acupressura se baseia nos mesmos princípios da acupuntura, no entanto, em vez de introduzir agulhas, o terapeuta aplica apenas pressão dos dedos para harmonizar a energia que flui pelo corpo (ver também Shiatsu, na p. 120). A pressão pode ser leve ou forte, e é aplicada para tratar os mesmos problemas que a acupuntura; além disso, pode ser utilizada em casa como autotratamento e como meio eficaz de aliviar dores de cabeça e lombares, por exemplo, ou cãibras. Se você quiser aplicar acupressura em si mesmo ou em familiares, os pontos e a massagem são fáceis de aprender e de grande eficácia. Os pontos e meridianos correspondem aos que se encontram em mapas de acupuntura, sendo pressionados por pelo menos 20 segundos, com o dedo polegar, indicador ou médio. O grau e a direção da pressão variam de acordo com o problema, podendo esta ser no sentido horário ou anti-horário.

MOXABUSTÃO

Outra prática na mesma linha da acupuntura (e às vezes realizada com ela) é a técnica menos conhecida da moxabustão, que também faz parte da MTC. Na moxabustão, uma pequena quantidade de uma erva chamada moxa (ou artemísia: *Artemisia vulgaris*) é colocada na ponta de uma agulha de acupuntura já inserida no ponto, e então é acesa. A alternativa é colocar um pequeno bastão ou cone de moxa diretamente sobre a pele e retirá-lo antes que fique quente demais. A moxabustão pode ser usada como tratamento para restabelecer o fluxo do *qi* bloqueado ou como diagnóstico para identificar os locais onde é preciso aquecer ou "tonificar" as energias do corpo (fortalecer a energia num sistema).

AUTOTRATAMENTO: Se você tratar a si mesmo ou um amigo com moxabustão, o mais conveniente é usar um bastão de moxa, à venda em lojas especializadas ou pela internet. É mais fácil acender o bastão numa vela (o que pode demorar um pouco), e então manter a ponta acesa em torno de 2,5cm acima da pele sobre o ponto de acupressura. A sensação de aquecimento deve ser agradável e relaxante. Caso essa sensação se torne desconfortável, afaste o bastão por alguns instantes e posicione-o novamente. Você sentirá um cheiro forte de erva

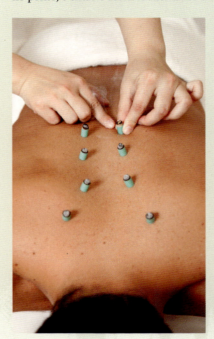

Os cones de moxa são feitos de artemísia, uma erva excelente para aliviar a dor.

queimada, que não é desagradável, mas pode ser sufocante num espaço restrito e fechado.

Uma sessão de moxabustão dura em média de 15 a 20 minutos. Cuidado para não aquecer muito a pele (que só deve ficar um pouco rosada), e fique atento ao apagar o bastão de moxa – esfregá-lo raramente dá resultado, pois ele tende a reacender; terminada a sessão, é melhor cortar a ponta com uma faca.

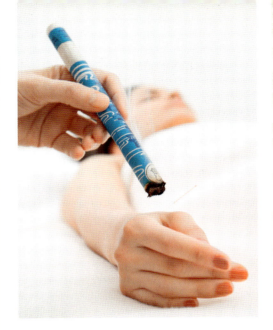

Mantenha o bastão de moxa em torno de 2,5 cm acima da pele sobre o ponto de acupressura.

ADVERTÊNCIA

O uso de moxa é contraindicado (desaconselhável por razões médicas) em casos de gravidez, pressão alta ou pele rachada; durante uma doença aguda (especialmente com febre alta ou inflamação); e em partes sensíveis do corpo, como o rosto.

Massoterapia

O relaxamento e o poder de cura da massagem têm sido bem documentados ao longo dos últimos 5 mil anos. Amplamente usada nas antigas civilizações mediterrâneas para aliviar a dor e prevenir a doença, a massagem consiste na manipulação dos tecidos moles no corpo, em geral com a aplicação de óleos, aromáticos ou não.

São inúmeras as modalidades de massagem, algumas derivadas de terapias corporais, como Rolfing (ver p. 109) e Shiatsu (ver p. 120).

História

Apesar de suas origens remotas, a massagem popularizou-se no Ocidente a partir do século XIX, quando Pehr Henrik Ling (1776-1839), um mestre de esgrima sueco, introduziu e promoveu a massagem sueca. O desenvolvimento da massagem terapêutica, que assumiu um enfoque inteiramente holístico, expandiu a aceitação da massagem entre o grande público nos anos 1970 como meio para promover uma boa saúde geral.

> **COMENTÁRIO**
>
> Na antiga Grécia, a anatripsia (fricção dos membros) era realizada para tratar fadiga e lesões resultantes de práticas esportivas ou da guerra.

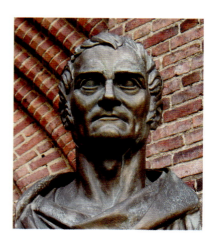

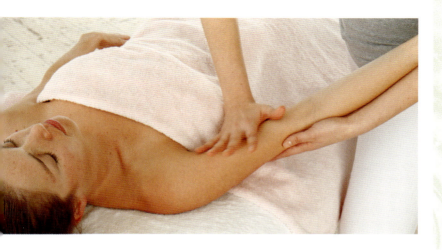

Acima *A massagem para relaxamento abrange todos os principais grupos musculares do corpo.*

Página oposta *Pehr Henrik Ling, mestre de esgrima sueco, é reconhecido por introduzir a técnica da massagem sueca.*

A quem beneficia

Em geral a massagem é usada para induzir um estado de relaxamento, mas sua ação é eficaz tanto para a mente como para o corpo, e muito benéfica na redução dos efeitos do estresse, da ansiedade e da depressão. É também eficaz no tratamento da hipertensão, dores de cabeça, insônia e problemas cardíacos e circulatórios. Entretanto, é provável que seja mais conhecida por reduzir dores no pescoço e nas costas, sobretudo em pessoas que passam muitas horas trabalhando na frente do computador.

Menos documentada é a aplicação da massagem como medida preventiva. Um tratamento sistemático é a precaução apropriada para prevenir a manifestação de doenças associadas ao estresse ou a lesões devidas a práticas esportivas e exercícios físicos.

O que esperar

Uma sessão de massagem em geral é realizada numa sala aquecida, com o cliente deitado numa mesa de massagem, embora alguns praticantes prefiram trabalhar no chão, sobre um colchão de estilo futon. Você terá que se despir. Uma massagem dura em geral de 20-60 minutos.

O terapeuta irá trabalhar com as mãos untadas com um óleo apropriado para reduzir a fricção e manter os movimentos suaves e em fluxo. Às vezes são adicionados óleos essenciais por seu efeito terapêutico (ver Aromaterapia, p. 30). O praticante aplica diversas manobras, que podem variar desde deslizamentos suaves e ritmados (*effleurage*) e amassamento (*petrissage*) até fricção (*friction*) e percussão (*tapotement*) – podendo esta última assumir a forma de percussão com os dedos (dedilhamento) ou de movimentos vigorosos com a lateral das mãos ou com as mãos em punho.

É interessante experimentar diversos estilos de massagem e diferentes terapeutas até encontrar as técnicas e óleos essenciais que melhor combinem com você. Qualquer que seja o estilo que mais o atrair, a experiência deve ser prazerosa e relaxante, mesmo que as manobras sejam vigorosas.

Os benefícios da massagem podem ser sentidos durante horas ou mesmo dias depois. Esse tratamento é especialmente benéfico quando usado em conjunto com outras terapias.

MASSAGEM COM UM PARCEIRO

Esta é uma forma excelente de relaxar músculos cansados, doloridos, e também de propiciar um momento de maior envolvimento e entrega em seu relacionamento. Existem cursos básicos de massagem que vocês podem fazer como casal ou individualmente, e livros e DVDs fáceis de acompanhar. Se o casal se deixar guiar por sua intuição, porém, e com mãos suaves simplesmente realizar movimentos de deslizamento, fricção e amassamento um no outro, o resultado será muito positivo. Acima de tudo, curtam a massagem e a intimidade.

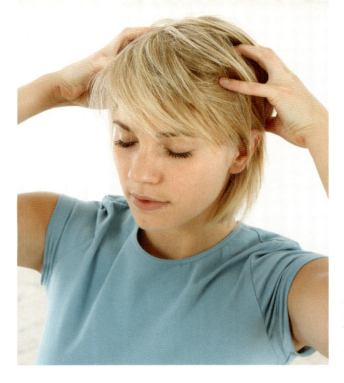

Técnicas de automassagem são fáceis de aprender; mas só friccionar áreas tensas do corpo já ajuda muito.

Automassagem

A massagem autoaplicada pode ser muito eficaz e fácil de fazer quando você dispõe de algum tempo. Na verdade, muitas pessoas se automassageiam inconscientemente, sempre que friccionam um músculo tenso ou as têmporas para abrandar uma dor de cabeça. Comprimir e percutir os ombros, esfregar as palmas das mãos e esticar os dedos, pressionar de leve os músculos do pescoço e dos braços, "trabalhar" os músculos das coxas e dos tornozelos: todas essas boas rotinas de automassagem ajudam a renovar os níveis de energia e a prevenir a formação de dores e sensações incômodas.

MASSAGEM MARMA

No Ayurveda (ver p. 74), o antigo sistema de medicina indiana, os 107 pontos marma (pontos vitais) distribuídos pelo corpo são massageados com os dedos com o objetivo de promover a cura e o bem-estar físico e mental.

A massagem marma aumenta o fluxo do sangue para os músculos em torno de cada ponto, e pode resultar em elevação dos níveis de energia, em redução do estresse e em liberação da tensão e da ansiedade. Esta massagem é eficaz para amenizar sintomas como dores musculares e condições associadas ao estresse, sendo especialmente benéfica para vítimas de derrame cerebral.

Numa sessão de marma, o terapeuta verifica os níveis de acidez da língua com papel de tornassol (para uma saúde equilibrada, o objetivo é contrabalançar 60% de alcalinidade com 40% de acidez) e avalia os seus reflexos musculares e nervosos. Dependendo do seu problema, você pode esperar uma série variável entre 2-6 sessões semanais.

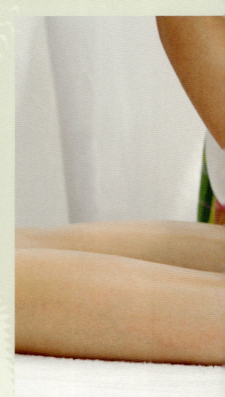

A massagem marma é aplicada a 107 pontos marma (pontos vitais) distribuídos pelo corpo.

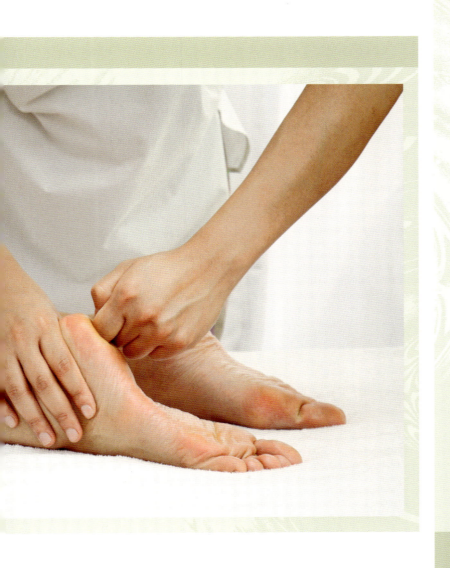

Aromaterapia

A aromaterapia utiliza óleos vegetais altamente concentrados (ver quadro abaixo) para promover o bem-estar físico e psicológico. Este tratamento é empregado desde os tempos antigos. Hoje os óleos essenciais são usados para tratar um amplo espectro de enfermidades e são bem conhecidos por seus efeitos sobre as emoções e os estados mentais. E uma nova geração de essências florais (ver p. 210) está sendo usada também para o desenvolvimento espiritual.

A fragrância é o elemento fundamental da aromaterapia, pois o perfume exerce um efeito direto sobre o cérebro e o sistema nervoso central, influenciando o nosso estado de espírito e os sentimentos, relaxando o corpo e a mente, e promovendo a autocura. Os óleos podem ser usados para aromatizar uma sala ou quarto com um vaporizador ou um queimador de óleo: enche-se um pote com água, acrescentam-se al-

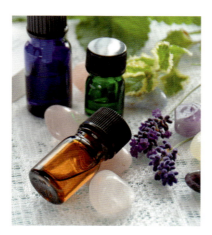

Os óleos essenciais são armazenados em frascos escuros para filtrar os raios ultravioletas do sol e preservar a sua eficácia e durabilidade.

COMENTÁRIO

Os óleos essenciais são altamente concentrados. São necessárias em torno de 5 mil rosas para produzir apenas uma colher (sopa) de óleo essencial.

gumas gotas de óleo essencial e aquece-se o pote; ao ferver, a água evapora, liberando o aroma do óleo. Outra forma prazerosa de apreciar os efeitos dos óleos aromáticos é pingar 1 ou 2 gotas na banheira minutos antes de entrar; o óleo, formando uma fina película na superfície da água, recobre e penetra na pele enquanto você se delicia aspirando o inebriante perfume.

Entretanto, a aplicação de óleos essenciais diretamente na pele (sempre diluídos em óleo puro de base vegetal) na forma de massagem oferece-lhe o benefício adicional de estimular os pontos de acupuntura/acupressura e a circulação sanguínea e linfática, e de apaziguar o sistema nervoso. Esses óleos são facilmente absorvidos pela corrente sanguínea e eficientemente metabolizados pelo corpo.

História

Escritos do Egito, da China e da Pérsia – os mais antigos datando de pelo menos 3 mil anos – documentam o uso primitivo de essências vegetais por sacerdotes, médicos e curandeiros. São também incontáveis as referências bíblicas

O QUE SÃO ÓLEOS ESSENCIAIS?

Qualquer parte de uma planta pode ser usada para produzir óleos essenciais; em cada caso, o método de extração depende da localização e acessibilidade da planta. Óleos vegetais são produzidos em quantidades diminutas por glândulas oleosas presentes nas plantas. Para colher volumes apreciáveis de essências, grandes quantidades de partes de plantas passam por um processo de destilação a vapor (quando o óleo se transforma em vapor), de extração de solventes (feita com uma centrífuga depois da destilação em baixa temperatura) ou de maceração (em que se mergulha a planta em óleo quente e, à medida que as células vegetais quebram e liberam seus óleos essenciais, a mistura é separada e purificada por um processo chamado *defleurage*; caso se use gordura em vez de óleo, o processo é chamado de *enfleurage*).

ADVERTÊNCIA

A aromaterapia pode ser muito eficaz, mas os óleos essenciais contêm constituintes ativos fortes que podem não combinar bem com outros tratamentos médicos. Aconselhe-se com seu médico e mantenha sempre seu aromaterapeuta informado sobre medicações ou tratamentos que você esteja fazendo.

Do mesmo modo, certos óleos aromaterapêuticos não são recomendados para mulheres grávidas, por isso informe seu terapeuta sobre sua gravidez, especialmente durante os primeiros meses.

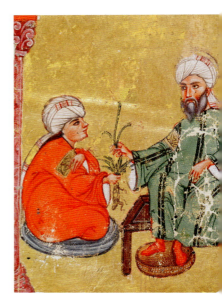

Os escritos mais antigos sobre essências vegetais têm pelo menos 3 mil anos de idade.

à importância e ao grande valor atribuído a essas essências.

A quem beneficia

Embora mais conhecida por promover o relaxamento e uma sensação de bem-estar, pode-se usar a aromaterapia também para tratar doenças. Todo óleo essencial tem uma estrutura farmacológica altamente complexa, com uma ampla variedade de usos. Alguns óleos são anti-inflamatórios e sedativos; outros estimulam a circulação ou têm propriedades antivirais e imunoestimulantes. Nesse sentido, a aromaterapia tem dado bons resultados em tratamentos de:

- Cicatrização de feridas
- Afecções da pele, como acne

- Incômodos da menopausa e da menstruação
- Fadiga crônica
- Dor cervical e lombar
- LER (lesão por esforço repetitivo)
- Insônia
- Ansiedade
- Resfriados e gripes
- Má circulação
- Problemas respiratórios
- Estresse e dor de cabeça

Formação

Existem muitas organizações dedicadas à aromaterapia no mundo todo que oferecem formação e qualificação. Caso você tenha interesse em inscrever-se, informe-se previamente se o instrutor e o curso são reconhecidos por uma instituição oficial competente do seu país, que supervisiona os padrões de qualidade do curso.

ÓLEOS ESSENCIAIS POPULARES E SEU USO

NOME DO ÓLEO	USOS TERAPÊUTICOS
Eucalipto	Resfriado, gripe, reumatismo
Lavanda	Acne, eczema, picadas de insetos, pequenos ferimentos, insônia, cansaço
Rosa	Insônia, TPM, cicatrização
Néroli	Esgotamento nervoso, distúrbios estomacais; bom para pele seca
Árvore do chá, pinheiro, limão	Inflamação da garganta, resfriado, bronquite; ótimo antisséptico
Camomila romana	Ansiedade, estresse, alergias, TPM
Gerânio	Problemas de pele, nevralgia, tonsilite
Patchouli	Manchas de pele seca, caspa
Jasmim, melissa	Indisposição, mau humor

Homeopatia

Este é um sistema de tratamento (criado pelo médico alemão Samuel Hahnemann em 1796) que opera segundo o princípio "semelhante cura semelhante" – similar à teoria médica que fundamenta a vacinação ou imunização. Segundo seus praticantes, a homeopatia estimula os processos de cura próprios do corpo para tratar uma doença específica ou combater bactérias, sem se ater em demasia aos sintomas. Propondo um remédio que imita os sintomas, a homeopatia aumenta a resistência do corpo.

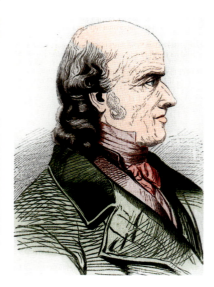

O médico alemão Samuel Hahnemann criou o sistema da homeopatia no final do século XVIII.

A homeopatia é muito praticada na Europa, Índia, Estados Unidos e África do Sul, muitas vezes por médicos convencionais. No Reino Unido, a rainha Elizabeth II tem à sua disposição (além de dois médicos ortodoxos) um especialista em homeopatia.

Os remédios homeopáticos são extraídos de plantas, minerais, sais e animais. Esses extratos são dissolvidos e em seguida diluídos inúmeras vezes em álcool ou água (mediante uma técnica especial), transformando-se em remédios. Você pode comprar um remédio homeopático na farmácia, mas um homeopata tem condições de formular um remédio próprio para você, específico para o seu proble-

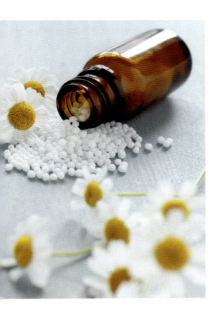

> **COMENTÁRIO**
>
> As designações 6c, 30c, e assim por diante, depois do nome do remédio, referem-se ao grau de dissolução, medido pela escala centesimal. A maioria dos remédios homeopáticos vendidos nas farmácias e que você usa como automedicação é de potência 6c. É recomendável que potências mais elevadas sejam prescritas por terapeutas qualificados.

Os ingredientes ativos dos remédios homeopáticos são diluídos (ou "potencializados") de modo a restar apenas uma quantidade muito pequena.

ma, que pode ser preparado com um composto de substâncias.

Por ser elaborados com quantidades diminutas do princípio ativo, preparadas de forma especial, esses remédios não causam efeitos colaterais nem viciam. A diluição do remédio, acompanhada de agitação vigorosa, potencializa o preparado (isto é, aumenta a força do remédio); os homeopatas acreditam que quanto mais diluída for a concentração, mais potente e eficaz ela será. Esse é um dos aspectos da homeopatia que muitos médicos ortodoxos têm dificuldade de aceitar.

A quem beneficia

Os homeopatas não se cansam de repetir que tratam pessoas, não doenças, e que um ser humano é mais do que a soma das suas partes físicas. A medicina homeopática é apropriada tanto para doenças agudas como para doenças crônicas, sendo segura inclusive para crianças – um homeopata pode prescrever remédios para bebês que sofrem de cólicas, por exemplo, administrando o remédio na forma de comprimido, pó ou líquido adoçados.

A homeopatia é benéfica no tratamento de problemas os mais diversos, sendo especialmente eficaz para:

- Afecções da pele
- Cansaço e fadiga crônica
- Alergias
- Problemas hormonais, inclusive da menopausa
- Depressão
- Dificuldades respiratórias
- Estresse e ansiedade

O que esperar

Para prescrever o remédio específico para você, o homeopata precisa saber tudo a seu respeito. Para avaliar o seu caso corretamente, é necessário um conhecimento minucioso de quem você é, com informações sobre possíveis doenças e o modo como você lida com elas. É importante conhecer também os seus níveis gerais de energia, a sua história médica passada e o seu estilo de vida. Essa consulta inicial pode durar uma hora ou mais. O homeopata lhe receitará então um remédio homeopático, em geral em forma de pastilhas ou comprimidos, mas às vezes de pó ou líquido. Consultas seguintes durarão em média 30 minutos.

Durante o período de tratamento, você pode ter sensações de bem--estar e otimismo excepcionais. Por

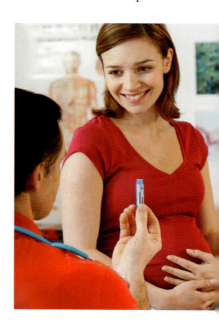

outro lado, também pode pegar um resfriado, ter erupções da pele ou alguma forma de secreção, o que significa que o seu sistema está passando por uma etapa de limpeza. Às vezes os sintomas podem parecer agravar-se por algum tempo, uma clara indicação de que o remédio está fazendo efeito. Se alguma reação ao tratamento o preocupar, entre em contato com o seu homeopata. Pode ser interessante anotar possíveis alterações físicas ou mentais e discuti-las com ele na consulta seguinte.

A duração do tratamento homeopático depende de cada indivíduo. Como regra geral, doenças agudas respondem com mais rapidez. Quanto maior a persistência de uma doença crônica, mais tempo será necessário para combatê-la.

Se lhe forem prescritos remédios para tomar no futuro, guarde-os em lugar fresco, escuro, longe de odores fortes. Se viajar, deixe os remédios em bolsa à parte ao passar pelos detectores de raios X nos aeroportos, pois esses raios podem adulterá-los.

Numa época em que remédios convencionais deixam de ser uma opção, mulheres grávidas muitas vezes escolhem a homeopatia como forma eficaz de aliviar distúrbios da gravidez.

KITS CASEIROS DE PRIMEIROS SOCORROS

Muitos pais estão hoje ampliando seus *kits* de primeiros socorros com alguns remédios homeopáticos. A pomada de arnica é especialmente útil para contusões e hematomas, e a de calêndula é excelente para assadura de fralda e para mamilos sensíveis de mães lactantes. A camomila pode aliviar a dor causada pela dentição.

Formação

Em sua grande maioria, os homeopatas profissionais são autônomos em suas atividades. Alguns são independentes, outros trabalham em centros de homeopatia ou em clínicas multidisciplinares. Em geral, esses profissionais estudaram durante dois anos em tempo integral ou quatro anos em tempo parcial, passando um ano em estágio clínico supervisionado, com o objetivo de qualificar-se para a prática e tornar-se membros de associações homeopáticas reconhecidas no país em que atuam.

Osteopatia

Considerando o corpo como uma entidade integral indivisível, a osteopatia dedica-se ao tratamento das articulações e dos músculos. É mais aplicada para tratar problemas nas costas, no pescoço e nas articulações, mas é também muito benéfica para a maioria dos casos de mobilidade e de estrutura interna do corpo. Os métodos adotados visam aumentar a mobilidade e reduzir a dor mediante manipulação manual, não invasiva, do corpo.

Os osteopatas adotam métodos de diagnóstico convencionais para avaliar o paciente que os procura e trabalham no sentido de restabelecer as melhores condições possíveis do corpo sem o uso de drogas ou cirurgia (reservadas como últimas opções).

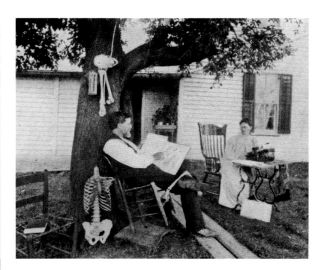

Esquerda *O médico americano Andrew Taylor Still criou a osteopatia nas décadas finais do século XIX.*

Página oposta *A osteopatia aumenta a mobilidade e reduz a dor pela aplicação de manipulações suaves.*

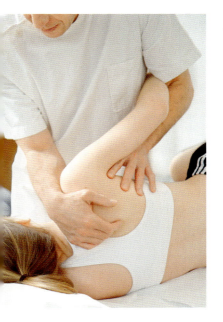

História

A osteopatia foi criada por Andrew Taylor Still (1828-1917) em 1874, no Kansas. Para ele, o osso (do grego *ostéon*) era o principal tecido do corpo que possibilitava diagnosticar a causa de distúrbios patológicos, daí derivando o nome osteopatia. A terapia chegou ao Reino Unido um século atrás, em 1917, com a realização do primeiro tratamento em Londres.

A quem beneficia

Em sua grande maioria, as pessoas procuram a osteopatia por iniciativa própria, e não por encaminhamento de um profissional (apesar de alguns médicos recomendarem aos seus pacientes uma consulta com um osteopata, sobretudo nos casos em que drogas ou cirurgia não são necessárias).

Recorre-se em geral à osteopatia para tratar traumas cervicais e lesões assemelhadas em que é difícil diagnosticar a causa e a gravidade de um ferimento sem a ajuda de um especialista. Os osteopatas também tratam regularmente contusões decorrentes de práticas esportivas, desde ferimentos e traumas musculares até o simples fortalecimento muscular e articular. Essa terapia é eficaz como tratamento preventivo para praticantes de esportes e mulheres – um osteopata pode diagnosticar como e por que uma lesão aconteceu e sugerir medidas para evitá-la no futuro. Problemas como técnica inadequada ou pressão excessiva sobre certas regiões do corpo, por peso demasiado ou pouca resistência, também podem ser detectados e ter sua solução encaminhada conforme a necessidade, seja substituindo a técnica, seja definindo um regime de atividades personalizado.

É frequente os osteopatas atenderem mulheres grávidas, pois os sintomas da gravidez afetam os músculos e as articulações. Um peso extra pode sobrecarregar as costas e as pernas, e por isso é importante fortalecer o corpo para prevenir dores ou problemas futuros. Constata-se a eficácia da osteopatia também em casos de dores nos pés, de postura, de dores de cabeça e estresse, todos sintomáticos de gravidez. Essa terapia é também benéfica para bebês e crianças.

O que esperar

Antes de agendar uma sessão de osteopatia, pesquise para ver se o osteopata é registrado em alguma entidade profissional legalmente reconhecida no seu país de residência.

Inicialmente, o osteopata fará um apanhado geral das suas condições de saúde e levantará o seu histórico médico até o momento. Talvez lhe pergunte também sobre a história e o estilo de vida da sua família, mesmo que pareça desnecessário se o problema for uma lesão resultante de algum incidente, como um trauma ocorrido durante uma prática esportiva.

A seguir, ele definirá a natureza da lesão e sua gravidade, diagnosticando os seus sintomas e efetuando uma avaliação física. Para isso, ele examinará os seus músculos e articulações, possivelmente movimentando as juntas e observando

ADVERTÊNCIA

Em caso de ossos fraturados, você não deve recorrer a um osteopata, mas procurar um médico ou a emergência de um hospital. Do mesmo modo, é desaconselhável consultar esse profissional se você sofre de osteoporose, câncer ou coagulação sanguínea, devendo sempre conversar com seu médico antes de agendar uma consulta com um osteopata; se o seu médico achar que é seguro consultar um osteopata, ele o encaminhará a um profissional habilitado.

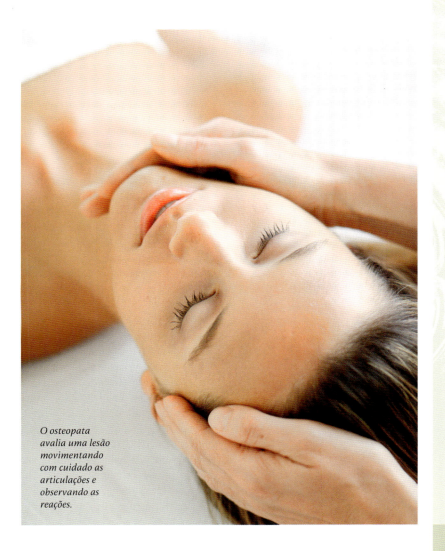

O osteopata avalia uma lesão movimentando com cuidado as articulações e observando as reações.

OSTEOPATIA

os movimentos. Em casos mais graves, mais difíceis de diagnosticar, o osteopata pode pedir um raio X ou uma IRM (imagem por ressonância magnética), ou ainda adotar outras formas de observação clínica. Uma vez identificada a causa do problema, o osteopata discutirá com você as opções de tratamento, esboçando um plano e detalhando o número de sessões necessárias e o modo como se desenvolverão; e verificando se existem fatores em sua vida que devem ser mudados, como seu estilo de vida ou modalidades esportivas. O nível e a duração do tratamento dependerão da lesão, da sua história médica e familiar, e do tempo de duração do problema.

COMENTÁRIO

Os osteopatas têm a fama de saber diagnosticar quando um paciente não está preparado para um tratamento osteopático. Nesse caso, eles o encaminharão a um médico ou especialista condizente com a sua situação, para que você receba o tratamento mais apropriado.

Para o exame, o paciente se senta numa cadeira ou se deita numa maca e o osteopata aplica certa pressão manual na direção precisa. Ele aplica essa pressão diretamente na área afetada ou na região próxima dela. Essa técnica é usada para relaxar os tecidos (deixá-los soltos, frouxos) ou para recuperar suas funções regulares para que estas possam exercer seus efeitos sobre as anormalidades estruturais e teciduais, aliviar as limitações e desalinhamento das articulações, restabelecer o equilíbrio nos músculos e tecidos e estimular o fluxo dos fluidos corporais.

Formação

Para se tornar osteopata, em geral o candidato precisa concluir um curso de quatro ou cinco anos e obter um bacharelado ou mestrado em osteopatia. No Reino Unido, o termo "osteopata" é protegido por lei, e toda pessoa que for pega praticando sem as devidas qualificações ou registro pode ser processada criminalmente. Leis semelhantes aplicam-se também nos Estados Unidos e em outros países.

Quiropraxia

A quiropraxia adota técnicas de manipulação do corpo para tratar e prevenir problemas no sistema musculoesquelético. Essas técnicas têm o objetivo de aliviar a dor e fortalecer a função das articulações e dos espasmos musculares, sem o uso de drogas ou cirurgia.

A quiropraxia consiste em massagens e alongamentos do tecido mole, ajustes da coluna e movimentação das articulações – às vezes mais do que você conseguiria movimentar sozinho. Essas manipulações são feitas para normalizar a função das articulações e para aliviar a dor.

Apesar da forte resistência enfrentada por essa modalidade nas suas origens, pois muitos acreditavam tratar-se de charlatanismo, a quiropraxia se desenvolveu em todo o mundo e é atualmente a terceira terapia mais praticada em âmbito global.

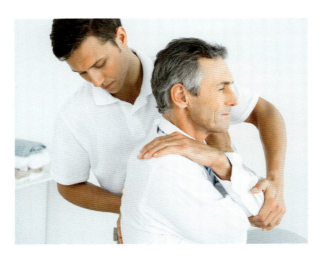

O alinhamento da coluna é parte fundamental de uma manipulação quiroprática.

História

A prática da manipulação do corpo – em particular da coluna vertebral – para aliviar a dor e melhorar o sistema musculoesquelético é aplicada há séculos, desde os tempos das antigas civilizações grega e chinesa. O termo quiropraxia, ou quiroprática, deriva das palavras gregas *cheir*, que significa "mão", e *praktos*, "feito". A prática moderna foi estabelecida em 1895, em Iowa, por Daniel David Palmer (1845-1913).

A quem beneficia

A quiropraxia é benéfica para uma grande variedade de problemas musculoesqueléticos, sobretudo dores nas costas, e seus métodos são seguros para pessoas de todas as idades, porque dispensa o uso de drogas e de cirurgia.

Os quiropráticos tratam com frequência gestantes e idosos devido aos problemas musculoesqueléticos associados à gravidez e à idade avançada. Um tratamento quiroprático alivia dores lombares, articulações doloridas e artrite. É também segura para crianças, pois seus métodos não invasivos são adaptados para as necessidades de cada pessoa. Seus praticantes tratam inclusive bebês, quando o trabalho de

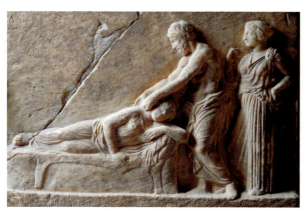

Esquerda *A palavra "quiropraxia" deriva dos termos gregos "cheir" (mão) e "praktos" (feito). A quiropraxia era muito usada na Grécia antiga e na China.*

Página oposta
Daniel David Palmer estabeleceu a quiropraxia moderna em 1895, e abriu uma escola dois anos mais tarde.

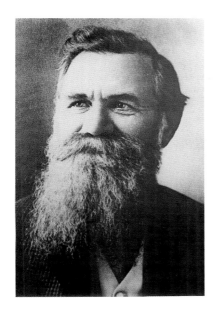

O que esperar

A primeira consulta com um quiroprático terá como objetivo definir a causa do seu problema e elaborar um plano e cronograma de tratamento. Ele lhe pedirá que preencha um formulário sobre o seu histórico médico, e o analisará em seguida com você, fará uma reavaliação dos remédios que talvez esteja usando e abordará tudo o que for relevante para o problema. Se necessário, ele lhe pedirá um exame de raio X da região afetada.

Concluído o diagnóstico, o quiroprático levantará algumas opções de tratamento com você: examinará se a quiropraxia é o tratamento apropriado e o que implicará, e definirá um cronograma. Depois de analisadas as opções, e com o seu consentimento, o tratamento pode iniciar nessa mesma sessão.

Durante uma manipulação quiroprática típica, o quiroprático o coloca em posições específicas para tratar áreas afetadas. É possível que você seja posicionado em decúbito ventral sobre uma mesa acolchoada semelhante a uma maca de massagem. Apenas com as mãos, ele imprimirá às articulações

parto causa algum trauma ou um alinhamento espinhal ou cranial irregular que pode criar problemas na infância ou na idade adulta caso não seja tratado.

Você pode procurar a ajuda de um quiroprático por iniciativa própria, ser encaminhado pelo seu médico ou ainda buscar tratamento oferecido pelos serviços de saúde do seu país.

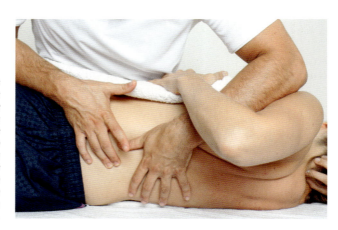

Muitas manipulações da quiropraxia se concentram na coluna; o cliente será colocado em posições específicas que permitem ao quiroprático trabalhar com as mãos.

uma força súbita, mas controlada, pressionando-as além dos limites normais. Não se preocupe se ouvir as articulações estalarem ou rangerem durante o tratamento – isso é perfeitamente normal.

Outros procedimentos em geral recomendados por sua compatibilidade com as manipulações quiropráticas variam desde aquecimento ou resfriamento e massagens e alongamentos, até estimulação elétrica, exercícios e perda de peso.

Após o ajuste quiroprático você pode sentir alguns efeitos colaterais leves por alguns dias, como por exemplo, dor de cabeça, fadiga ou dor nas partes do corpo tratadas.

Formação

No Reino Unido, o termo "quiroprático" está protegido por lei, sendo ilegal praticar quiropraxia sem ser membro do Conselho Geral de Quiropraxia. Os quiropráticos têm autorização para usar o termo "doutor" quando exercem a profissão, desde que fique claro que são médicos quiropráticos e não médicos convencionais. Na maioria dos países, o interessado em se tornar quiroprático habilitado deve graduar-se num curso de quiropraxia de quatro anos.

Hipnoterapia

Hipnoterapia é o processo que consiste em entrar num estado de relaxamento profundo em que a mente se torna mais sensível e receptiva a sugestões. Nesse estado, o hipnoterapeuta ajuda o cliente a promover mudanças positivas em sua vida, alterações que até então lhe insinuavam cautela ou que ele acreditava ser muito difícil realizar, quando não impossível.

A grande maioria das pessoas pode ser hipnotizada, embora algumas sejam mais suscetíveis que outras. O principal fator facilitador da hip-

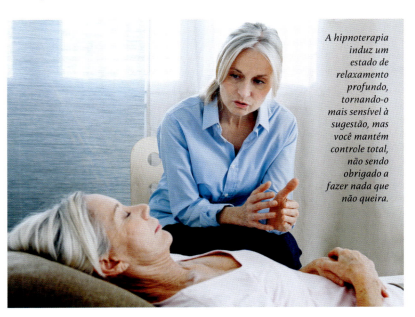

A hipnoterapia induz um estado de relaxamento profundo, tornando-o mais sensível à sugestão, mas você mantém controle total, não sendo obrigado a fazer nada que não queira.

nose é a intensidade do desejo de se submeter ao processo. Se você não quer passar pela experiência, o hipnoterapeuta (ou, nesse sentido, qualquer pessoa) terá muita dificuldade em induzir um estado de relaxamento profundo. Se você quer e confia no hipnoterapeuta, todo o processo será facilitado.

Algumas pessoas têm medo da hipnose porque pensam que perderão o controle e estarão à mercê do hipnoterapeuta. Essa é uma ideia errônea muito comum. Enquanto está hipnotizado, você permanece no controle total e pode inclusive sair desse estado por vontade própria se acontecer algum problema ou você se sentir desconfortável. Você não pode ser forçado a fazer nada que não queira. A hipnose é apenas um modo de sensibilizá-lo à sugestão e não de forçá-lo a aceitar sugestões. (É importante lembrar que demonstrações públicas, como as que se veem em programas de entretenimento e na televisão, contam com participantes voluntários e que esperam agir de maneira divertida ou fazer qualquer coisa que lhes seja pedida; ainda assim, poderiam recusar-se a agir dessa forma, enquanto hipnotizados, se quisessem.)

História

É difícil estabelecer um ponto de partida para o tratamento com hipnoterapia que conhecemos hoje. Durante séculos, diferentes culturas usaram a prática de induzir um estado semelhante ao transe ao tratar problemas de saúde ou buscar estados alterados de consciência. Acredita-se que xamãs e curandeiros usavam a hipnose na busca de respostas a algum problema. Muitas culturas também se valem de estados de transe induzidos por drogas para alcançar os mesmos objetivos, processo conhecido como narcohipnose.

O pai da hipnoterapia moderna foi o médico escocês James Esdaile (1808-1859), que se deparou com a prática do hipnotismo, nos anos 1830, quando trabalhava como cirurgião na Índia. No início, ele acreditava tratar-se de um embuste ou trapaça usado para levar as pessoas a acreditar que viam um homem controlar a mente de outro.

Entretanto, depois de alguns experimentos, o Dr. Esdaile pôde constatar o potencial do uso da hipnose na medicina. Ele a aplicou na realização de milhares de cirurgias, entre elas cerca de 19 amputações.

A quem beneficia

Embora a hipnoterapia seja usada sobretudo para tratar condições mentais, seus adeptos afirmam que ela também ajuda a amenizar males físicos. Muitas pessoas a procuram para aliviar a dor, e ela está se popularizando como terapia para controlar dores do parto sem recorrer a drogas, reduzir o tempo de duração do parto e minimizar a necessidade de intervenções cesarianas e outras. Não obstante, é mais comum recorrer à hipnoterapia para efetuar mudanças de comportamento, como perda de peso, e dependências diversas, fobias e distúrbios sexuais.

A hipnoterapia é segura para todas as idades, inclusive para crian-

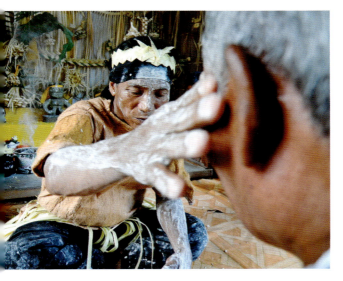

Durante séculos os xamãs usaram a hipnose para tratar problemas de saúde ou para induzir estados alterados de consciência.

ças e idosos, e para todas as moléstias. Todavia, pessoas consideradas vulneráveis (crianças ou pacientes com cuidador) devem ser acompanhadas por um adulto responsável em cada sessão. Em caso de tratamento de criança, informe-se com o terapeuta sobre a experiência do mesmo em atender crianças.

O que esperar

Na primeira sessão, o hipnoterapeuta procurará conhecer sua história, seu problema e suas causas, e como chegar a uma solução. Essa é também a oportunidade para você resolver todas as suas dúvidas sobre a terapia e o terapeuta, e assim tranquilizar-se e estabelecer um grau de confiança que o deixe à vontade nas sessões e aumente a eficácia da terapia.

O hipnoterapeuta o conduzirá a um estado de relaxamento de várias maneiras: com música, pedindo-lhe que se deite ou se sente num sofá ou cadeira, e falando suavemente. Cada praticante adota abordagens diferentes. Quando você alcançar um nível de relaxamento profundo (transe), ele talvez lhe peça que imagine um lugar agradável onde você se sinta bem, como uma bela praia ou um jardim. Você ouvirá a voz do hipnoterapeuta ao longo da sessão, e ele continuará falando para mantê-lo relaxado e para aprofundar o transe, dando-lhe assim condições de acessar a sua mente subconsciente com mais facilidade. Ele então usará o poder da sugestão para tentar alterar o seu comportamento, seu modo de pensar ou suas ações, e assim resolver o problema.

ADVERTÊNCIA

Não se recomenda tratar condições mentais graves, como esquizofrenia ou demência, com a hipnoterapia; também deve-se evitar tratar pessoas que sofrem de epilepsia, narcolepsia ou doenças cardíacas graves.

O hipnoterapeuta pode aplicar várias técnicas para levá-lo a um estado de relaxamento, entre elas usar música ou falar com você enquanto está sentado ou deitado.

HIPNOTERAPIA

51

Ao voltar do estado de transe, você se sentirá reenergizado. O hipnoterapeuta pode oferecer-lhe um CD de hipnoterapia ou ensinar-lhe algum método de relaxamento para praticar em casa. Esses recursos não substituem o apoio profissional, mas complementam e reforçam o trabalho realizado com o terapeuta, além de promover o progresso da terapia.

Formação

Como a hipnoterapia não é uma profissão regulamentada em muitos países (como no Reino Unido), não há exigência legal de diplomar-se em curso específico para trabalhar com essa modalidade terapêutica. Por isso, é muito importante encontrar um hipnoterapeuta que tenha registro em alguma entidade credenciada.

COMENTÁRIO

Para que a hipnoterapia produza os melhores efeitos como método para controlar a dor durante o trabalho de parto, é recomendável começar o tratamento em torno da 32ª semana de gravidez.

Hipnoterapeutas que acompanham trabalhos de parto com hipnose não prometem uma experiência livre de dor, mas relatam que muitas parturientes sentem apenas um pequeno desconforto e uma leve sensação de pressão durante o processo.

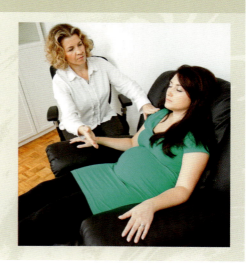

Medicina herbal

Há séculos as ervas são usadas como a principal forma de medicina. Quase todas as civilizações e culturas ao longo dos milênios utilizaram remédios naturais orgânicos extraídos dos seus ecossistemas circunjacentes. Esta é a forma original e mais antiga de medicina, e sua popularidade vem aumentando nos anos recentes à medida que diferentes plantas, ervas e métodos são descobertos, partilhados e difundidos no mundo todo.

Uma nova geração de ervas e de seus componentes está hoje sendo descoberta e pesquisada por suas propriedades de cura, sendo esta uma época importante na medicina herbal.

As ervas podem ser usadas para tratar uma multiplicidade de moléstias numa ampla diversidade de formas, desde cremes, óleos e unguentos até comprimidos, chás e folhas para mascar.

As dificuldades para regulamentar a medicina herbal são enormes. Não é preciso nenhuma licença para administrar remédios herbais, e a única regulamentação que vem sendo implementada é a criação de uma agência central responsável por analisar a segurança e a qualidade de todos os remédios herbais disponíveis (ver quadro na p. 56).

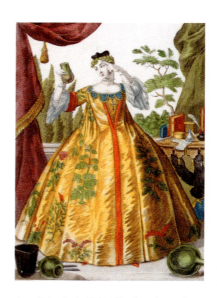

A medicina herbal foi utilizada ao longo de toda a história, alcançando o auge da sua popularidade no período entre a Idade Média e o advento da medicina moderna, no século XIX.

A orientação é que você escolha um praticante com registro em algum órgão oficial.

A quem beneficia

Os remédios herbais são utilizados para tratar um sem-número de doenças, sendo particularmente eficazes para:

- Problemas do sistema imunológico e de condições autoimunes
- Alergias
- Síndrome da fadiga crônica
- Distúrbios hormonais
- Fertilidade
- Digestão
- Alterações emocionais
- Afecções da pele
- Problemas ósseos e articulares

Pessoas com doenças crônicas e as portadoras de males incuráveis muitas vezes consultam um herborista, que possa aliviar seus sintomas com eficácia. Por exemplo, a menopausa e a síndrome do intestino irritável (SII) estão entre os distúrbios incuráveis mais comuns, mas podem ser abrandados com remédios herbais.

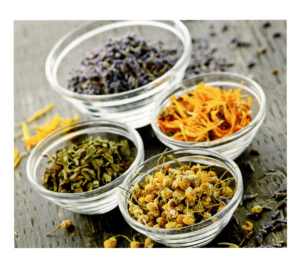

Esquerda *Um praticante de medicina herbal experiente combina várias plantas para um tratamento adaptado especificamente para o problema do consulente.*

Página oposta *Os herbários reúnem ilustrações das plantas acompanhadas do nome comum ou do nome latino. Alguns descrevem as propriedades e ações de cada planta.*

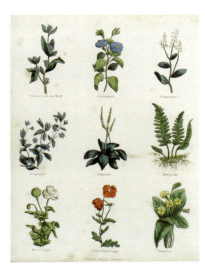

O que esperar

Todos os remédios herbais disponíveis nas farmácias vêm com instruções claras de uso. Caso queira consultar um herborista, verifique antes que tipo de terapia ele oferece e se ela é apropriada para o seu problema específico, pois é grande a variedade de tratamentos; nesse sentido, deve-se levar em conta o fato de que em geral os herboristas se especializam em alguma determinada modalidade.

ADVERTÊNCIA

Embora pessoas de todas as idades tenham usado a medicina herbal durante séculos, o licenciamento e o registro exigidos pelo mercado ainda são relativamente novos, e os critérios de segurança dessa terapia para alguns grupos da população – crianças e idosos, em particular – ainda não foram estabelecidos. Mulheres grávidas e lactantes devem saber que as substâncias químicas dos remédios herbais podem ser absorvidas pelo feto ou pelo bebê lactante.

Os remédios herbais interagem muito bem com medicamentos convencionais, mas se você segue uma prescrição médica, se já teve problemas de rins ou do fígado, ou se sofre de alguma doença grave, consulte sempre o seu médico antes de recorrer a um tratamento com ervas ou com outras terapias alternativas.

Encontrado um praticante condizente com o seu caso, na primeira sessão você descreverá a sua situação em detalhes, o que implicará uma avaliação médica completa (que pode incluir exames de sangue e talvez de urina), perguntas sobre seu histórico médico, como também da sua família, e sobre o seu estilo de vida, a alimentação e o problema. O praticante então planejará um tratamento específico para o seu caso, explicando-lhe os procedimentos a ser seguidos e dando-lhe as instruções que forem necessárias.

Uma vez definido o tratamento – que pode assumir a forma de decocções herbais, xaropes, tinturas, chás ou óleos, pomadas, unguentos e cremes infusos –, o herborista agendará uma sessão de acompanhamento com o objetivo de avaliar a sua recuperação. Nessa sessão, ele o interrogará acerca da enfermidade, do progresso que está ou não sentindo e de problemas que você pode estar tendo com o tratamento. Se necessário, ele fará os ajustes que as respostas sugerirem.

REGULAMENTAÇÃO INDUSTRIAL

Os produtos derivados de ervas ficaram livres de regulamentação durante anos, mas no Reino Unido a MHRA vem aos poucos desautorizando produtos não licenciados, sendo responsável pela avaliação da qualidade de produtos e instrumentos liberados para o país. Nos Estados Unidos, a FDA (Food and Drug Administration) e, na Europa, a EMA (European Medicines Agency) desempenham funções semelhantes.

Desde abril de 2011, produtos na Europa (incluindo o Reino Unido) devem ter um registro herbal tradicional ou uma licença do produto. Remédios licenciados são testados segundo os mesmos padrões adotados para todos os remédios, garantia de que são seguros, confiáveis e acompanhados de instruções de uso.

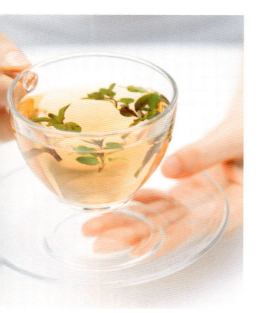

> **COMENTÁRIO**
>
> Se você está pensando em iniciar um tratamento com ervas através de um plano de saúde, consulte a administração do plano para ter certeza de que essa modalidade faz parte do seu plano e saber se você precisa ser encaminhado por um médico.

Os remédios herbais assumem diferentes formas, de unguentos e óleos a tinturas e chás.

Formação

A Medicines and Healthcare Products Regulatory Agency (MHRA) controla o uso dos remédios herbais no Reino Unido, à semelhança da FDA nos Estados Unidos. Os praticantes devem satisfazer as exigências mínimas de segurança e prática efetiva, com desenvolvimento profissional permanente. Eles podem também optar por se associar a uma entidade profissional como o National Institute of Medical Herbalists, no Reino Unido, a European Herbal and Traditional Medicine Practitioners Association, e a American Herbalists Guild. Nos Estados Unidos, os praticantes devem licenciar-se como médicos naturopatas ou acupunturistas para poder diagnosticar e exercer a profissão legalmente; muitas vezes eles estudam como internos com herboristas experientes antes de estabelecerem consultório próprio.

Reiki

Reiki é um método de cura natural baseado no uso da energia universal de vida para restabelecer a saúde e o bem-estar. A energia reiki é a energia vital em sua plena eficácia – em sua vibração máxima. O Reiki é uma das terapias de cura em maior e mais rápida expansão atualmente.

De acordo com as tradições orientais, as nossas dimensões – corpo, mente, emoções e espírito – precisam estar em harmonia para ser realmente saudáveis. As pressões da vida moderna podem levar a nossa energia pessoal (*qi, ki* ou *chi*) a operar em níveis baixos, enfraquecendo nosso sistema imunológico e deixando-nos vulneráveis à doença, à dor e a problemas emocionais e mentais.

Um praticante de Reiki é um canal para a energia reiki, servindo de elo entre o receptor e a energia universal da vida. A energia é canalizada através das mãos do terapeuta, que as posiciona sobre o corpo do recep-

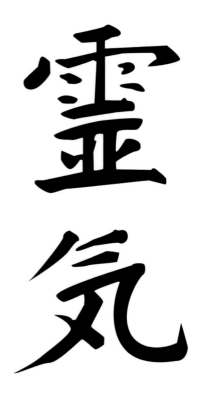

A palavra "reiki" em caligrafia japonesa. O kanji superior, "rei", significa "espírito ou alma" e o kanji inferior, "ki", designa "força vital".

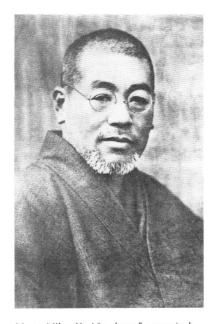

Mestre Mikao Usui "conheceu" a energia de cura reiki em 1922, depois de 21 dias de jejum e meditação no monte Kurama.

tor, tocando-o ou não, em geral nas posições correspondentes aos sete chakras principais (ou centros de energia, ver p. 176) do corpo. Alguns praticantes experientes e mestres de Reiki seguem intuição ao impor as mãos; segundo eles, as mãos são atraídas pelas áreas que mais necessitam de energia e tratamento.

História

Reiki é uma palavra japonesa que significa "energia universal de vida". Esse sistema de cura foi desenvolvido por Mikao Usui (1865-1926), depois de ter entrado em sintonia com a energia reiki após 21 dias de jejum e meditação no monte Kurama. Pouco depois ele passou a ensinar outras pessoas a se tornarem canais para essa energia. Todo praticante de Reiki remonta sua herança profissional ao Mestre Usui.

A quem beneficia

Aplica-se o Reiki para o bem-estar geral e para restabelecer o fluxo de energia do corpo. Também é muito indicado para:

- Aliviar a dor
- Relaxar
- Reduzir o estresse
- Aliviar as emoções
- Induzir ao sono
- Aumentar os níveis de energia
- Acalmar crianças agitadas
- Gravidez e trabalho de parto

O Reiki tem por base o princípio de que a energia universal sabe para onde precisa se dirigir, e não o diagnóstico do praticante. Desse modo, pode-se aplicar um tratamento de Reiki com eficácia em animais de estimação e também em plantas.

O que esperar

Como o reikiano desejará conhecer você mais a fundo no primeiro contato, essa sessão pode durar um pouco mais de tempo do que uma sessão regular. Em geral, as aplicações de Reiki duram em torno de 60 a 90 minutos.

Você ficará vestido durante toda a sessão, deitado numa maca ou mesa, embora possa ficar sentado se tiver problemas de mobilidade ou for idoso. Em geral ao som de música relaxante, num ambiente iluminado com luzes suaves ou velas.

Cumprida sua rotina preparatória, o praticante começa a posicionar as mãos sobre várias partes do seu corpo, numa sequência predeterminada. Alguns tocam levemente o corpo, outros mantêm as mãos um pouco acima, evitando contato físico. O Reiki é aplicado ao corpo inteiro porque os reikianos acreditam que nenhuma parte está separada e que uma doença ou distúrbio numa área afeta o resto do corpo.

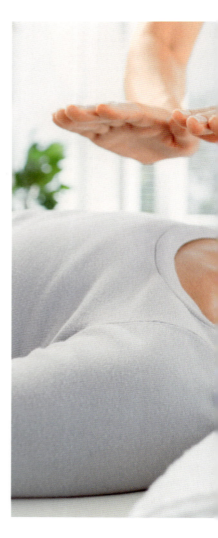

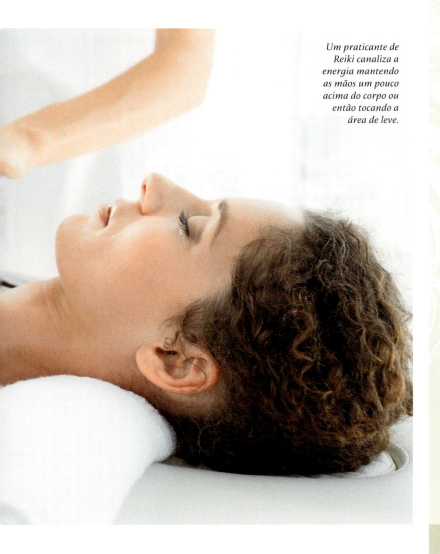

Um praticante de Reiki canaliza a energia mantendo as mãos um pouco acima do corpo ou então tocando a área de leve.

REIKI

NÍVEIS MAIS ELEVADOS

A forma mais elevada de Reiki é o Reiki-do, também conhecido como "caminho do Reiki" ou "caminho da energia universal de vida". Ela segue os mesmos princípios do Reiki, mas é usada principalmente para o crescimento pessoal e como um modo de vida. As três categorias do Reiki-do são "trabalho interior" (baseado na meditação), "trabalho exterior" (usando a energia reiki com chakras, cristais e outras terapias) e "trabalho sinérgico" (uma mescla de Reiki-do interior e exterior, em que o efeito é maior do que a soma de suas partes).

Você pode ter uma sensação de aquecimento ou de formigamento à medida que o praticante passa de uma posição para outra. A maioria das pessoas diz sentir-se bem relaxada depois de uma sessão de Reiki. Após o tratamento, beba bastante água para facilitar o processo de desintoxicação.

Depois de algum tempo, com tratamentos completos (corpo inteiro) regulares, os canais de energia estão abertos para que o corpo lide com o estresse e acúmulos de toxinas, havendo um restabelecimento do bem-estar geral. O Reiki também fornece a energia necessária para promover a recuperação de uma doença, sendo ainda uma terapia complementar muito benéfica para outras modalidades.

Formação

São três os níveis de formação exigidos para se tornar um mestre de Reiki, o primeiro, o segundo e o grau de mestre. Em cada nível o aluno recebe "sintonizações" de energia do Reiki (processo pelo qual o mestre transmite a capacidade de passar Reiki). Após cada sintonização, as vibrações mais elevadas da energia reiki passam a fazer parte do campo energético do aluno.

Depois do nível de primeiro grau, o aluno, agora reikiano, pode usar o Reiki para tratar a si mesmo e a outras pessoas. A cura física é o primeiro degrau na escada do Reiki. No nível do segundo grau são ensinadas as "chaves" ou "símbolos" para ajudar a curar aspectos emocionais e mentais. Nesse nível, o

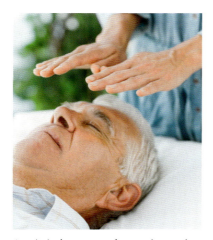

A maioria das pessoas relata sentir-se muito relaxada após o tratamento reiki, motivo pelo qual ele é tão popular e eficaz para tratar o estresse.

aluno aprende a fazer tratamentos a distância (transmissão da energia de cura a quem está geograficamente distante).

O terceiro grau eleva o aluno ao nível de mestre, no qual ele recebe as qualificações não apenas para assumir a responsabilidade por sua própria cura, mas também para ajudar outras pessoas a tratar questões da alma. Ele também aprende a fazer as sintonizações que permitem "iniciar" pessoas interessadas em aplicar essa terapia.

SEICHEM

Seichem é um tratamento muito semelhante ao Reiki, só que em vez de posicionar as mãos sobre o corpo, o praticante trabalha na aura que envolve o corpo. Acredita-se que os antigos egípcios podem muito bem ter praticado a arte do Seichem. Segundo seus princípios, há quatro raios elementares – Terra, Água, Ar e Fogo – sendo que o Reiki é um deles (Terra).

Em visita ao Egito em 1980, Patrick Zeigler passou uma noite na Câmara do Rei da Grande Pirâmide, e foi nela que ele descobriu o Seichem. Essa terapia conecta você com o seu eu superior, de modo que a cura pode se processar nos corpos físico, mental, emocional e espiritual. A terapia recorre à energia para curar, mas também para estimular o crescimento e o desenvolvimento pessoal. Embora a grafia da palavra possa variar, seu significado é sempre "poder", no sentido espiritual do termo.

Reflexologia

A reflexologia é uma terapia antiga que consiste na manipulação delicada dos pés (e às vezes das mãos ou das orelhas) para estimular o processo de cura do corpo. O princípio que a fundamenta assemelha-se ao da acupuntura (ver p. 18), no sentido de que cada ponto de pressão na planta ou nas laterais do pé corresponde a uma função ou parte específica do corpo.

Apesar dessa semelhança, na reflexologia as linhas de meridianos ou regiões do corpo são descritas de modo diferente do que na acupuntura. Cada órgão e sistema do corpo tem um "ponto reflexo" correspondente no pé (mão ou orelha): aplicando-se pressão nesses pontos específicos, a parte correspondente do corpo é estimulada a melhorar o seu funcionamento e a liberar toxinas, possibilitando assim que o corpo cure a si mesmo.

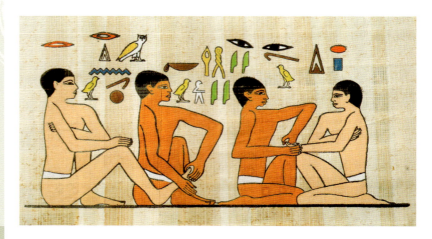

História

Embora a reflexologia remonte à antiga China e ao antigo Egito, foi o Dr. William Fitzgerald (ver quadro à direita) que restabeleceu o princípio no início do século XX. Ao pressionar partes do pé, ele descobriu que a pressão anestesiava zonas correspondentes do corpo. Ele denominou esse sistema de Terapia da Zona, precursora do que hoje conhecemos como reflexologia.

Na sequência, uma enfermeira e fisioterapeuta chamada Eunice Ingham (1889-1974), pioneira da for-

PERFIL DO TERAPEUTA

A reflexologia foi introduzida no Ocidente por um otorrinolaringologista chamado **Dr. William Fitzgerald** (1872-1942). Ele descreveu dez zonas (canais de energia) que passam pelo corpo e terminam nas mãos e nos pés. Acreditava-se que a energia ou força vital se deslocava por esses canais. Fitzgerald constatou e concluiu que uma dor sentida numa região do corpo podia ser aliviada pressionando outra parte constante da mesma zona. A prática evoluiu e se concentrou principalmente nos pés, embora ainda seja possível trabalhar sobre pontos reflexos em outras partes do corpo.

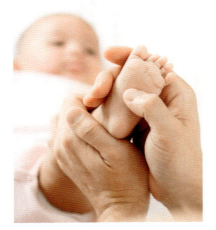

Página oposta *Numa referência à reflexologia, pintura numa antiga tumba egípcia mostra o ministro Ptahhotep (c. 2465-2325 a.C.) recebendo massagem nas mãos, pés e pernas.*

Esquerda *Bebês respondem bem à reflexologia, pois os arcos dos pés ainda estão em desenvolvimento. Uma fricção suave aplicada aos pés pode liberar bloqueios e restabelecer o fluxo de energia, acalmando bebês agitados e aliviando dores de barriga.*

ma de reflexologia que conhecemos hoje, elaborou um mapa do corpo inteiro relacionando cada parte a pontos reflexos específicos nos pés.

A quem beneficia

A reflexologia é aplicável a uma ampla variedade de condições, mas é especialmente apropriada para problemas de circulação ou de es-

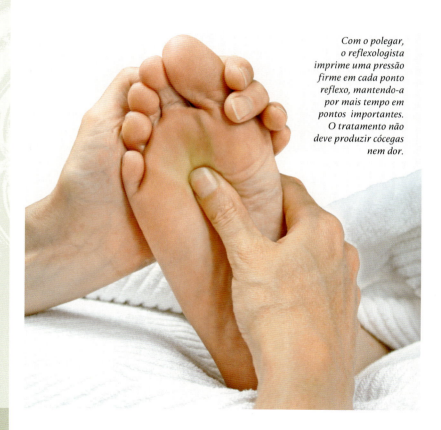

Com o polegar, o reflexologista imprime uma pressão firme em cada ponto reflexo, mantendo-a por mais tempo em pontos importantes. O tratamento não deve produzir cócegas nem dor.

tresse. É também benéfica e eficaz no tratamento de problemas de fertilidade. Atualmente, muitos médicos se interessam pela reflexologia como procedimento para controlar a dor de pessoas com doenças crônicas. Além disso, ela está se tornando uma alternativa popular para aliviar a dor durante a gravidez e o parto. Embora não haja explicação científica para a reflexologia, aos poucos os médicos a estão aceitando melhor.

O único problema no tratamento de bebês é o tamanho dos pés. Por isso, a reflexologia tende a ser mais apropriada para crianças com idade acima de 1 ou 2 anos. Todavia, os reflexologistas apresentam bons índices de sucesso em tratamentos de problemas infantis, como hiperatividade e otite serosa.

O que esperar

A reflexologia procura identificar as causas subjacentes dos sintomas, por isso a primeira sessão será dedicada a uma abordagem integral, e não apenas a algum distúrbio específico. Uma avaliação completa – incluindo todo o seu histórico médico e aspectos do seu estilo de vida e bem-estar – implicará uma sessão mais longa do que as demais, ocupando uma hora e meia, enquanto as sessões de acompanhamento terão duração de 45-60 minutos.

A reflexologia é uma terapia não invasiva, tendo como exigência única a necessidade de tirar os sapatos e as meias. O tratamento deve ser relaxante. O terapeuta exerce uma pressão firme com o polegar em cada ponto reflexo, trabalhando a partir dos artelhos e seguindo na direção do tornozelo. Talvez você sinta uma leve dor lancinante em algum ponto do pé ao ser trabalhada uma área particularmente sensível, mas, ao contrário da crença popular, a reflexologia não produz cócegas. Alguns praticantes usam cremes ou óleos para facilitar a massagem, outros trabalham diretamente na pele. Você será incentivado a beber água depois do tratamento para favorecer a liberação de toxinas do seu sistema.

Algumas pessoas sentem uma leve reação ao tratamento no dia seguinte – talvez sintomas brandos de gripe, uma pequena erupção da pele ou alguma manifestação emotiva. Essas reações indicam que o

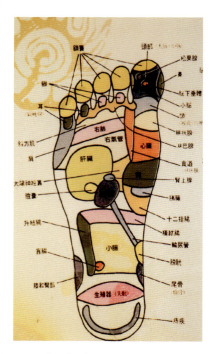

Mapas de reflexologia podal mostram a localização dos pontos reflexos nos pés. Os mapas baseiam-se em zonas que refletem o corpo em miniatura nos pés.

corpo está iniciando o processo de desintoxicação e de cura, mas elas logo devem passar. Outro efeito colateral comum é a necessidade de urinar com mais frequência. Recomendam-se sessões de reflexologia semanais, em geral durante seis semanas, dependendo do caso.

Formação

Os que querem seguir a carreira de reflexologista devem certificar-se de que sua qualificação é reconhecida e lhes oferece segurança e assistência profissional, levando a associar-se à entidade profissional correspondente em seu país. Deve-se observar que não há proteção do título de reflexologista em alguns países (como no Reino Unido), de modo que qualquer pessoa pode denominar-se como reflexologista.

Se você deseja apenas tratar amigos e familiares, existem centenas de cursos de reflexologia à disposição, e o seguro e o apoio profissional não constituem problema. Tenha em mente que o ensino a distância não é uma boa alternativa para terapias manuais, porque você precisa sentir pessoalmente o que está aprendendo.

Terapia nutricional

A terapia nutricional vale-se da ciência da nutrição para ajudar as pessoas a se manter saudáveis, a alcançar um nível de desempenho elevado e a cuidar de si mesmas. Um terapeuta nutricional habilitado está apto a identificar e avaliar desequilíbrios nutricionais com o auxílio de diferentes recursos e a julgar até que ponto esses desequilíbrios causam os sintomas e preocupações com a saúde. O nutricionista analisa a situação com você para encontrar formas que o ajudem a recuperar o equilíbrio nutricional e a manter um corpo saudável. Para alcançar esses objetivos, ele elabora um programa específico para as suas necessidades, evitando assim protocolos padronizados.

A quem beneficia

Cada vez mais as pessoas estão recorrendo a terapeutas nutricionais, ou nutricionistas, quando se defrontam com um problema de saúde crônico que a medicina convencional não consegue resolver. Esses problemas abrangem desde alergias, problemas digestivos e intestinais, desequilíbrios hormonais e fadiga até depressão ou estresse, anomalias autoimunes, enxaqueca e afecções da pele. Crianças com dificuldades de aprendizagem, de comportamento e de sobrepeso em geral se beneficiam com as recomendações oferecidas pela terapia nutricional.

Um número cada vez maior de pessoas apresenta hoje reações alérgicas a certos alimentos, sem se dar conta de que a causa pode estar ligada a inúmeras enfermidades crônicas. A terapia nutricional é excelente para detectar e tratar essas causas ocultas. Pesquisas revelam que uma alimentação à base de *junk food* está associada a um comportamento antissocial, e que a terapia nutricional pode melhorar de modo excepcional a disposição de jovens infratores e de crianças com problemas na escola, prescrevendo-lhes uma alimentação e suplementos mais saudáveis. Está comprovado que todos os principais sistemas do corpo se beneficiam com a adoção de uma atitude saudável com relação à nutrição e ao estilo de vida.

Um nutricionista enfatizará a importância de se alcançar os níveis de energia mais elevados, de manter os níveis de glicose no sangue dentro dos limites normais, de ter como meta o bem-estar emocional e psicológico e de promover o máximo possível a saúde gastrointestinal, de modo a se tolerar uma ampla variedade de grupos alimentares.

O que esperar

Na primeira consulta, é quase certo que o nutricionista lhe pedirá que preencha um questionário sobre saúde e nutrição. Ele também lhe pedirá detalhes sobre a sua saúde pessoal, histórico médico e familiar, e estilo de vida; é normal essa sessão durar 60-90 minutos. Depois de avaliar suas necessidades pessoais, ele irá elaborar um programa de alterações nutricionais e de estilo de vida que será seguro, eficaz e específico para você.

Você deve contar com um retorno de acompanhamento quatro semanas depois, para avaliar o seu progresso e efetuar possíveis ajustes. Dependendo da eficácia do programa, outras consultas talvez sejam necessárias.

Formação

Assegure-se de que o nutricionista que você decidir consultar seja qualificado – seja qual for o país em que você vive, verifique se o terapeuta pertence a uma associação profissional.

ADVERTÊNCIA

A terapia nutricional não substitui a orientação médica, e um nutricionista sempre encaminhará um cliente com sinais ou sintomas de alerta a um médico habilitado. Terapeutas nutricionais muitas vezes trabalham em sintonia com profissionais médicos e em geral fazem questão de explicar qualquer programa de nutrição que seja proposto.

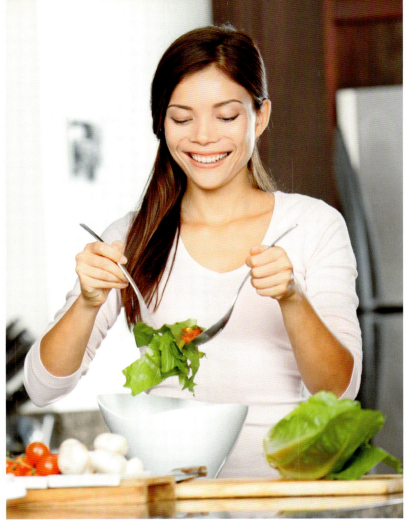

Seu nutricionista trabalhará com você para ajudá-lo a alcançar um melhor equilíbrio nutricional.

TERAPIA NUTRICIONAL

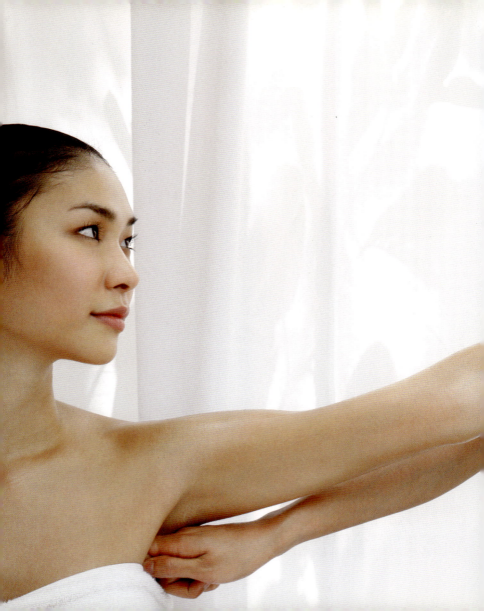

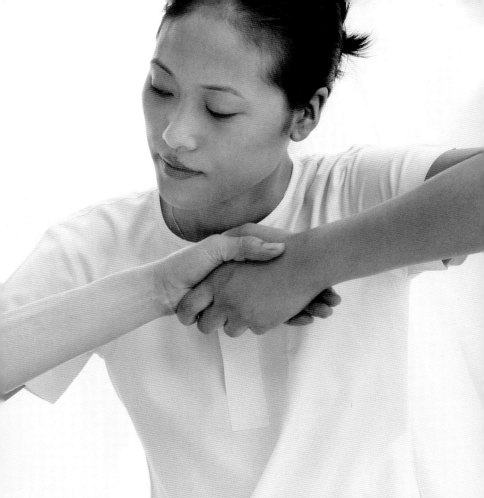

SISTEMAS DE CURA MULTIDISCIPLINARES

CAPÍTULO **2**

Ayurveda

Ayurveda significa "ciência da vida" em sânscrito. De acordo com os princípios ayurvédicos, 107 pontos marma (ver também pp. 28-9) distribuídos pelo corpo governam os nossos sistemas muscular, esquelético e nervoso. A mente exerce considerável influência sobre o corpo e, coerente com outros grandes sistemas de medicina, o conceito de equilíbrio das energias ou forças vitais para alcançar a harmonia da mente e do corpo é primordial na filosofia ayurvédica.

A ênfase recai sobre a individualidade. O corpo humano possui três tipos distintos de forças energéticas, ou *doshas*: Vata governa os sistemas nervoso e circulatório; Kapha rege as células e estruturas, e Pitta controla o metabolismo. Se essas três forças estão em equilíbrio,

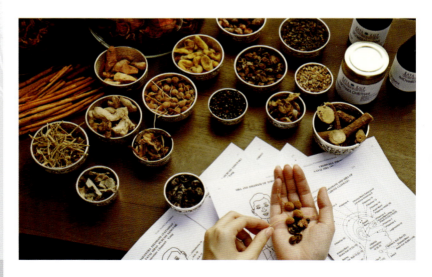

mantemo-nos saudáveis; mas se um (ou mais) *dosha* está em desequilíbrio – devido a uma alimentação deficiente, ao ambiente ou a um determinado estado mental, por exemplo – nós adoecemos.

O Ayurveda lhe oferece uma jornada para o bem-estar. Você deve soltar-se e confiar no processo – que não é simples nem rápido. Uma consulta revelará suas condições do momento, em termos físicos, energéticos, mentais e emocionais.

História

A medicina ayurvédica é um sistema holístico praticado inicialmente na Índia muito antes que os antigos gregos ou os chineses desenvolvessem suas próprias filosofias de cura. Escrituras védicas registradas em sânscrito há 5 mil anos mostram que uma cultura intelectual e espiritualmente avançada existia na sociedade humana, abrangendo a filosofia,

Página oposta *É quase certo que um terapeuta ayurvédico irá prescrever-lhe um remédio herbal em paralelo com outros tratamentos e recomendações alimentares.*

Direita *No sistema ayurvédico, a astrologia védica é um dos componentes de um diagnóstico.*

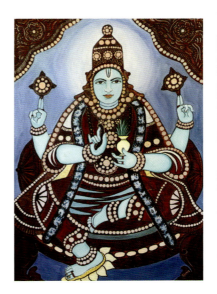

a arquitetura e as áreas relacionadas à técnica, à cultura, à política, à medicina e à astrologia. Entretanto, são os tratamentos ayurvédicos que se traduzem em cura do corpo.

A quem beneficia

Recorre-se muito ao Ayurveda como medicina preventiva, mas o sistema pode tratar qualquer doença (com exceção das que precisam de cirurgia), sendo especialmente eficaz com distúrbios crônicos que desafiam a medicina convencional.

Afecções de base alérgica, como asma, febre do feno, enxaquecas e eczema podem ser tratados com um programa de desintoxicação (conhecido como *panchakarma*), com medicina herbal e exercícios de yoga. Além disso, a massagem marma é benéfica para a recuperação de vítimas de derrame.

COMENTÁRIO

Como a medicina ayurvédica conhece os alimentos e estilos de vida benéficos para cada indivíduo, ela é uma forma muito útil de medicina preventiva e também de terapia de cura.

O que esperar

O diagnóstico assume a forma de exame minucioso para determinar o seu *dosha* ou tipo de energia, e de verificação do seu "pulso ayurvédico". O terapeuta lhe fará perguntas sobre seu estilo de vida, sua família e seus problemas de saúde. Também examinará sua língua e a cor da pele e dos olhos.

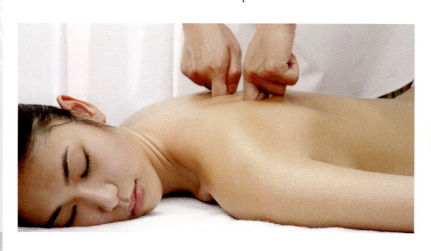

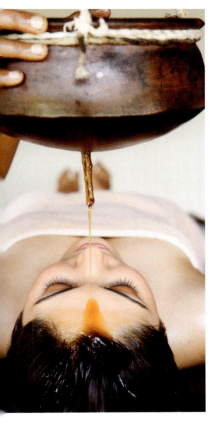

Acima *Numa sessão de massagem marma, usam-se óleos elaborados com uma combinação das essências mais indicadas para cada situação.*

Página oposta *A massagem marma estimula o corpo agindo de modo especial sobre os 107 pontos marma.*

Com base nessas informações – acrescidas da data, hora e local do seu nascimento –, o praticante verificará em que estado (Vata, Pitta ou Kapha) você se encontra no momento. Combinando astrologia védica (ver quadro na p. 78) e medicina védica, ele estará em condições de avaliá-lo como um ser humano no seu todo. Com o seu mapa, pulsação e respostas às perguntas feitas, ele definirá e preparará as ervas e tinturas que você deverá usar. Sem dúvida, você receberá também orientações quanto à alimentação.

Um terapeuta ayurvédico pode propor-lhe uma ou mais sessões de massagem marma. Como vimos, há 107 pontos marma pelos quais o *prana*, ou energia vital, flui através de canais sutis do corpo, inclusive dos sete chakras (ou centros de energia, ver p. 176) que são junções entre o corpo físico e o corpo energético. Com base no seu pulso, ele verificará os pontos que deve tratar e aplicará uma massagem suave nesses pontos, talvez com a ajuda de óleos essenciais específicos.

O terapeuta pode também recomendar exercícios na forma de yoga. O vínculo entre Ayurveda e yoga tem uma longa história, e muitos estudiosos recomendam que se pratique as duas ao mesmo tempo – na antiga Índia, elas são ciências interligadas desde o início.

Combinadas, elas abrangem todo o sistema de desenvolvimento humano: o yoga orienta-se para a espiritualidade; o Ayurveda ocupa-se com a saúde do corpo físico e da

ASTROLOGIA VÉDICA

A astrologia védica é muito mais antiga do que a astrologia ocidental. Ela remonta a milhares de anos no tempo, enquanto a astrologia ocidental encontra suas origens apenas no milênio antes de Cristo. A astrologia védica tem como objetivo principal levar a pessoa a compreender a si mesma e ao seu karma (a soma das suas ações) nesta vida.

O princípio básico da astrologia védica afirma que todas as coisas estão interligadas. Você nasce quando e onde está destinado a nascer, quando tudo está perfeito para a sua encarnação; e as suas experiências kármicas e a sua vida são reflexo do espectro maior em que você nasce. O seu mapa védico provavelmente refletirá a sua vida real e os seus *dashas*: as linhas de tempo previsíveis usadas para antever quando os eventos ocorrerão em sua vida. Os *dashas* oferecem uma precisão preditiva maior do que a astrologia ocidental. A astrologia védica tende a ser mais livre ao falar sobre um quadro mais amplo e pode aprofundar-se mais no que acontece no momento em sua vida.

Na astrologia védica, as 12 áreas do seu mapa são os diferentes setores da sua vida e são chamadas *bhava*, que significa "modo de ser" ou "estado de espírito" e de certa forma resume tudo de modo mais apropriado. Em sânscrito, os planetas são chamados *graha*, que significa, "algo que agarra, segura". Acredita-se que os planetas sejam os operadores do karma, e assim eles seguram você e direcionam o que acontece na sua vida. É assim que o karma tem relação com todo o seu mapa natal.

mente. A interface entre autocura e autorrealização é a união entre yoga e Ayurveda.

Embora essas práticas tenham se separado ao longo dos últimos 150 anos, especialmente no Ocidente (onde o yoga sem Ayurveda foi durante muito tempo considerado algo normal), hoje elas estão sendo reintegradas. Essa sinergia oferece a harmonização da consciência, vida, cura e transformação, e pode nos ajudar a curar a nós mesmos e ao nosso mundo, natureza, mente e espírito.

Formação

Você encontra uma lista de terapeutas ayurvédicos credenciados nas associações profissionais mais importantes no seu país.

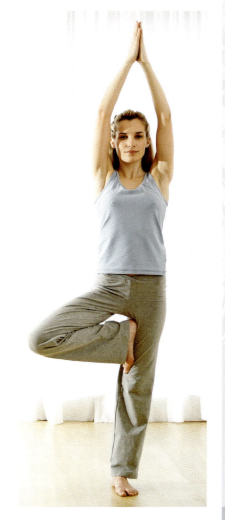

Um vínculo tradicional une o yoga e o Ayurveda, mas o seu terapeuta pode recomendar outras formas de exercícios.

Medicina Tradicional Chinesa

A Medicina Tradicional Chinesa (MTC) é um sistema antigo e oniabrangente de cuidados com a saúde que leva em consideração cada aspecto do modo como vivemos e trata cada paciente como um ser integral. Depois do diagnóstico, inúmeras terapias são empregadas para restabelecer a boa saúde – entre elas acupuntura (ver p. 18), medicina herbal chinesa (ver quadro na p. 84), massagem tuiná (ver p. 135) e medicina preventiva (exercícios de qigong, ver p. 125, técnicas respiratórias, alimentação e educação do estilo de vida).

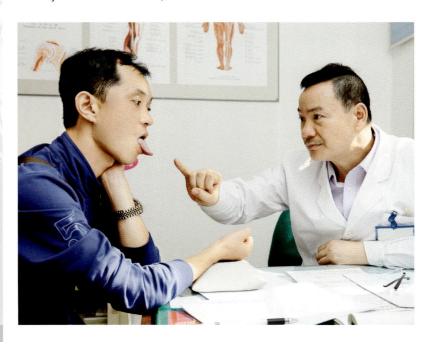

De acordo com a medicina chinesa, o *qi*, ou fluxo de energia através do corpo, é o principal fator determinante do nosso bem-estar físico e mental. Atividade em excesso ou deficiente em um ou mais dos 12 meridianos (canais de energia) pode causar doenças.

Na prática atual da MTC, enfatiza-se a recuperação e a manutenção da harmonia e do equilíbrio para que o indivíduo goze de boa saúde, bem como a consciência da relação entre a mente e o corpo. Duas forças opostas regulam os nossos estados de espírito e a nossa saúde: Yin – a força passiva; e Yang – a força ativa. Os cinco elementos básicos da filosofia chinesa (Fogo, Água, Terra, Metal e Madeira) também exercem um papel vital em nosso bem-estar e são auxiliares cruciais para o diagnóstico. Segundo esse sistema medicinal, o cora-

Página oposta
A aparência da língua é um fator importante no diagnóstico da MTC.

Direita
O nosso bem--estar e a nossa constituição física/ emocional são influenciados pelos cinco elementos básicos: Fogo, Água, Terra, Metal e Madeira.

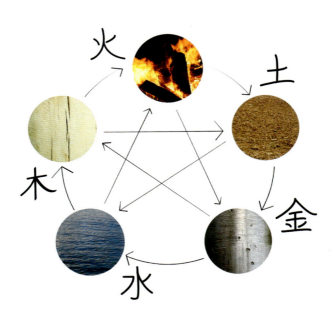

ção, por exemplo, é um órgão Fogo, e o rim é um órgão Água. Os órgãos cooperam entre si de formas complexas, com implicações para nossas emoções. Se essas funções entram em desequilíbrio, o resultado é a doença.

Os sintomas são de modo geral descritos com termos como "quente", "frio", "úmido", e assim por diante, em várias combinações. Por exemplo, estresse demasiado em sua vida afeta o fígado, que então produz "Fogo" em excesso em seu sistema e, por conseguinte, um desequilíbrio.

História

A MTC é uma filosofia profunda totalmente diferente da medicina ocidental e desde tempos imemoriais tem uma história ininterrupta de desenvolvimento na China e em outros países da Ásia Oriental.

A quem beneficia

Em teoria, qualquer moléstia e pessoas de qualquer idade podem ser tratadas com a MTC, porque toda doença é causada por um desequilíbrio e a MTC é um sistema de medicina completo. Emprega-se uma combinação de suas terapias integrais para tratar a doença, com ervas chinesas consideradas especialmente benéficas para afecções da pele e a acupuntura para dores lombares e cervicais, enxaquecas e dores de cabeça.

O que esperar

O praticante de MTC lhe fará perguntas sobre cada aspecto de sua saúde e da sua vida, observará atentamente sua aparência física e coloração, e perscrutará seus gostos e mesmo a sua personalidade. Ele examinará sua língua, observando

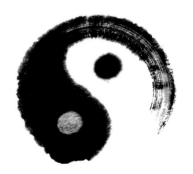

A nossa disposição e a nossa saúde são reguladas pelas forças opostas, mas complementares, de Yin (passiva) e Yang (ativa).

a cor, forma e condição. Também tomará o seu pulso para aprofundar o diagnóstico.

O diagnóstico da causa oculta dos seus sintomas define os tratamentos que você irá receber. É por isso que seis pessoas que aparentemente apresentam o mesmo distúrbio podem ser tratadas de seis maneiras diferentes. Os médicos ocidentais ainda veem a MTC com suspeita, embora alguns estejam começando a aceitar alguns dos seus ramos – a acupuntura, em especial.

A duração do tratamento varia bastante, dependendo das terapias escolhidas e da gravidade do caso. Ao contrário do que se pensa no Ocidente, uma doença crônica (como energia fraca) pode justificar um tratamento de acupuntura de uma hora, enquanto uma dor aguda (mas com energia forte) pode levar apenas 5 minutos para se dissipar.

Formação

Nos tempos antigos, os médicos chineses se qualificavam aprendendo com seus pais ou com um mestre. Contudo, por volta de 443 d.C., o Imperador criou uma escola para formar médicos em medicina chinesa. Alguns terapeutas de MTC ainda seguem os passos da família, outros frequentam a faculdade para habilitar-se, mas o diploma obtido não tem o mesmo valor em todos os países.

MEDICINA PREVENTIVA

A filosofia da MTC enfatiza sobremodo a medicina preventiva. O praticante o educará e orientará a conhecer o seu corpo e o instruirá no antigo sistema chinês de exercícios conhecido como qigong, ou chi kung (ver p. 125). O qigong oferece uma série de exercícios, posições e técnicas respiratórias que visam a integrar a mente e o corpo. Os exercícios, relacionados com os pontos da acupuntura, são programados para estimular os meridianos ou canais através dos quais a energia flui e para restabelecer o equilíbrio do corpo.

MEDICINA HERBAL CHINESA

Segundo a Associação Australiana de Acupuntura e de Medicina Chinesa, "existem atualmente mais de 450 substâncias habitualmente usadas na medicina herbal chinesa – sendo a maioria de origem vegetal, embora algumas substâncias animais e minerais também sejam usadas... Algumas substâncias de uso tradicional não fazem mais parte da moderna medicina herbal chinesa profissional. Por exemplo, os remédios tradicionais derivados de espécies ameaçadas foram substituídos por outras substâncias com ações similares".

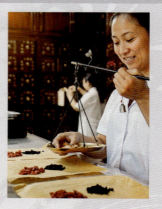

O terapeuta lhe prescreverá um único remédio herbal ou uma fórmula, dependendo da sua necessidade e da maior ou menor eficácia de uma só erva ou de várias. Às vezes ele receitará uma combinação de ervas para que todo possível efeito indesejado de uma erva seja contrabalançado pelos efeitos de outras que compõem a fórmula.

Um remédio herbal pode ser manipulado com uma única erva ou com uma combinação de várias, numa fórmula elaborada especificamente para as necessidades do indivíduo.

Muitas pessoas recorrem à MTC como medicina preventiva para manter uma boa saúde geral. Não obstante, sua ação curativa abrange uma grande variedade de problemas de saúde, entre os quais:

- Insônia
- Problemas digestivos
- Síndrome do intestino irritável
- Afecções da pele
- Alergias
- Problemas de saúde femininos (fertilidade, menstruação e menopausa)

Naturopatia

Às vezes a Naturopatia é considerada como o equivalente ocidental do Ayurveda ou da MTC, no sentido de que é uma filosofia diferente e integral aplicada à vida e à saúde, pois tem seu foco no indivíduo, não nos sintomas.

Seus princípios – ou seja, que o corpo tem o poder de curar e corrigir a si mesmo e que a doença é uma reação à desarmonia e ao desequilíbrio – foram estabelecidos ainda por Hipócrates, na Grécia antiga, em torno de 400 a.C. Se ocorrer uma disfunção em qualquer área da tríade da saúde (a conexão e interação entre os componentes estrutural, bioquímico e mental/emocional de todos os seres vivos), haverá uma disrupção ou doença em alguma outra parte. Além disso, o processo natural de cura e recuperação restabelecerá a boa saúde, desde que nada mais interfira. Em termos modernos, uma dessas interferências é a utilização de substâncias químicas, que para os naturopatas apenas suprimem os sintomas, po-

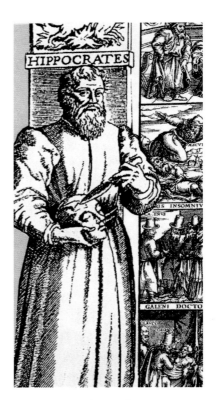

Em 400 a.C., Hipócrates afirmou que o corpo tem o poder de curar a si mesmo; a Naturopatia segue esse princípio.

dendo criar problemas ainda mais graves no futuro.

Os naturopatas procuram prevenir e tratar doenças ou distúrbios fortalecendo o sistema de defesa do corpo, primeiramente por meio de uma alimentação nutritiva, água potável, ar fresco e luz do sol, e também mediante exercícios apropriados, descanso e relaxamento. Muitos também incorporam outros tratamentos terapêuticos, como jejum (desintoxicação), acupressura ou acupuntura, hidroterapia (inclusive hidroterapia do cólon; ver quadro na p. 88), homeopatia, osteopatia, quiropraxia, cinesiologia, massagem e medicina herbal. Todas essas terapias adicionais congregam-se em torno do mesmo princípio básico que consiste em recuperar a capacidade do corpo de se autocorrigir e de manter seu equilíbrio homeostático e sua energia.

Os naturopatas acreditam que todos nós precisamos assumir responsabilidade pela nossa saúde. Para eles, a educação e a cooperação com você são tão importantes quanto a atenção que dedicam ao seu tratamento.

A quem beneficia

Toda pessoa com problemas digestivos, cutâneos, articulatórios, hormonais, e ainda alergias e asma, constatará que essas disfunções respondem muito bem ao tratamento com naturopatia. Esta é também excelente como medida preventiva para todas as idades.

O que esperar

Na sua primeira consulta, o naturopata fará um levantamento bem detalhado da sua história de vida, abrangendo não só seu histórico médico e suas dificuldades do momento, mas também os seus hábitos alimentares, o tipo de trabalho que executa e os seus relacionamentos. Muitos naturopatas recor-

---

COMENTÁRIO

Para os naturopatas, um episódio de febre ou de diarreia é sinal de que o corpo está lutando e livrando-se de uma infecção ou intrusão.

rem à análise da íris (ver iridologia na p. 180) como parte do diagnóstico, enquanto outros adotam técnicas médicas como raios X e exames de sangue e de urina.

Feito o diagnóstico, o terapeuta lhe dará orientações sobre alimentação, exercícios e outros possíveis tratamentos recomendados. Para os naturopatas de modo geral, a melhor forma de medicina consiste numa dieta alimentar equilibrada, orgânica, parcialmente constituída de alimentos crus (incluindo talvez jejum); alguns também adotam terapias como acupuntura, hidroterapia do cólon e remédios herbais ou homeopáticos como forma de estimular a energia do

A análise da íris é apenas uma das técnicas adotadas por um naturopata.

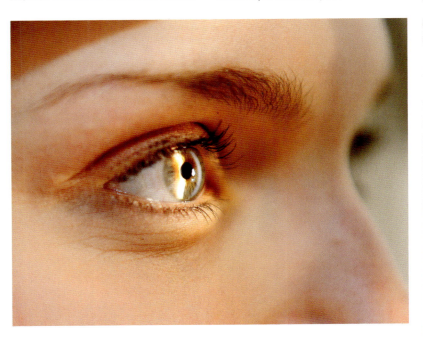

corpo para restabelecer a homeostase (equilíbrio), mas em hipótese alguma para suprimir sintomas. Muitos naturopatas são também osteopatas, por isso você pode receber massagem ou manipulação como parte do tratamento.

HIDROTERAPIA DO CÓLON

Esta terapia consiste em eliminar os resíduos do intestino grosso introduzindo água no cólon. O terapeuta lhe pedirá que se deite de lado e introduzirá um tubo no reto para a passagem da água. Os resíduos são expulsos à medida que a água circula pelo cólon. O procedimento deve durar de 30 a 40 minutos. Chama atenção o fato de que em torno de 60 litros de água são introduzidos no seu corpo durante esse tempo. Às vezes infusões herbais são acrescentadas à água para aumentar a eficácia do tratamento.

Como exemplo de um plano de tratamento, se você sofrer de artrite reumatoide, é provável que seja aconselhado a reduzir a ingestão de proteínas e que receba a prescrição de um tratamento à base de cataplasma e água para as articulações inflamadas.

Sessões de acompanhamento para verificar a sua recuperação em geral são agendadas a cada quinze dias. Doenças crônicas necessitam de tratamentos mais prolongados do que as agudas para apresentar resultados. Não se assuste se você tiver uma "crise de cura" logo depois de iniciar o tratamento – os sintomas podem recorrer de forma esporádica à medida que a energia do corpo começa a se restabelecer. Os tratamentos naturopáticos fortalecem a imunidade natural do corpo, o que pode se manifestar como inflamação e febre.

Formação

Naturopatas qualificados em geral concluem um curso em tempo integral de quatro anos, ou um curso de pós-graduação; consulte a associação profissional do seu país para encontrar um naturopata habilitado com consultório perto de você.

CAUSAS DA DOENÇA

Para um naturopata, as causas da doença são mais importantes do que os sintomas. Ele tem como principal objetivo identificar e remover as causas, sejam elas químicas, mecânicas ou psicológicas.

- **CAUSAS QUÍMICAS**: Um naturopata dedicará atenção especial à sua dieta, ao que você bebe e ao ar que respira, e também aos órgãos de excreção, que incluem os intestinos, os rins, a pele e os pulmões. Qualquer desequilíbrio entre esses fatores pode levar à doença.

- **CAUSAS MECÂNICAS**: Um naturopata também procura anomalias estruturais que podem causar problemas, entre as quais distensões, contorções e articulações e ligamentos rígidos, em consequência de acidentes e lesões, e também problemas posturais ou tensões relacionadas ao trabalho.

- **CAUSAS PSICOLÓGICAS**: Suas emoções e estados mentais podem ter um efeito danoso sobre a sua condição física; assim, o naturopata o orientará a livrar-se de sentimentos negativos como raiva, ressentimento, ódio, medo, ansiedade etc.

Segundo os princípios da naturopatia, não é só a saúde e o bem-estar do indivíduo que contam; uma população e um ambiente saudáveis também são de suma importância para o bem-estar dos nossos descendentes.

Terapia da polaridade

A terapia da polaridade é um sistema de cura holístico originalmente desenvolvido pelo Dr. Randolph Stone (ver quadro na p. 92), que reúne conceitos orientais e ocidentais de saúde para promover o bem-estar. O objetivo de um tratamento da polaridade é ajudar o corpo a curar a si mesmo e, para isso, um terapeuta desse sistema verá o consulente com um olhar holístico – isto é, levando em consideração as dimensões mental, física e emocional.

A lei científica segundo a qual a energia flui de um polo positivo para um negativo passando por um campo neutro é a base de sustentação da terapia da polaridade, um princípio que o Dr. Stone aplicou à estrutura humana. A energia que existe no universo e na atmosfera à nossa volta também se manifesta em nosso corpo como correntes de energia, descritas pelo Dr. Stone como a "Anatomia Sem Fio do Homem".

O sistema de campos energéticos do corpo, os quais mantêm a energia vital (*prana*) em movimento constante, precisa ser mantido num estado de equilíbrio perfeito para que haja saúde física, mental e emocional. A interrupção ou estagnação da energia resulta em doença.

A quem beneficia

A terapia da polaridade não tem por objetivo tratar sintomas específicos, mas promover a cura reequilibrando o fluxo de energia. Não obstante, ela pode ser aplicada de maneira eficaz em muitas situações, como:

- Alergias
- EM (encefalopatia miálgica)
- Distúrbios respiratórios
- Problemas cardiovasculares
- Dores lombares
- Problemas digestivos
- Estresse

A terapia da polaridade pode ser aplicada por si só ou junto com outras modalidades terapêuticas de orientação mais medicinal, como medicina herbal ou homeopatia.

A terapia da polaridade orienta-se para diferentes níveis: energia sutil (o corpo "energético" e o corpo físico); os sistemas nervoso, musculoesquelético, cardiovascular, miofascial, respiratório e digestório; e ainda os níveis emocional e mental. Ela aborda inúmeras expressões da doença liberando os padrões estáticos que criam os sintomas.

Diagrama psicofisiológico (antigo e moderno) adotado na terapia da polaridade.

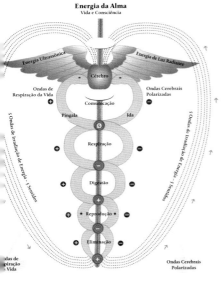

O que esperar

Durante uma sessão típica de 60-90 minutos de terapia da polaridade, você pode esperar que o praticante avalie seus níveis energéticos mediante diversas técnicas, desde observação e toque (exame feito com os dedos) até perguntas específicas. Você não precisa despir-se, mas a sessão provavelmente incluirá toque e conversa.

Durante a sessão, o terapeuta pode acrescentar um ou mais aspectos a seguir, que o ajudarão a assumir total responsabilidade pelo seu próprio bem-estar – um princípio fundamental da terapia da polaridade:

- **TRABALHO CORPORAL**:
  O terapeuta da polaridade adota diversas "manipulações" ou "contatos" através de três tipos de toque – *rajásico* (estimula movimento, abertura), *sátvico* (estimula harmonia, relaxamento) e *tamásico* (estimula desbloqueios, liberação) – que dão condições ao seu sistema energético de buscar um estado de equilíbrio, ajudando a "memória de tecido" até então inconsciente a vir à

PERFIL DO TERAPEUTA

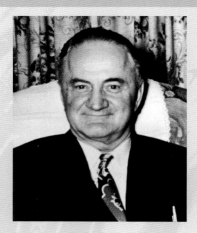

Dr. Stone, criador da terapia da polaridade, desenvolveu um sistema para estimular o fluxo de energia através do corpo usando toque, manipulação e trabalho com energia.

O **Dr. Randolph Stone** (1890-1981) estudou osteopatia, quiropraxia, naturopatia, naprapatia (uma terapia de manipulação para problemas do tecido conjuntivo) e neuropatia (disfunção do sistema nervoso), graduando-se em todas elas. Ele coordenou uma pesquisa exaustiva sobre a energia nas artes da cura durante os 60 anos da sua carreira médica. Publicou o seu primeiro trabalho em 1948, e até 1954 havia concluído sete livros sobre suas descobertas. No exercício da profissão em Chicago, adotou a sua nova abordagem energética em pacientes que apresentavam uma grande variedade de doenças, todos eles relatando resultados surpreendentes.

Ele começou a lecionar no início da década de 1950 e aposentou-se em 1973, aos 83 anos de idade. Muitos alunos do Dr. Stone continuaram a pesquisar e a aplicar seus ensinamentos depois do seu afastamento. Em 1984, um grupo de terapeutas especializados criou a Associação Americana de Terapia da Polaridade com o objetivo de apoiar e continuar o trabalho de Stone.

superfície. Toque e manipulação também são usados para reduzir a estagnação e estimular o fluxo da energia pelo corpo.

- **Consciência/ aconselhamento:** O seu terapeuta propiciará condições para que o seu "saber" inerente emerja no devido tempo, estabelecendo um relacionamento terapêutico seguro. Sua consciência ampliada, acompanhada pela liberação da memória inconsciente de células e tecidos efetuada pela massagem, lhe dará condições de realizar o seu potencial.
- **Dietas para promover/ purgar a saúde e orientações nutricionais:** Se o praticante perceber que sua energia está bloqueada, ele lhe prescreverá uma dieta elaborada especificamente para você e lhe dará orientações que o ajudarão a desintoxicar o sistema. Cada pessoa é avaliada em sua singularidade, porque todo procedimento é individualizado. Como uma nutrição deficiente e uma má digestão podem ser a causa de problemas físicos, dietas de desintoxicação e regimes que promovam a saúde devem ser seguidos e hábitos alimentares nocivos devem ser substituídos.
- **Yoga da polaridade:** Esses exercícios o ajudarão a manter o seu processo de cura e impedirão a ocorrência da estagnação. Os exercícios são programados para fortalecer e aumentar a consciência, postura e equilíbrio do corpo.

Formação

Pesquise na internet a oferta de cursos de formação aprovados no seu país, bem como a existência de organizações profissionais legalmente constituídas. Nos Estados Unidos, a entidade reguladora é a Associação Americana de Terapia da Polaridade (APTA, na sigla em inglês). Na Grã-Bretanha, a Associação Britânica de Terapia da Polaridade (UKPTA, na sigla em inglês) é o órgão responsável pelo registro de praticantes dessa modalidade de terapia. A International Polarity Education Alliance reconhece a obtenção de um nível específico de formação em terapia da polaridade e provê certificação permanente.

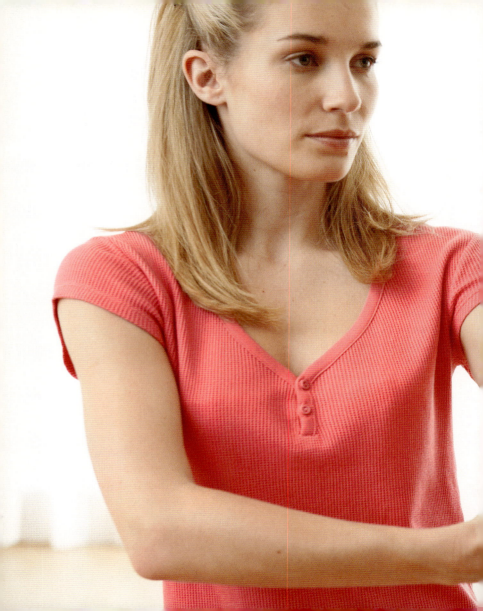

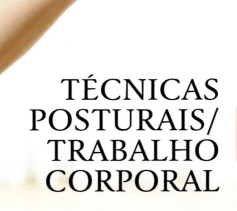

TÉCNICAS POSTURAIS/ TRABALHO CORPORAL

CAPÍTULO **3**

Técnica de Alexander

Estritamente falando, a Técnica de Alexander não é uma terapia, mas sem dúvida merece ser incluída neste livro. Trata-se de um método de autocura – um método educacional que nos ensina a mudar maus hábitos posturais, como ombros caídos ou arqueados, que podem contaminar com tensão desnecessária tudo o que fazemos.

A Técnica de Alexander não só alivia a dor e o estresse, mas também melhora a produtividade e o desempenho em qualquer tarefa ou atividade. Ela fortalece, aumenta a resistência, relaxa e nos ajuda a pensar com mais clareza. Quem aprende a Técnica de Alexander diz que se sente mais jovem, mais leve, mais alto, mais calmo e mais confiante. Caso você resolva conhecer e aprender a técnica, estará fazendo um verdadeiro investimento em si mesmo.

A quem beneficia

A aplicação da Técnica de Alexander oferece uma ampla variedade de benefícios para a saúde, desde a redução do estresse e da ansiedade, a melhora da respiração, a superação de distúrbios vocais e a diminuição da pressão arterial, até a correção de posturas inadequadas, o abranda-mento da tensão muscular e da rigidez e a redução de dores lombares, cervicais e articulares. Ela está inclusive associada à solução de problemas psicológicos, como depressão e insônia. Esta é uma técnica muito popular entre os que se dedicam à música, às artes performáticas e aos esportes, porque favorece o desempenho e previne lesões. É apropriada para todas as idades e profissões.

O que esperar

Com algumas sessões dirigidas por um professor qualificado da Técnica de Alexander você aprenderá a posicionar o corpo e a respirar de modo correto. Essas sessões envolverão movimentos simples e atividades cotidianas, como sentar, levantar, caminhar, inclinar-se e deitar confortavelmente. A comunicação do terapeuta se fará com ex-

PERFIL DO TERAPEUTA

A Técnica de Alexander foi originalmente concebida nos anos 1890 por **Frederick Matthias Alexander** (1869-1955), ator australiano. Ele queria saber, e acabou descobrindo, por que sua voz falhava quando ele se apresentava no palco. Estudando e analisando o próprio corpo diante do espelho, ele notou que, ao representar, ficava muito tenso. Aos poucos ele foi corrigindo as posições que costumava assumir, até conseguir projetar a voz. Com o tempo, Alexander comprovou que o modo como usamos o corpo – a postura que adotamos e os movimentamos que fazemos – afeta a nossa saúde como um todo.

Ele constatou que a coordenação e a estabilidade dependem do equilíbrio natural da cabeça, do pescoço e das costas – o que ele denominou "controle primário". A Técnica de Alexander comprova sua eficácia ao restabelecer esse equilíbrio natural, favorecendo uma postura ereta livre de tensões e promovendo um eficiente funcionamento do corpo e da mente.

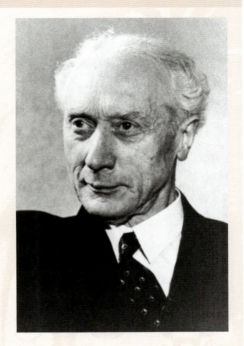

Alexander passou grande parte da vida ensinando a sua valiosa técnica a outras pessoas.

TÉCNICAS POSTURAIS/TRABALHO CORPORAL

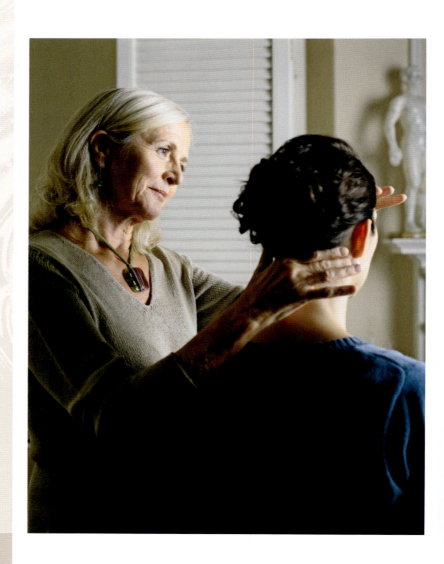

plicações verbais e com a aplicação de leves toques de mãos que o levam a assumir uma postura correta.

É importante ressaltar que você aprenderá a tomar consciência de hábitos prejudiciais, a corrigi-los e a escolher uma resposta apropriada, de modo especial diante de situações estressantes da vida. Você perceberá como esteve contribuindo para os seus problemas e receberá orientações sobre como preveni-los e recuperar o controle. Aos poucos, aprenderá a prestar atenção e a assumir uma postura saudável em todas as suas atividades.

A expectativa é que você por fim desenvolva a capacidade de "usar o eu" – ou seja, de usar com discernimento o corpo e a mente ao movimentar-se, descansar, respirar, estudar, concentrar-se, organizar sua percepção e, talvez o mais importante, escolher a forma de reagir em diferentes (e às vezes desafiadoras) situações. Assim você aprenderá a substituir velhos hábitos de movimento, tensão e reação por outros

Interferências habituais, inconscientes, na relação cabeça-pescoço-costas (controle primário) afetam o funcionamento geral do organismo.

novos que resultam numa coordenação mais natural e saudável.

Para obter os melhores resultados, você deve participar de uma série de aulas – em geral em torno de dez –, retornando esporadicamente para uma aula extra com o objetivo de prevenir recaídas em velhos hábitos.

Formação

A Técnica de Alexander é uma prática reconhecida e aplicada em todo o mundo, por isso é relativamente fácil encontrar professores; além disso, também é fácil praticá-la como professor em casa e no exterior. Por exemplo, a Society of Teachers of the Alexander Technique (ver p. 386) oferece cursos de formação no Reino Unido e fora dele. Muitas associações da Técnica de Alexander no mundo são afiliadas e programam seus cursos, por isso pesquise *on-line* o que há disponível em seu país.

Uma vez aprendidas, as habilidades de ensino da Técnica de Alexander são plenamente transferíveis, de modo que a única preocupação real, caso você esteja pensando em trabalhar fora do seu país, é a barreira do idioma.

Feldenkrais®

O nosso corpo está em estado de estresse permanente em consequência de traumas repetidos e maus hábitos, do que resultam rigidez, dor, desconforto e restrição de inúmeros movimentos. A boa notícia é que podemos reeducar o corpo, levando-o a esquecer hábitos nocivos e posturas inadequadas e a reaprender a movimentar-se com maior liberdade, naturalidade e graça, melhorando assim nossa postura, equilíbrio, coordenação e saúde geral.

PERFIL DO TERAPEUTA

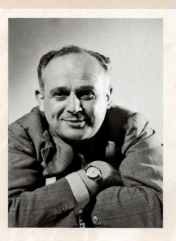

Feldenkrais dedicou-se ao estudo da relação entre movimento corporal e modos de pensar, sentir e aprender.

Na juventude, **Moshe Feldenkrais** (1904-1984) sofreu um ferimento que ameaçava incapacitá-lo severamente na maturidade. Os médicos previam que ele seria incapaz de caminhar normalmente se não passasse por uma cirurgia. Apesar disso, ele resolveu aplicar os seus conhecimentos de anatomia, fisiologia, psicologia, engenharia e de artes marciais para curar o próprio joelho.

Ao longo do processo, ele se deu conta de que é preciso trabalhar o corpo como um todo para obter efeitos permanentes. Essa percepção o levou à formulação do Método Feldenkrais®, que continuou a ensinar em todo o mundo até sua morte em 1984.

O objetivo do Método Feldenkrais® é melhorar a postura, a flexibilidade e a função motora, enfatizando o aprendizado e o movimento. O método deriva o nome do seu criador, Moshe Feldenkrais (ver quadro na página oposta), um engenheiro e físico russo que se mudou para a Inglaterra em 1940. Ele era também um experiente e respeitado instrutor de judô.

Feldenkrais® é uma forma simples, mas muito eficaz, de reaprender a se movimentar com naturalidade, usando os movimentos do corpo como principal meio para reeducar o cérebro. As aulas ajudam a desenvolver a consciência sensorial, a reduzir a tensão e o esforço musculares e a recuperar o controle sobre o corpo. Também ajudam as pessoas a voltar a ser como eram na infância – ou seja, crianças corajosas e fisicamente desinibidas, com uma forte consciência de si mesmas e da sensação de bem-estar.

A quem beneficia

Feldenkrais® é um método benéfico para os mais diversos problemas físicos, desde lesões esportivas, dores no pescoço, ombros e costas e dificuldades com os membros, até o alívio de tensões e de dores musculares e o aumento da mobilidade e flexibilidade para quem sofre de artrite, reumatismo e sequelas decorrentes de derrame. Entretanto, ele não se restringe aos casos patológicos – Feldenkrais® beneficia também pessoas saudáveis, fortalecendo-lhes a saúde de diversas formas:

- Respiração mais fácil e completa
- Níveis mais elevados de relaxamento e bem-estar
- Melhor desempenho nos esportes, na dança, música e teatro
- Maior facilidade nas atividades do dia a dia
- Aumento da vitalidade

O Método Feldenkrais® é muito popular entre atores, dançarinos e músicos que querem preservar suas boas condições físicas e que precisam relaxar e "desligar-se" no intervalo das apresentações. Toda pessoa interessada pode beneficiar-se com aulas em grupo e individuais, qualquer que seja sua idade e profissão.

O que esperar

O método é ensinado de duas maneiras: em aulas coletivas chamadas "consciência pelo movimento" e em aulas particulares denominadas "integração funcional". Nas aulas em grupo, o professor, com instruções verbais, conduz os alunos por uma série de movimentos lentos, realizados na posição deitada, ou às vezes sentada, para minimizar a tensão do corpo. Durante a sua realização, os exercícios aumentam a consciência da respiração e do modo como diferentes partes do corpo se movimentam em relação umas com as outras. Você pode começar a brincar com movimentos novos e inusitados à medida que repete, investiga e passa a conhecer melhor cada um deles.

As aulas individuais de "integração funcional" tendem a ser oferecidas apenas a pessoas com problemas específicos. Nessas sessões, os toques de mãos do terapeuta guiam o cliente na realização de diversos movimentos que visam a fazê-lo abandonar maus hábitos posturais e a reeducar um sistema nervoso viciado em fazer coisas de determinado modo. Durante a aula, você percebe como movimentos habituais o ajudam a progredir, mas também podem detê-lo. Você e o professor examinam esse tema juntos. Em seguida, você deita sobre uma mesa, totalmente vestido, e o professor, com toques leves de mãos, o orienta a adotar uma nova maneira de se movimentar.

Cada aula é especial e programada especificamente para o seu modo peculiar de mover-se e posicionar-se. Com o aumento da percepção de si promovido pelas aulas, em pouco tempo você descobrirá e adotará novas formas de mobilidade. Como benefício extra, poderá perceber que também está pensando e sentindo de modo diferente.

É provável que o professor lhe dê algumas orientações para trabalhar individualmente, de modo que as novas escolhas passem a fazer parte do seu dia a dia. De fato, as lições podem ser muito proveitosas quando aplicadas a problemas persistentes, e podem ajudar a aprofundar a compreensão e a experiência alcançadas nas aulas em grupo de "consciência pelo movimento".

As aulas em grupo e as aulas individuais têm em geral uma duração de 45-60 minutos. O custo das aulas em grupo é em torno de um quinto do preço das individuais. Vista rou-

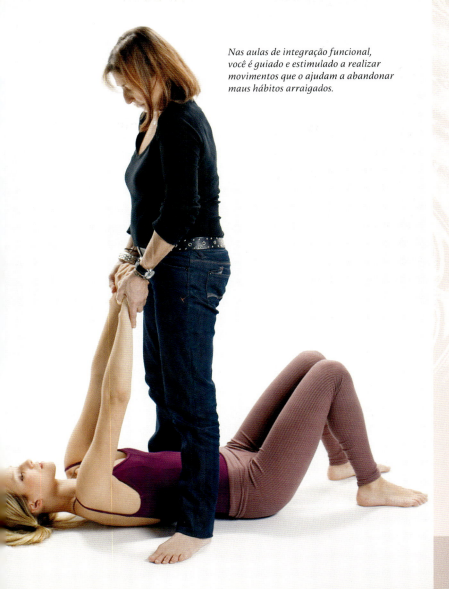

Nas aulas de integração funcional, você é guiado e estimulado a realizar movimentos que o ajudam a abandonar maus hábitos arraigados.

FELDENKRAIS®

pas leves e soltas para ambos os formatos de aula, sendo recomendável levar sempre uma esteira ou tapete para as aulas de "consciência pelo movimento".

Formação

Desde que o Método Feldenkrais® foi introduzido no Reino Unido nos anos 1980, sua popularidade veio se expandindo, com mais de 150 terapeutas qualificados trabalhando atualmente no país, sendo também praticado em outros países. Os Conselhos de Credenciamento (Europeu, Norte-Americano e Australiano) estabelecem as diretrizes que os cursos de formação no Método Feldenkrais® devem seguir; os formandos são autorizados a usar a marca "Método Feldenkrais®", que é controlada pelos competentes órgãos oficiais. O objetivo das diretrizes é assegurar a inviolabilidade do método e o profissionalismo dos seus terapeutas, além da amplitude e da qualidade do processo de formação.

Caso você deseje matricular-se nesses cursos, programe o seu tempo para comparecer às aulas oito semanas por ano, ao longo de quatro anos. Em algum momento durante esse período, você terá a oportunidade de estudar com professores internacionais e terapeutas experientes.

O estudo de novas ações lhe mostra como diferentes partes do corpo se movimentam em relação umas com as outras.

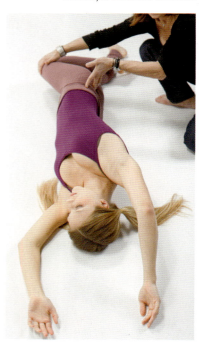

Dançaterapia

Ao longo das eras, várias culturas relacionaram o movimento a estados emocionais, usando a dança para celebrar, para se preparar para a batalha e para liberar a raiva. No século XX, diferentes movimentos se uniram para formar o que hoje denominamos "dançaterapia".

História

O desenvolvimento da teoria psicanalítica no início do século XX, especialmente com os trabalhos de Carl Jung e Wilhelm Reich, estabeleceu a relação entre mente e corpo. O teórico da dança Rudolf Laban aprofundou posteriormente a análise do movimento – a teoria segundo a qual uma observação atenta do movimento oferece muitas informações sobre o estado emocional de um cliente. Por fim, a evolução da dança moderna nos anos 1920 forneceu os fundamentos para o movimento expressivo. Pela primeira vez, o movimento livre, criativo e espontâneo foi permitido e recompensado.

Marian Chace (1896-1970), a criadora extraoficial da dançaterapia, iniciou sua carreira como dançarina na década de 1920. Ela se dedicou ao ensino e aos poucos foi descobrindo que a dança atendia a um número bem maior de necessidades do que à mera apresentação.

> **COMENTÁRIO**
>
> A euritmia – um método que consiste em adaptar o movimento à música e à fala, desenvolvido nas escolas de Rudolf Steiner para estimular e desenvolver o senso rítmico das crianças – e a dança de estilo livre 5Rhythms® de Gabrielle Roth (ver quadro na p. 107) são ambas formas de terapia expressiva, semelhantes à dançaterapia, e têm o objetivo de estimular a autoexpressão e a criatividade.

O processo de cura pode começar com a simples movimentação do corpo num ambiente seguro e terapêutico.

Nos anos 1940, as pessoas já começavam a tomar consciência do trabalho de Chace em hospitais. Ao

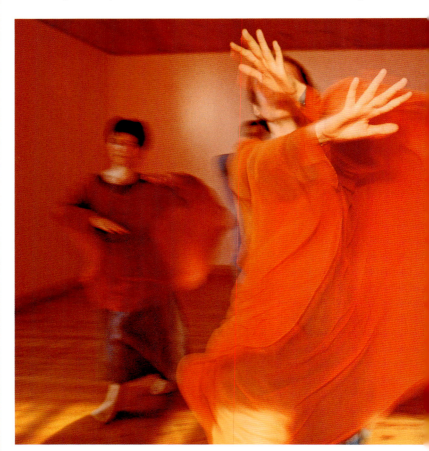

mesmo tempo, os danos emocionais e físicos causados pela Segunda Guerra Mundial comprovaram a necessidade de terapias criativas. Em 1966, Chace fundou a Associação Americana de Dançaterapia, e desde então essa modalidade vem sendo cada vez mais aplicada no Reino Unido e na Austrália. Atualmente, ela é usada em hospitais, presídios e escolas, mas é também uma forma de autodesenvolvimento cuja popularidade vem aumentando.

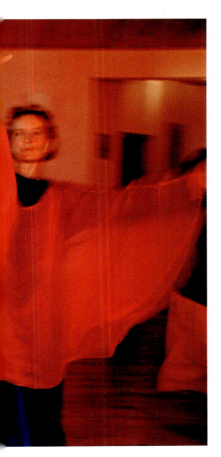

5RHYTHMS®

Os 5RHYTHMS® [5Ritmos] de Gabrielle Roth é uma prática de movimento da dança concebida para ajudar as pessoas a explorar sua criatividade e relação consigo mesmas. Os 5 ritmos são: Fluindo, Staccato, Caos, Lírico e Quietude, os quais, combinados com a respiração, promovem a cura e a reconexão consigo mesmo. Embora a prática dos 5Ritmos seja em geral feita em aula, cada participante interpreta os movimentos a seu gosto; os resultados são altamente revigorantes e emocionalmente intensos.

A quem beneficia

A dançaterapia é benéfica em especial para pessoas com dificuldade para falar sobre seus sentimentos e é eficaz para a maioria das formas de distúrbios psicológicos. Também é indicada para deficientes visuais e auditivos, para idosos e para quem tem dificuldade de aprendizado, depressão, autismo e ansiedade. É de grande ajuda para quem sofre de distúrbios alimentares ou comportamentais ou de qualquer doença física que afeta a mobilidade. Por exemplo, os portadores do mal de Parkinson podem beneficiar-se com o movimento da energia (*qi*) pelo corpo.

O que esperar

O movimento do corpo reflete o cenário interior do ser humano. Esse é o princípio básico da dançaterapia, segundo a qual o movimento do corpo num contexto seguro e terapêutico dá início a um processo de cura. Esse processo traz à tona problemas emocionais e conflitos internos, os quais são então tratados nos níveis físico, mental, emocional e espiritual. Alguns dançaterapeutas estimulam seus clientes a praticar a dançaterapia para entrar em contato com sua mente inconsciente, e muitos praticantes acreditam que ao alongar os meridianos do corpo com a dança, promove-se um fluxo mais livre da "energia".

A dançaterapia pode ser feita individualmente ou em grupo. Às vezes usa-se música ou segue-se um ritmo natural. A dança é em geral improvisada, e o grau de intervenção do professor varia de aula para aula. No fim da etapa das sessões, em geral há troca de ideias sobre os sentimentos ou pensamentos que vieram à tona.

ADVERTÊNCIA

Caso você tenha pressão alta, dores lombares ou algum outro problema de saúde, antes de realizar movimentos vigorosos, fale com o seu terapeuta para que ele possa orientá-lo adequadamente.

Rolfing

Rolfing é uma terapia corporal cujo nome deriva da sua criadora, a Dra. Ida Rolf (1896-1979), bioquímica americana que nos anos 1920 sugeriu que muitos problemas de saúde são causados por posturas inadequadas. Em princípio, o Rolfing não se diferencia da Técnica de Alexander (ver p. 96), no sentido de que ele também propõe o restabelecimento do alinhamento do corpo para aumentar o bem-estar. No entanto, a Dra. Rolf também elaborou uma complexa técnica manipulativa de realinhamento para que o corpo trabalhe a favor da gravidade, e não contra. Ela denominou esse processo "reintegração estrutural".

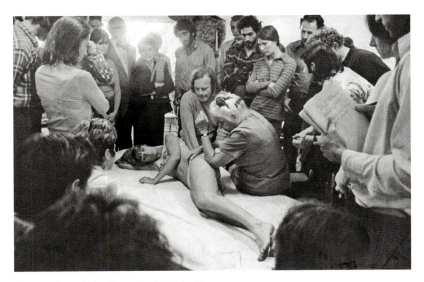

Essa complexa técnica de manipulação visa liberar os padrões de estresse alojados no corpo.

Rolfing é uma forma de massagem aplicada ao tecido profundo, em geral feita com os cotovelos ou com os nós dos dedos, o que às vezes a torna desconfortável ou mesmo dolorida, mas sem dúvida traz grandes benefícios. Alonga o tecido conjuntivo mole e os músculos do corpo, realinhando o sistema e estimulando o fluxo de energia, a circulação e uma melhor condução nervosa.

A quem beneficia

Rolfing não é um tratamento específico para uma determinada enfermidade, mas um sistema de terapia preventiva. Não obstante, ele alivia dores estruturais crônicas resultantes de posturas inadequadas. Pode ser usado em bebês e crianças, embora alguns praticantes recomendem tratar apenas as de 7 anos para cima.

O que esperar

Você precisará de uma série de tratamentos, porque cada sessão se baseia na precedente, trabalhando diferentes partes do corpo. A massagem começa nos músculos mais próximos da superfície, e em seguida dirige-se aos tecidos mais profundos. O terapeuta (conhecido como Rolfer) pode tirar fotografias no início e no fim da série para documentar as mudanças físicas ocorridas. Entre os seus benefícios estão o aumento da vitalidade, uma maior variedade de movimentos e um equilíbrio e uma naturalidade posturais visivelmente aperfeiçoados.

O praticante trabalha o corpo todo ao longo de oito a dez sessões em média, corrigindo gradualmente problemas posturais em várias regiões do corpo. A primeira sessão é quase inteiramente dedicada ao diagnóstico, quando o terapeuta avalia a sua estrutura, flexibilidade

COMENTÁRIO

Com certa frequência, pessoas dizem que o Rolfing pode causar dor. Esta, porém, é em geral branda e passageira, e o alívio obtido após várias sessões recompensa o desconforto suportado.

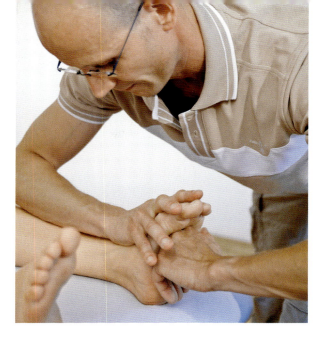

O terapeuta usa os cotovelos e os nós dos dedos para alongar os músculos e os tecidos conjuntivos.

e postura, e talvez tire algumas fotos da sua aparência no momento. Rever a progressão das "tomadas" à medida que as sessões prosseguem é algo esclarecedor e estimulante ao mesmo tempo.

As duas sessões seguintes são ocupadas com a manipulação das pernas, ombros, costelas e pelve e têm a finalidade de harmonizar o corpo com as forças da gravidade. Em seguida, o praticante passa a tratar os músculos e tecidos mais profundos, começando pelos tornozelos, coxas e pelve e chegando ao abdômen, costas e pescoço. As sessões restantes são reservadas para trabalhar todas essas áreas ao mesmo tempo, de modo a fechar o ciclo.

Depois de passar por um conjunto de sessões, você continuará a sentir os benefícios do Rolfing durante um bom tempo, pois além de reeducar e reequilibrar o corpo para que funcione com eficácia e com o melhor desempenho possível, esta é também uma técnica de tratamento.

HELLERWORK

Hellerwork, ou trabalho de Heller, é um programa de trabalho corporal aplicado ao tecido profundo que consiste na manipulação dos músculos e dos tecidos adjacentes (miofáscia). Depois de habilitar-se em Rolfing, Joseph Heller desenvolveu sua terapia nos Estados Unidos na década de 1970, como forma de estreitar ainda mais a relação mente-corpo e as dimensões emocionais desse trabalho. Realinhando e reequilibrando o corpo, o trabalho de Heller alivia a dor e a tensão, e ensina a controlar o estresse, impedindo-o de se acumular no corpo. Trata-se de um sistema e de uma terapia de natureza educativa.

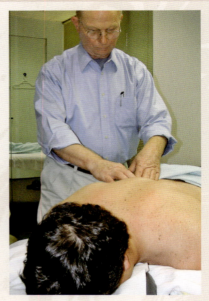

A maioria das pessoas chega para a consulta com problemas posturais e com dores lombares e cervicais, muitas delas depois de submeter-se a intervenções cirúrgicas ineficazes. Embora aparentemente se assemelhe a uma massagem, na realidade o trabalho de Heller é mais intenso e produz um impacto estrutural, podendo ser de grande profundidade. Cada sessão concentra-se numa parte diferente do corpo e no aspecto emocional a ela relacionado. O programa todo requer dez sessões com uma hora de duração.

De acordo com o princípio do trabalho de Heller, educação e trabalho corporal podem realinhar o corpo e os seus movimentos, daí resultando saúde, energia, flexibilidade e autoexpressão.

Terapia de Bowen

Como forma alternativa da massoterapia, a terapia de Bowen aplica movimentos suaves que estimulam o corpo a recorrer à sua própria capacidade de cura natural.

História

A terapia de Bowen foi originalmente concebida (e assim denominada) por Tom Bowen (1916-1982), que nasceu em Brunswick, Austrália. Bowen começou tratando lesões, ferimentos e dores de pessoas conhecidas e nos anos 1960 abriu sua clínica e aperfeiçoou a técnica.

A quem beneficia

A terapia de Bowen é conhecida por tratar um amplo espectro de sintomas, entre eles:

- Dores musculares e esqueléticas
- Dores de cabeça e enxaquecas
- Artrite
- Problemas hormonais, de gravidez e fertilidade
- Sintomas associados à esclerose múltipla (EM), mal de Parkinson e encefalomielite miálgica (EM)

Ela é também benéfica no alívio de alergias e é especialmente eficaz para tratar a febre do feno no verão: ao entrar em contato com um agente nocivo, o sistema imunológico pode reagir com intensidade e produzir anticorpos que então liberam as substâncias químicas que irritam os olhos, o nariz e a garganta. Uma massagem com a técnica de Bowen drena o sistema linfático, que por sua vez alivia as dificuldades respiratórias e os problemas

COMENTÁRIO

Mais do que "fazer" o corpo mudar, a terapia de Bowen "pede" que ele aceite e faça as mudanças necessárias.

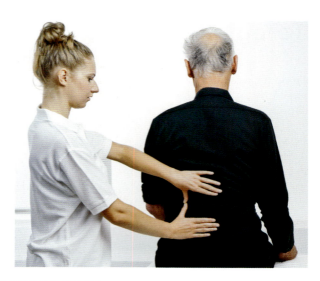

Os praticantes da terapia de Bowen usam os dedos e os polegares numa ação típica de rolamento para equilibrar e estimular o corpo.

ESTUDO DE CASO

Uma paciente com dores lombares agudas era incapaz de se mexer e estava confinada à cama, só conseguindo movimentar-se com a ajuda do marido, que cuidava dela. Já na primeira sessão da terapia de Bowen ela sentiu alívio imediato, e com as sessões seguintes voltou praticamente à normalidade.

de olhos, nariz e garganta relacionados com a febre do feno. Esse efeito reduz a necessidade de medicação e permite que pacientes de febre do feno se arrisquem a sair de casa sem padecer de sintomas alérgicos.

O que esperar

O praticante da técnica de Bowen usa os dedos e os polegares para efetuar movimentos leves e manobras de rolamento sobre os músculos, tecidos moles, ligamentos e tendões, em pontos específicos do

BOWEN PARA CRIANÇAS E ANIMAIS DE ESTIMAÇÃO

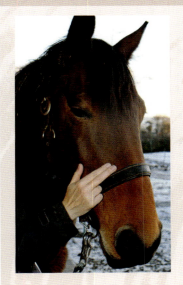

Bowen é a terapia ideal para crianças de todas as idades, dada a natureza suave da técnica. Entre os sintomas que respondem bem a esse tratamento podem-se citar autismo, asma, estresse, dores de cabeça e dores do crescimento. Entre os vários benefícios, destacam-se uma melhor concentração, sono mais tranquilo e uma sensação geral de bem-estar e contentamento. Todas as crianças com menos de 16 anos e em tratamento devem ser sempre acompanhadas por um dos pais ou tutor durante toda a sessão.

Tom Bowen usava sua terapia até para tratar animais, sobretudo cavalos e cães. Seguindo esse exemplo, muitos praticantes hoje se formam nessa técnica com orientação definida para cães e cavalos.

A técnica de Bowen pode ser usada com bons resultados tanto em humanos quanto em animais – sobretudo cavalos.

corpo, imprimindo a pressão mais pertinente.

Durante uma sessão de terapia, no intervalo entre cada série de movimentos, o corpo pode descansar por alguns minutos, momento em que absorve a nova informação recebida e dá início ao processo de cura de si mesmo. Cada sessão dura entre 30-60 minutos. Sintomas mais recentes em geral necessitam de um a três tratamentos, enquanto os mais resistentes exigem mais sessões.

Terapia craniossacral

Embora a terapia craniossacral (TCS) encontre suas raízes na osteopatia – seu criador foi um médico osteopata americano, William Garner Sutherland (1873-1954), que praticava nos primeiros anos do século XX – ela é essencialmente uma técnica que trabalha suavemente o corpo com toques leves e a sensibilidade do terapeuta.

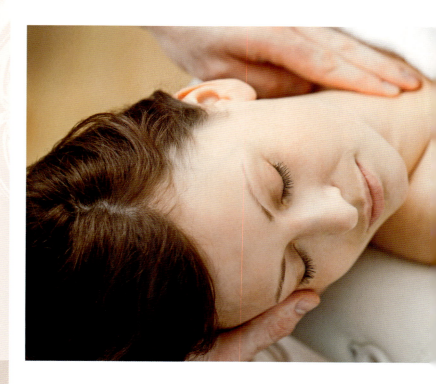

Ao tocá-lo suavemente, o praticante "ouve" você e o seu corpo. Por mais estranho que isso possa parecer, muitos pacientes dizem ter sido de fato ouvidos – como se tivessem falado a um conselheiro.

O toque suave do praticante da TCS estimula a capacidade inata do corpo de ouvir a si mesmo e de

Com toques suaves das mãos, o terapeuta "ouve" você e o seu corpo.

identificar o que ele precisa, e então de equilibrar, recuperar e curar a si mesmo. O terapeuta sente tensões no corpo e ajuda a liberá-las com delicadeza. Durante e após uma sessão, você se sente calmo, porém energizado, com a atenção mais desperta e uma sensação intensificada de bem-estar. A TCS é excelente para reduzir o estresse e acumular energia, e o fato de liberar a tensão e o medo retidos no corpo ajuda-o a acalmar-se.

A quem beneficia

As pessoas procuram a terapia craniossacral para tratar problemas físicos agudos, como dores de cabeça ou nas costas, e problemas persis-

---

COMENTÁRIO

Como a palavra "crânio" faz parte do nome desta terapia, as pessoas acham que se trata de um tratamento aplicado somente à cabeça. Na verdade, a terapia craniossacral trata a pessoa como um todo, podendo produzir mudanças no corpo, na mente e no espírito, durante e após o tratamento.

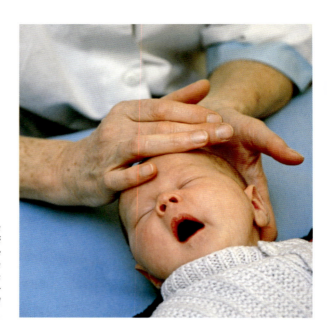

A terapia craniossacral é especialmente apropriada para bebês e crianças que passaram por um parto difícil ou traumático.

tentes, tanto de natureza física como emocional. É também muito conhecida por aliviar dores de origem mandibular e infecções recorrentes dos ouvidos e dos seios da face, o que a torna especialmente apropriada para crianças. De fato, por ser muito suave e não invasiva, esta terapia é conveniente para todos, embora seja especialmente popular para crianças, desde recém-nascidos até adolescentes; e, no extremo oposto do espectro, para idosos. Mães com seus bebês muitas vezes consultam um terapeuta craniossacral para resolver problemas associados a um parto difícil ou traumático.

Sejam quais forem suas preocupações com a saúde, começar tomando consciência do impacto musculoesquelético dos estímulos externos e dos processos de pensamento internos – sobretudo dos destrutivos, como o de ranger os dentes – é um primeiro passo para trata-los. Muitas pessoas recorrem à TCS numa relação simbiótica com as terapias da fala (por exemplo, psicoterapia, aconselhamento e terapia psicodinâmica), em particular, e com a medicina alopática.

O que esperar

Depois de registrar o histórico do seu caso, o terapeuta o convidará a se deitar (vestido) em decúbito ventral ou lateral, ou ainda a ficar sentado. Ele então tocará levemente a sua cabeça, a base da coluna vertebral e depois outras partes do corpo. Não se espante se ele não trabalhar os pontos que manifestam os sintomas – o corpo funciona como um todo, e o terapeuta tratará as regiões que sente estarem necessitadas, estimulando o corpo a relaxar e a iniciar o processo de mudança recomendado.

Embora o toque do terapeuta seja suave, as mudanças são profundas, fato que deixa muitas pessoas surpresas. Antes de começar a sentir alívio, algumas sentem os sintomas com mais intensidade. Problemas persistentes por certo exigem mais sessões, mas alguns pacientes se sentem melhor depois de apenas uma ou duas sessões. Outros podem preferir sessões por um período mais longo, com a justificativa de que assim mantêm por mais tempo seu bem-estar físico e emocional e melhoram sua qualidade de vida.

Formação

Pesquise na internet associações de TCS em seu país e terapeutas a elas afiliados.

Caso queira tornar-se terapeuta de TCS, a maioria das associações de formação credenciadas oferece cursos introdutórios de uma semana. Depois disso, são necessários um ou dois anos para qualificar-se como terapeuta craniossacral, o que lhe dá direito a afiliar-se a um órgão legalmente constituído.

Shiatsu

Shiatsu é uma disciplina de cura natural derivada dos mesmos princípios orientais antigos da acupuntura.

Como a acupressura, o shiatsu (também conhecido como terapia japonesa da "pressão com os dedos") trabalha ativando manualmente o fluxo vital do *ki* (termo japonês para energia) do corpo para promover a saúde. Além dos dedos, o terapeuta usa também os cotovelos, os joelhos e os pés para aplicar pressão e alongamento aos canais de energia conhecidos como meridianos. À medida que a circulação e o fluxo do fluido linfático começam a se movimentar mais livremente, os músculos liberam as toxinas e a tensão acumulada, estimulando a atividade do sistema hormonal.

Após um tratamento, a maioria das pessoas comenta que se sente calma e mais em contato com o próprio corpo e consigo mesmas. Se os pacientes em geral sentem um aumento do bem-estar, alguns mencionam "reações de cura" passageiras – na forma de dores de cabeça e sintomas semelhantes à gripe – em média por um período de 24 horas. Essas reações resultam das emoções negativas e das toxinas liberadas. Nessas ocorrências, caso haja preocupações maiores, entre em contato com o seu terapeuta, que irá tranquilizá-lo.

A quem beneficia

O shiatsu é apropriado para todas as condições, mas em geral é aplicado para tratar os seguintes problemas:

- Dores de cabeça
- Dor no pescoço e nos ombros
- Dor nas costas
- Dificuldades menstruais
- Problemas digestivos
- Estresse
- Fadiga
- Depressão

Pode-se inclusive aplicar o shiatsu para doenças como o câncer, por-

São inúmeros e diferentes os estilos e as perspectivas filosóficas no shiatsu moderno.

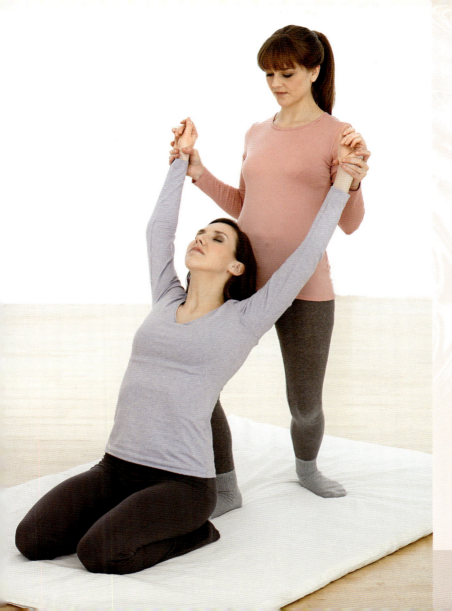

que a parte da Drenagem Linfática Manual do tratamento não é essencial e pode ser omitida, pois o câncer muitas vezes ocorre nos nodos linfáticos.

O shiatsu também é benéfico para manutenção da saúde, tonificando a energia do corpo, e como forma de relaxamento.

O que esperar

Após efetuar um levantamento do seu histórico médico e averiguar a sua frequência cardíaca, o terapeuta fará um diagnóstico apalpando o abdômen (conhecido como diagnóstico do "hara"). O abdômen é considerado como um mapa do corpo que indica ao praticante não só o estado energético do cliente, mas também a força relativa ou a fraqueza dos principais sistemas do corpo. O diagnóstico é feito em aproximadamente cinco minutos e informa quais meridianos precisam ser trabalhados durante a sessão, com o objetivo de reequilibrar o fluxo de energia no corpo.

Para o tratamento em si, você fica vestido e deita-se sobre uma esteira acolchoada ou um futon, de bruços, de costas ou de lado. Você pode receber parte do tratamento sentado numa cadeira ou esteira.

O terapeuta aplica pressão em certos pontos do corpo, com as mãos, cotovelos, joelhos e pés. A intensidade da pressão varia e pode ser combinada com manipulações suaves para relaxar as articulações e alongar os meridianos ou caminhos de energia. A sessão toda leva cerca

---

COMENTÁRIO

O terapeuta pode lhe ensinar os pontos de pressão certos a tratar, para que você possa autoaplicar-se o shiatsu como tratamento de emergência e para alívio de dores e cãibras. Muitas grávidas aprendem os pontos de pressão do shiatsu para se tratar durante os estágios finais da gravidez e os primeiros sinais de proximidade do trabalho de parto.

A intensidade da pressão aplicada depende do problema e do uso das mãos, joelhos, cotovelos ou pés por parte do terapeuta.

de uma hora e em geral é muito relaxante, apesar da maior sensibilidade que algum ponto pressionado possa às vezes apresentar.

O shiatsu também inclui orientações sobre alimentação, exercícios e estilo de vida, estimulando a compreensão de si mesmo e uma maior independência em questões de saúde. Também é possível efetuar uma avaliação da sua saúde pessoal.

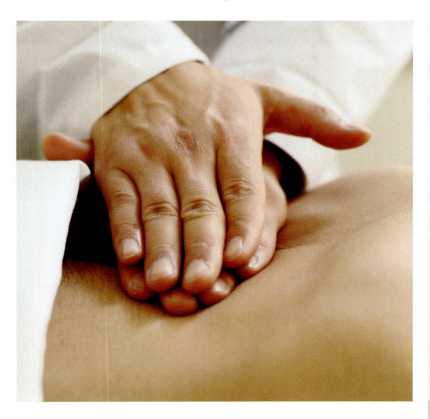

JIN SHIN JYUTSU

Embora em geral se aceite que o Jin Shin Jyutsu tem muito em comum com o shiatsu, é correto dizer que ele também tem sua própria filosofia e fisiologia. No Jin Shin Jyutsu, os caminhos distribuídos pelo corpo por onde a energia se movimenta são conhecidos como "fluxos", e os diferentes níveis em que a energia opera são chamados "profundidades".

O seu estilo de vida, um acidente, dificuldades emocionais ou doenças podem fazer com que a energia fique estagnada ou bloqueada. Nesse caso, o praticante, com suavidade, mas firmeza, posiciona as mãos sobre as "travas de segurança de energia" relevantes com o objetivo de liberar o fluxo de energia. Cada ponto está associado a um órgão, articulação ou sintoma particulares. Há 26 no total e estão localizados em cada lado do corpo. A atuação sobre essas travas de energia em conjunto traz equilíbrio à mente, ao corpo e ao espírito.

Você pode praticar Jin Shin Jyutsu sozinho ou pode consultar um praticante habilitado. A sessão deve durar em torno de uma hora; não será aplicada massagem, nem manipulação, e também não serão usadas drogas durante a sessão. Esse tratamento suave consiste apenas em colocar as pontas dos dedos sobre determinadas travas de segurança de energia para harmonizar e restabelecer o fluxo energético. Essas aplicações reduzem os níveis de tensão e de estresse acumulados no dia a dia normal da vida.

Formação

Recorra às iniciais MRSS para localizar o nome de um praticante no Reino Unido – isso significa que ele está registrado na Sociedade de Shiatsu, graduou-se conforme os padrões exigidos e está vinculado ao código de ética da sociedade. Todos os praticantes registrados têm seguro de indenização profissional. Além disso, você pode pesquisar na internet organizações oficiais em seu país.

Qigong

Embora a palavra qigong assuma às vezes a forma ch'i kung, a pronúncia de ambas é a mesma, "tchi" e "gang". Este poderoso sistema de cura e medicina energética originário da China adota técnicas de respiração, exercícios e posturas leves e intenção concentrada ou meditação para depurar e fortalecer o corpo através da circulação da força ou energia vital (conhecida como *qi*). Praticando este sistema de movimentos e de técnicas respiratórias, você melhora a sua saúde e vitalidade e aquieta a mente.

Este antigo sistema de cura chinês é anterior ao próprio yoga, com evidências arqueológicas sugerindo que tenha pelo menos 5 mil anos de idade (por exemplo, os Manuscritos de Mawangdui, datados de 168 a.C., mostram uma série de exercícios parecidos com os de qigong ainda hoje praticados; e os antigos escritos de Lao-Tsé e de Chuang Tzu descrevem práticas de meditação e exercícios físicos semelhantes ao qigong). Como o yoga, o qigong integra corpo e mente para alcançar um estado de harmonia. No qigong, porém, o movimento da energia é mais interno do que externo.

Todos os exercícios de qigong têm relação com os pontos de acupuntura ou de pressão distribuídos

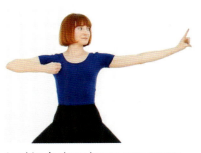

A prática do qigong integra corpo e mente para alcançar um estado de harmonia.

COMENTÁRIO

No passado, o qigong era conhecido como *nei gong* ("trabalho interior") ou *tao yin* ("energia direcionada").

ao longo dos meridianos, ou canais de energia, do corpo (ver p. 18). Diferentes séries de movimentos são direcionadas para distintos órgãos e sistemas e podem ser praticadas para tratar problemas de saúde específicos.

Praticantes regulares de qigong afirmam sentir-se mais jovens, com grande vitalidade e mantendo muito boa saúde, mesmo em idade avançada. Para os adeptos dessa terapia, porém, o seu maior benefício está em restabelecer a conexão corpo-mente-alma.

A quem beneficia

O qigong é indicado para todas as idades, para jovens e idosos, e embora seja em geral praticado de pé, também pode ser realizado na posição sentada ou deitada de costas.

A prática suave e rítmica dos movimentos do qigong reduz o estresse,

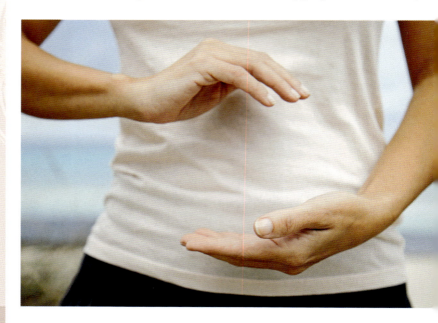

cria resistência, aumenta a vitalidade e fortalece o sistema imunológico. Outros benefícios a ele atribuídos são:

- Baixa a frequência cardíaca em repouso, a pressão arterial e os níveis de colesterol
- Melhora a circulação
- Favorece a drenagem linfática e as funções digestivas
- Reduz a frequência respiratória (beneficiando pacientes de asma e de bronquite em particular)
- Alivia de modo significativo casos de dor crônica

O que esperar

Se o seu objetivo é tratar um problema de saúde específico, você pode aprender qigong em aulas particulares, em geral em sessões de 90 minutos, quando os exercícios se orientam especificamente para o seu problema. Recomendam-se dez sessões para obter os melhores resultados. Além dos exercícios respiratórios, físicos e do relaxamento feitos

O qigong trabalha com energia. Durante os exercícios, o terapeuta o incentivará a sentir e a movimentar a energia entre as mãos.

> **COMENTÁRIO**
>
> O tai chi chuan (ver p. 129) é um sistema de exercícios que envolve o corpo e a mente em sua totalidade, é semelhante ao qigong e faz parte da Medicina Tradicional Chinesa (ver p. 80).

com o seu terapeuta, você será orientado a praticar sozinho em casa no intervalo entre as sessões.

Para os que têm maior interesse pelas qualidades preventivas e autocurativas do qigong, aulas em grupo regulares serão suficientes. Dentre as diversas formas de qigong, você pode escolher desde as simples, internas, até estilos externos mais exigentes e complexos. Todos podem se beneficiar, tanto um atleta bem preparado ou alguém de hábitos sedentários, quanto uma criança ou um adulto. Como o qigong pode ser praticado em qualquer lugar e momento, não é preciso gastar dinheiro com roupas especiais ou com matrícula numa academia de ginástica.

Uma das modalidades mais comuns de qigong no Ocidente é o Ba Duan Jin, em geral traduzido como "Oito Peças do Brocado de Seda". É a forma que eu pratico em casa; sua simplicidade disfarça sua eficácia em aumentar os níveis de energia e de alerta, como também sua capacidade de melhorar a sensação geral de bem-estar e alegria de viver.

TRATAMENTO EXTERNO COM *QI*

Muitas vezes aplicado em conjunto com o qigong, no Tratamento Externo com Qi (TEQ) o terapeuta se conecta a uma fonte de energia curativa e em seguida "canaliza" essa energia para o paciente. No entanto, ao contrário de outras formas de cura energética, esta inclui exercícios que aumentam a sensibilidade aos campos de energia, de modo que quanto mais você praticar os exercícios e a meditação, mais eficazes serão os tratamentos. Você permanece vestido durante toda a sessão. Às vezes os praticantes propõem um trabalho de imposição de mãos para estimular o seu corpo energético e alcançar equilíbrio e harmonia.

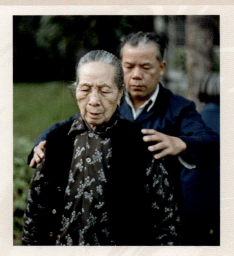

Um praticante de TEQ atua como um canal para a energia de cura, mas também ensina exercícios e meditação a fim de aumentar a sensibilidade para os campos de energia.

Tai chi chuan

O tai chi chuan é um sistema de exercícios que tem sua origem no Taoismo (ver quadro na p. 131), um dos sistemas de crença mais antigos da China. Embora seja mais conhecido como forma de arte marcial, sua prática traz grandes benefícios para a saúde.

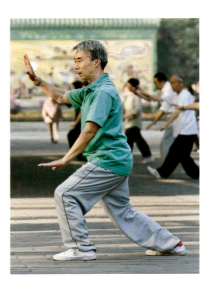

No Extremo Oriente, grupos praticam tai chi chuan em lugares públicos, em que qualquer pessoa pode participar.

Na antiga China, o tai chi se aperfeiçoou para preparar as pessoas contra ataques de animais selvagens e de bandidos, e para desenvolver suas habilidades de meditação. Nos dias de hoje, está sendo adotado em todo o mundo como forma de manter-se bem, melhorar a saúde e preservar a calma e a serenidade em meio à agitação da vida moderna. Os que o praticam com regularidade desenvolvem um corpo saudável e uma mente alerta. Embora o tai chi chuan seja a modalidade mais comum do antigo tai chi, seus estilos são variados (ver quadro na p. 132).

O tai chi chuan do estilo Forma de Mãos Vazias consiste em 108 movimentos (série longa) que são praticados de modo lento e gracioso bastante semelhante a uma dança clássica. Não há um período de tempo estipulado para a prática desse estilo, mas a duração média gira em torno de 15 minutos.

Ao se concentrar totalmente na execução dessas manobras comple-

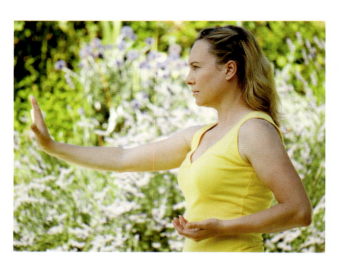

O objetivo do tai chi chuan é "buscar a tranquilidade no movimento".

xas, mantendo o corpo e a mente em harmonia, você aprende a regular a respiração e a contração e expansão do diafragma. Assim os músculos e articulações se exercitam de modo equilibrado e integral, ao mesmo tempo que a mente se aquieta.

A mensagem taoista subjacente do tai chi chuan é a "busca da tranquilidade no movimento". Isso significa que a lentidão dos movimentos ao praticar as formas resulta em paz de espírito, pois você se entrega à concentração sobre o exercício e esquece todas as outras distrações. Deixe que a prática lenta e suave leve suas tensões e, como benefício derivado, talvez você descubra que consegue se concentrar melhor.

A quem beneficia

Este sistema de exercícios é adequado para pessoas de todas as idades e não precisa de materiais ou recursos especiais. Ele pode ser praticado num espaço relativamente pequeno, dentro ou fora de casa, em geral em grupo, mas também sozinho, num período de tempo de 45-60 minutos.

O QUE É TAOISMO?

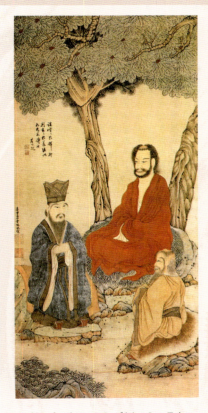

Os filósofos chineses Confúcio e Lao-Tsé e um arhat (santo) budista representados em pergaminho. Autor: Ding Yunpeng (1547-1628).

O Taoismo, também chamado Daoismo, é uma antiga tradição filosófica e religiosa que surgiu na China há mais de 2.500 anos. O Taoismo gira em torno do Tao, "o Caminho", significando aproximadamente o caminho do universo. Segundo os princípios do Tao, todas as coisas estão unidas e interligadas, e tudo se resume em Yin e Yang, o princípio que consiste em ver o mundo como regido por forças complementares: macio e duro, luz e escuridão, quente e frio, e assim por diante. As práticas taoistas incluem meditação, feng shui, leitura e entoação de escrituras e mediunidade.

O Taoismo promove:

- Harmonia ou união com a natureza
- A busca da imortalidade espiritual
- A busca da virtude, sem ostentação
- Desenvolvimento pessoal

PERFIL DO TERAPEUTA

O mestre e professor de tai chi **Jason Chan** é cofundador da Light Foundation, que coordena programas de formação de professores, seminários e retiros para Infinite Tai Chi™, Infinite Chi Kung™ e Ling Chi Healing Art™ no Reino Unido, Europa, Tailândia e Estados Unidos. Essas formas peculiares evoluíram devido à dedicação de Chan, que há mais de 25 anos ensina tai chi no Reino Unido e na Tailândia. Ele é um dos mestres de energia mais intensos que tive a sorte de conhecer.

Os cursos incluem elementos de exercícios físicos com meditação e contemplação espiritual. Chan diz, "Com o treinamento em Infinite Tai Chi™, o aluno alcança um alto grau de poder pessoal e de autoconfiança, e começa a abrir o seu coração e a sua mente". Os cursos são concluídos ao longo de três anos, e muitos alunos se tornam terapeutas Ling Chi™.

A terapia Ling Chi™ tem por fundamento o tratamento com energia ou *chi*, liberando bloqueios energéticos e dando sustentação ao sistema nervoso e aos sistemas vitais da nossa existência física. Chan explica, "Ela se baseia no cultivo poderoso da pura presença *qi* [*chi*] por parte do praticante. Nós ajudamos as pessoas a liberar seus bloqueios emocionais através do trabalho e da presença espiritual ou de luz do praticante. Uma presença espiritual ajuda em grande medida o processo de cura, porque é o próprio amor".

Chan diz que estar na presença de um terapeuta Ling Chi™ e de um professor Infinite Tai Chi™ é a forma mais benéfica de chegar à cura, que também pode ser alcançada na ausência deles.

Jason Chan é o fundador da Light Foundation, que oferece programas de formação de professores em Infinite Tai Chi™, Infinite Chi Kung™ e Ling Chi Healing Art™, todas terapias concebidas por ele.

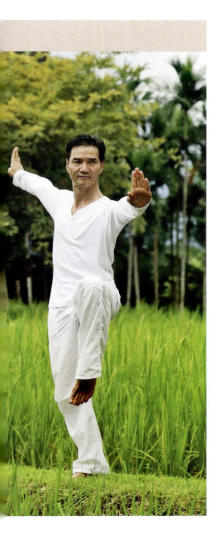

A prática regular de tai chi chuan melhora a circulação, prevenindo a trombose e outras doenças cardíacas. Além disso, fortalece o sistema nervoso central, estimula o bom funcionamento dos intestinos, promove uma boa digestão e previne doenças em geral.

Um benefício adicional às vezes pouco considerado é a tranquilidade da mente, objetivo do Taoismo, que em geral resulta dos movimentos graciosos do tai chi chuan. É isso que pode levar a mudanças em sua disposição, deixando-o mais calmo e menos propenso à raiva. A filosofia do tai chi chuan consiste em deixar que os pensamentos guiem as suas ações, e esse princípio passa a alimentar a sua vida diária.

Respiração

Como vimos, as origens do tai chi chuan encontram-se no Taoismo, que também desenvolveu um método especial de respiração baseado no sistema respiratório da tartaruga: devido à sua carapaça rígida, a expansão externa dos pulmões da tartaruga é limitada, e assim eles se expandem ao longo do corpo, fazendo com que a respiração seja profunda e completa.

Em vez de encher os pulmões para expandir os músculos e as costelas, durante o tai chi chuan da forma Mãos Vazias você se empenha em tornar a respiração lenta, profunda e natural, à semelhança dos movimentos e posturas relaxados, naturais e harmoniosos, e em levar o ar até o abdômen. Esse estilo de respiração é chamado "extensão da respiração até o Tan Tien" (um ponto localizado 5 cm abaixo do umbigo. Esse movimento de expansão e contração do diafragma não só aprofunda a respiração, mas também massageia o estômago e os intestinos, aumentando o fluxo sanguíneo.

A prática regular do tai chi chuan pode melhorar a circulação e o equilíbrio e, por ser suave, é especialmente benéfica para pessoas mais idosas.

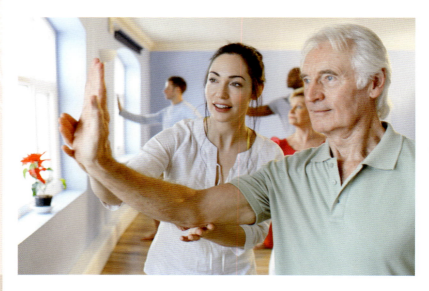

Massagem chinesa tuiná

Outro tratamento chinês antigo, tuiná é uma forma de massagem terapêutica e de cura energética que, com a acupuntura (ver p. 18), o qigong (ver p. 125) e a medicina herbal chinesa (ver p. 84), compõe os quatro principais ramos da Medicina Tradicional Chinesa (ver p. 80).

Como todas as modalidades da MTC, a massagem tuiná se baseia no princípio médico segundo o qual a doença e a dor são sintomas de um bloqueio ou desequilíbrio no fluxo do *qi* (*chi*), a energia vital do corpo. O objetivo do praticante de tuiná é liberar esses bloqueios, estimular o fluxo livre do *qi* e do sangue através do corpo e restabelecer o equilíbrio de Yin e Yang (ver p. 131).

Entretanto, tuiná propicia muito mais do que apenas uma massagem relaxante. Seus praticantes são hábeis na manipulação de articulações e músculos para aliviar a dor e a rigidez musculoesqueléticas, como as causadas pela artrite e pelo reumatismo. Eles também dirigem o fluxo do *qi* no interior do corpo para tratar problemas persistentes, como depressão e insônia. Aplica-se a massagem tuiná para tratar todo um conjunto de problemas de saúde comuns, sendo em geral combinada com outros ramos da MTC para obter os melhores resultados possíveis.

História

Originariamente chamada *an mo* (ou massagem), o termo "tui na" foi cunhado durante a dinastia Ming (1368-1644). Ainda hoje a prática é adotada extensamente em hospitais na China, onde integra a linha de frente do sistema público de saúde.

No Ocidente, tuiná ainda é um tratamento relativamente recente e pouco conhecido, apesar da sua popularidade no Oriente.

A quem beneficia

Um praticante de tuiná examinará os sintomas que você lhe descrever e as possíveis causas da dor e doenças, desse modo é indicada para uma ampla gama de condições. Por ser relaxante, essa massagem é especialmente benéfica para amenizar a ansiedade e o estresse e para induzir o sono e o relaxamento. A manipulação musculoesquelética é benéfica para os que sofrem de dores articulares e musculares.

Além disso, tuiná pode ser aplicada preventivamente, estimulando o movimento do *qi* e do sangue, e mantendo a boa saúde e o bem-estar. Essa terapia é apropriada para pessoas de todas as idades, desde crianças até idosos e debilitados.

A ventosa é muito usada na massagem tuiná, pois faz o sangue afluir à superfície da pele.

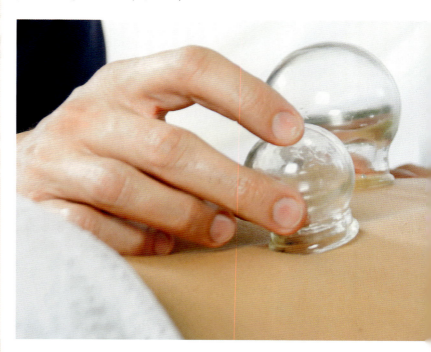

O que esperar

A partir de um histórico médico completo, exame da língua e leitura das pulsações em ambos os pulsos, um tratamento com tuiná pode variar desde uma massagem vigorosa, aplicada aos tecidos profundos, até uma massagem energética sutil, semelhante a uma sessão de terapia de Reiki ou craniossacral. Você fi-

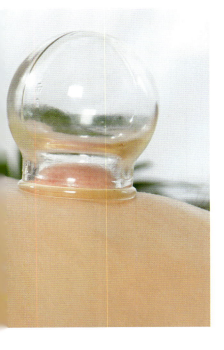

TÉCNICAS TERAPÊUTICAS

- **VENTOSAS**: Para liberar o *qi* estagnado e estimular o fluxo sanguíneo, ventosas são aplicadas na pele durante 5-10 minutos para fazer o sangue afluir à superfície da pele.
- **MOXABUSTÃO**: Queimada como incenso, a moxa (ver p. 22) é uma erva seca muito benéfica para aquecer e relaxar os músculos, além de abrir os meridianos de energia.
- **GUA SHA**: Esta envolve fricção vigorosa da pele para aumentar o fluxo sanguíneo e eliminar a energia (*qi*) indolente.
- **LINIMENTOS HERBAIS**: O praticante pode aplicar loções, óleos e linimentos naturais diretamente sobre a pele, sempre com o objetivo de estimular o fluxo do *qi* e melhorar os efeitos da massagem, tanto em termos energéticos como para aliviar a ardência da fricção.

COMENTÁRIO

Às vezes o tratamento com ventosas ou com gua sha deixa marcas vermelhas e pequenas manchas na pele, em geral superficiais e indolores, devendo desaparecer rapidamente; caso isso não aconteça, mencione o fato ao seu terapeuta.

TUINÁ INFANTIL

Um ramo especializado da massagem tuiná denomina-se "tuiná infantil", usado especificamente para tratar bebês e crianças desde apenas algumas semanas de vida até os 7 anos. Trata-se de uma massagem suave e delicada, diferente da tuiná para adultos, porque o sistema de meridianos em crianças ainda não está bem desenvolvido. No Reino Unido, procure um especialista na Associação de Massagem Chinesa Tuiná da sua região; em outros países, o interessado deve pesquisar na internet para encontrar o terapeuta da sua preferência.

cará vestido durante a massagem e talvez o terapeuta lhe peça que se sente numa cadeira ou deite numa mesa de massagem. O único momento em que você pode ter que tirar alguma peça de roupa é se ele aplicar as técnicas terapêuticas de moxa, gua sha ou ventosas, ou aplicar linimento herbal (ver quadro na p. 137 para essas técnicas).

A massagem começa suavemente, relaxando os músculos e dilatando os meridianos (ver p. 18). À medida que a sessão avança, o terapeuta adota técnicas mais fortes e rítmicas, aplicadas aos pontos de estimulação. O trabalho com energia é sutil, mas profundo nessa etapa, e você pode se sentir profundamente relaxado e até sonolento. Por fim, rápidas técnicas de varredura são aplicadas para remover qualquer energia estagnada que ainda possa persistir depois do tratamento. Durante a última etapa, você pode sentir um movimento passivo das articulações e alongamentos.

A massagem tuiná começa suavemente, mas a pressão aumenta e as manobras se aprofundam à medida que a sessão avança.

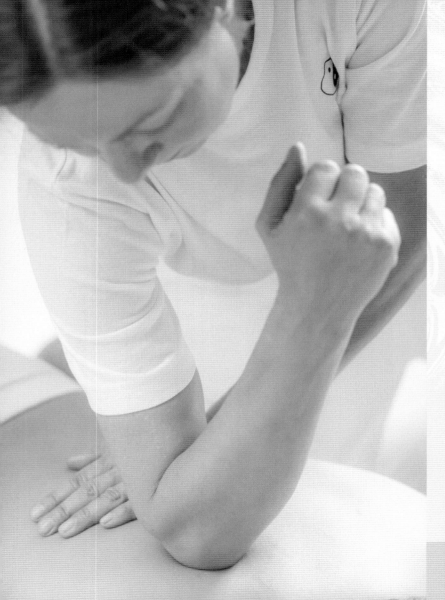

MASSAGEM CHINESA TUINÁ

139

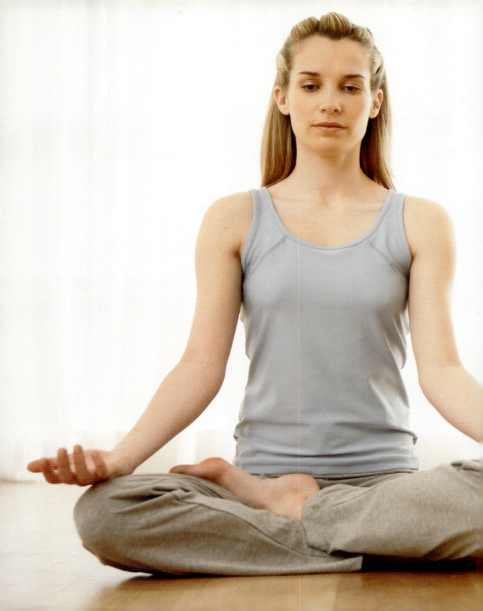

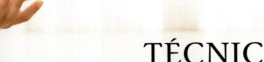

TÉCNICAS DE RESPIRAÇÃO

CAPÍTULO **4**

TÉCNICAS DE RESPIRAÇÃO

Respiração de renascimento

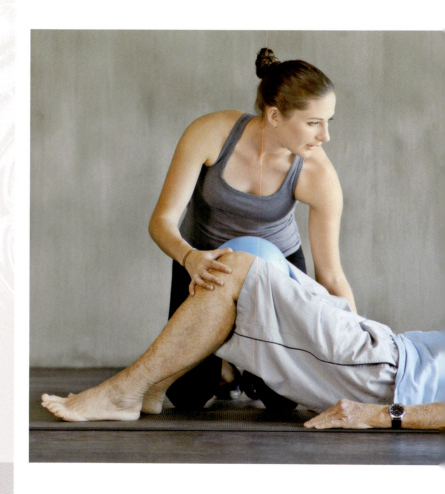

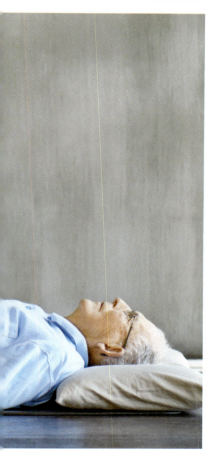

Embora várias técnicas possam ser adotadas num tratamento, a prática da respiração consciente ocupa o lugar central de uma sessão de renascimento.

Esta é uma terapia da respiração (Renascimento) e ao mesmo tempo uma prática espiritual. O terapeuta de renascimento pode trabalhar com várias outras técnicas em sua prática, incluindo o trabalho somático (relacionado com o corpo, não com a mente), psicoterapia, meditação e outras disciplinas. No entanto, o centro de uma sessão de renascimento está na prática da respiração consciente.

O renascimento, ou respiração de renascimento, tem suas origens numa forma de psicoterapia em que o indivíduo "revive" a experiência do nascimento com o objetivo de superar algum trauma ou ansiedade causada pelo parto. A terapia se baseia na premissa de que corpo e mente formam uma rede de interconectividade que tende a curar a si mesma. Entende-se que existe uma correlação direta entre respiração e bem-estar e, assim, a ação de inspirar e expirar é o ponto central de cada sessão.

A respiração é um dos agentes de cura mais poderosos do corpo. Além de nos manter vivos distribuindo alimento (oxigênio) para cada célula, a respiração também contribui de modo significativo para a eliminação de materiais residuais (dióxido de carbono e vapor de água). O que diferencia a respiração de outros sistemas de cura é que podemos ser diretamente envolvidos no processo da nossa própria cura quando respiramos "conscientemente".

História

A década de 1960 testemunhou uma verdadeira explosão de pesquisas de grande criatividade sobre a cura, a experiência espiritual e suas possibilidades. As religiões e filosofias orientais e as experiências com drogas psicodélicas ofereceram novos paradigmas ao entendimento psicanalítico ocidental da experiência e do comportamento humanos. Desses paradigmas surgiram várias formas de trabalho com a respiração, um dos quais foi o renascimento, concebido e assim denominado por Leonard Orr, que continua atuante.

Desde o início, o renascimento se espalhou por todo o mundo, sendo praticado por diferentes terapeutas e culturas de formas um tanto variadas, mas o princípio da respiração consciente continua intocado. Cada terapeuta inclui sua própria perspectiva e experiência em sua prática.

A quem beneficia

"O trauma do desenvolvimento e do choque pode ser tratado com a respiração consciente suave no ambiente de acolhimento de um renascedor experiente", explica a terapeuta Clare Gabriel. "O primeiro inclui experiências difíceis no útero ou no parto, negligência infantil crônica ou abuso. O segundo pode envolver experiências em zonas de guerra, acidente de carro, fogo ou a morte inesperada de uma pessoa amada. A liberação da energia traumática congelada no corpo tem seu suporte no ambiente de respiração consciente de uma série de sessões de renascimento, momento também em que o terapeuta realiza com o praticante a reconfiguração dos eventos originais".

Desafios contínuos em nossa vida podem ser tratados do mesmo modo: questões de relacionamento ou vocacionais, problemas de sobrevivência e finanças, autoestima, senso de autonomia, e outros mais.

A respiração também transporta uma substância mais etérea, conhecida por diferentes nomes ao redor do mundo: *prana* em sânscrito, *qi* na cultura chinesa, *mana* no Havaí, *pneuma* na Grécia antiga. No Ocidente, essa energia se tornou conhecida como "força vital" ou "energia vital". Ao participar de uma sessão de renascimento, você se conscientiza desse elemento da respiração e sente suas qualidades curativas no corpo inteiro.

O que esperar

Numa primeira consulta, o potencial cliente fica sabendo o que é renascimento e o que poderá sentir. O terapeuta lhe pede que fale um pouco sobre sua história de vida e sobre os motivos que o levaram a procurar essa modalidade terapêutica. A frequência, número de sessões e o custo serão discutidos. O tempo de duração das sessões varia, mas em geral se desenvolvem entre duas horas e duas horas e meia; 50-90 minutos são dedicados à respiração.

De modo geral, no início de cada sessão o cliente fala sobre questões relevantes para ele naquele dia. Esse é um momento em que ele é ouvido e pode refletir e examinar com o terapeuta, num espaço de segurança emocional, o que pensa sobre si mesmo e sobre a sua vida.

"Durante a sessão, a pessoa se concentra o máximo possível na respiração, esquecendo-se de todo o resto. Emoções, sensações físicas, pensamentos, tudo vem e vai", diz Gabriel. "O terapeuta lhe dá todo o apoio necessário para que ela fique ligada à respiração, estimulando o seu movimento natural por todo o sistema. Surgindo a necessidade de expressar o que está acontecendo, de chorar ou rir, dedica-se algum tempo a examinar a emoção sentida, voltando em seguida à respiração consciente".

À medida que a sessão prossegue, o cliente pode sentir fisicamente momentos de liberação, podendo emergir vislumbres, imagens ou lembranças, experiências essas que ampliam a sua compreensão. Esse modo de respirar se processa num ciclo natural: depois de certo tempo, instala-se um espaço de integração e paz, e a respiração se torna plena e relaxada. Em geral, o simples ato de respirar se transforma em grande prazer.

Ao final da sessão, é comum o terapeuta reservar alguns minutos para uma troca de impressões com o cliente. É nesse momento que são examinadas algumas experiências passadas que podem estar dificultando a integração.

Gabriel diz, "A respiração de renascimento nos lembra que somos seres espirituais em invólucro material, e o fato de termos essa experiência de nós mesmos enquanto respiramos com consciência é a dádiva mais preciosa que podemos receber. Com a prática, aprendemos a voltar ao espaço dentro de nós onde sabemos que isso é verdade e passamos então a ver a vida de uma perspectiva bem diferente. Muitas pessoas que vivenciam a respiração de renascimento como apoio terapêutico criam o hábito de praticá-la no seu dia a dia".

Formação

A Global Professional Breathwork Alliance (GPBA) é uma organização internacional que estabelece os padrões e diretrizes para a prática da terapia de renascimento em todo o mundo. Muitos terapeutas se registram nessa entidade, mas outros não tomam essa providência, o que não necessariamente reflete ineficiência. Além dessa existem outras organizações internacionais que congregam esses profissionais (ver pp. 387-88), entre as quais a International Breathwork Foundation (IBF), uma entidade global que se reúne uma vez por ano na Global Inspiration Conference (GIC) para compartilhar conhecimentos e celebrar o trabalho de respiração. Entre seus membros estão renascedores e praticantes de outras modalidades terapêuticas.

Uma vez assimilada a técnica da respiração consciente, você pode usá-la para conectar-se com o seu eu interior e para encontrar paz e serenidade.

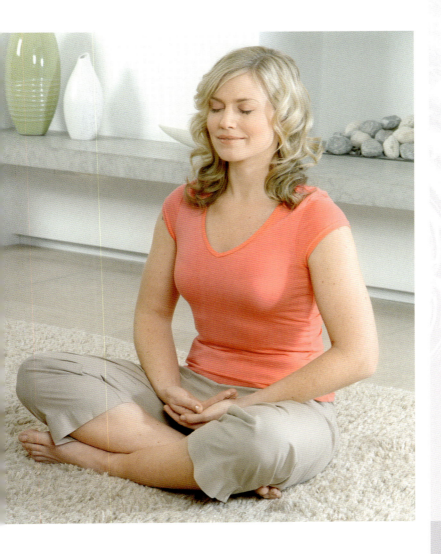

Respiração Transformacional®

Esta é uma forma terapêutica que promove a cura, fortalece e prepara para a transformação. Trata-se de uma técnica de respiração consciente que age em três níveis: expande a respiração fisicamente, liberando as tensões e obstruções físicas; libera conteúdos mentais e emocionais, e encaminha para o despertar espiritual e para a conexão.

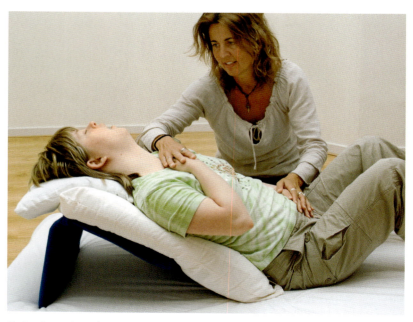

Na Respiração Transformacional®, não há pausa entre a inalação e a exalação, o que a distingue de outras técnicas respiratórias.

A Respiração Transformacional® difere de outras modalidades de respiração na medida em que trabalha com uma respiração ininterrupta – ou seja, sem pausa entre a inalação e a exalação. Essa meditação ativa tem seu foco na inalação: o que recebemos na vida. A Respiração Transformacional® também utiliza um mapa do corpo com os pontos de pressão para promover a expansão da respiração e o relaxamento dos músculos. Ela utiliza a acupressura para localizar pontos moles no corpo que podem representar uma situação emocional, que o terapeuta então procurará resolver.

A quem beneficia

A Respiração Transformacional® beneficia toda pessoa que quer transformar sua vida. Aumenta a cada dia a compreensão de que mudando o nosso padrão respiratório, outros aspectos da nossa vida também se alteram.

Pessoas com problemas respiratórios, ansiedade e dificuldades mentais, bem como as que precisam de padrões respiratórios elevados para aprimorar seu desempenho (inclusive nos esportes e na música), podem se beneficiar com a prática dessa modalidade terapêutica.

O que esperar

Segundo a terapeuta Dra. Denise Borland, "Um cliente deve esperar encontrar amor incondicional, ser tratado sem julgamentos e receber apoio para lidar com seus objetivos e metas pessoais. Ao início de cada sessão, ele recebe orientações que o ajudam a fortalecer suas intenções para a própria sessão e para a vida. Ele será orientado a melhorar suas técnicas respiratórias com o objetivo de aprimorar o fluxo da respiração... e, como consequência, o fluxo da vida".

A Respiração Transformacional® é um trabalho corporal com "impo-

COMENTÁRIO

Entre os que promovem a Respiração Transformacional® estão o fundador do Presence Process, Michael Brown, o autor e médico Dr. Deepak Chopra e a atriz e diretora de cinema Goldie Hawn.

sição das mãos" em que o cliente fica vestido. A sessão é em geral realizada com a pessoa apoiada em almofadas de espuma. O terapeuta fará ao cliente algumas perguntas de caráter pessoal, avaliará a sua respiração e lhe apresentará o resultado das suas observações, para em seguida orientá-lo e ajudá-lo a expandir-se e conectar-se com a sua respiração, aperfeiçoando-a.

PERFIL DO TERAPEUTA

A **Dra. Judith Kravitz** dedica-se há mais de 30 anos ao desenvolvimento da Respiração Transformacional® como a conhecemos hoje. Com suas raízes no renascimento, ela continuou a desenvolver e aperfeiçoar esse trabalho, que beneficia centenas de milhares de pessoas em todo o mundo. A Dra. Kravitz abordou esse tema no seu livro *Breathe Deep, Laugh Loudly: The Joy of Transformational Breathing*.

A Respiração Transformacional® é atualmente oferecida em 20 países e continua a se difundir. A técnica cresce e se desenvolve a cada dia à medida que mais praticantes levam sua energia para o trabalho.

Formação

Muitas são as oportunidades para os que querem aprender a técnica da Respiração Transformacional® com o objetivo de praticar, podendo optar entre diferentes modalidades de treinamento. Você precisa concluir os níveis 1-3 do trabalho de desenvolvimento pessoal, o que pode ser feito num seminário intensivo de uma semana. O nível 4 consiste na formação do facilitador, incluindo orientações e prática de imposição das mãos. O nível 5 é voltado aos que desejam apresentar seu trabalho em grupos ou estudam para chegar à condição de terapeuta sênior.

A Dra. Borland diz, "Uma das coisas maravilhosas da Respiração Transformacional® é o fato de que a comunidade se espalha pelo mundo, havendo oportunidades para formar e trabalhar em âmbito global. Você poderá trabalhar em qualquer lugar do mundo".

Buteyko

O método Buteyko tem o objetivo de recondicionar os padrões respiratórios para assegurar a melhor oxigenação possível do corpo e dos seus tecidos, sendo uma terapia específica para o tratamento da asma (ver quadro na p. 154). Ao reorganizar a respiração, ele também beneficia quem sofre da síndrome da hiperventilação ou de distúrbios respiratórios.

No Buteyko, a respiração nasal é parte muito importante da técnica (ao lado da respiração reduzida e da retenção da respiração). O nariz é o sistema de ar-condicionado dos pulmões: ele aquece, filtra, umedece e limpa o ar para que este "irrite" menos as vias respiratórias. Para promover a respiração nasal, o Buteyko recomenda tapar a boca com fita adesiva à noite e uma caminhada diária com respiração nasal.

Pessoas com asma descobrem que exercícios de respiração Buteyko aliviam a falta de ar e reduzem a necessidade de inalador.

ADVERTÊNCIA

Às vezes as pessoas exageram com o uso do inalador para asma. Quando se dispõem a fazer alguns minutos de exercícios respiratórios, porém, descobrem que a sensação de falta de ar diminui e que podem abandonar esse aparelho. Estudos sobre o Buteyko mostram que esses exercícios não produzem nenhum efeito adverso. Não obstante, é sempre importante que os asmáticos tenham sempre consigo o inalador. O Buteyko complementa, sem substituir, os tratamentos convencionais para a asma.

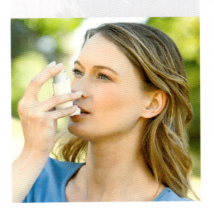

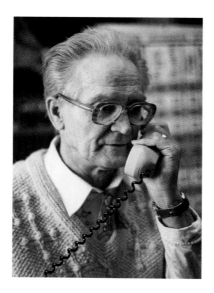

Esquerda O Dr. Konstantin Buteyko serviu de cobaia em seus primeiros experimentos para desenvolver a técnica Buteyko.

Página oposta No início de suas pesquisas, Buteyko testou sua teoria em pacientes de asma e de angina medindo seus padrões respiratórios.

História

A técnica foi desenvolvida por um cientista médico russo, Dr. Konstantin Buteyko (1923-2003), nos anos 1950, quando, como jovem interno num hospital para pacientes terminais, observou que a intensificação da respiração era um indicativo de morte próxima. Ele percebeu que era possível prever o momento da morte monitorando os padrões respiratórios dos pacientes, e que o aprofundamento da respiração estava associado a uma grande variedade de doenças e condições crônicas.

Baseado nos estudos sobre centenas de pacientes, Buteyko desenvolveu a teoria de que grande parte dos problemas de saúde resultava do esforço dos mecanismos de defesa do corpo para compensar a falta de dióxido de carbono. Observando que os pacientes com hipertensão, problemas cardíacos, alergias, hemorroidas e distúrbios respiratórios respiravam mais do que o normal, ele concluiu que a respiração profunda podia ser a causa dessas enfermidades, e não apenas um sintoma. A técnica que desenvolveu como resultado de suas observações consiste numa série de exercícios cujo objetivo é reverter os padrões respiratórios para um nível normal.

A quem beneficia

O método Buteyko tem sua aplicação mais comum no tratamento de

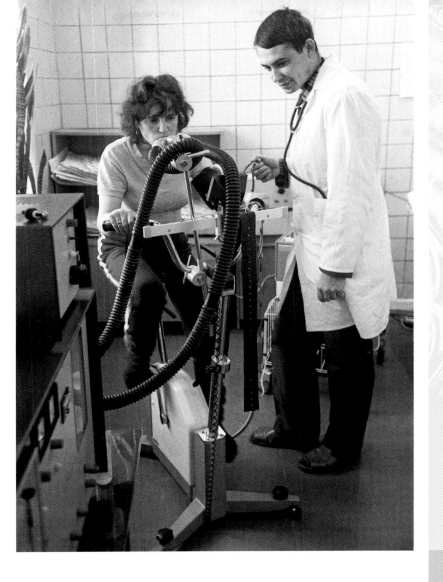

AUTOTRATAMENTO

Um DVD, em inglês, que pode ser obtido através da Buteyko Breathing Association (ver p. 388) apresenta os exercícios do método Buteyko para uso doméstico a fim de aliviar episódios de asma. Um estudo recente sobre o aprendizado do Buteyko com um vídeo estudado em casa mostrou que as pessoas que adotaram o método conseguiram reduzir o uso do inalador em mais de 60% em apenas quatro semanas.

Estudos publicados mostram também que a aplicação do Buteyko para controlar sintomas de asma leva a uma redução da necessidade de medicação broncodilatadora, sem nenhum prejuízo para a qualidade de vida.

pessoas asmáticas. O objetivo é mudar seu padrão de respiração para reduzir (ou eliminar) espasmos e torná-las menos dependentes de medicação. Condições como hiperventilação também respondem bem ao recondicionamento da função respiratória por meio de exercícios de retenção.

Com eczema, diabetes, febre do feno e outras alergias, o tratamento visa a reduzir a hipersensibilidade aos estímulos externos, tida como uma das consequências de longo prazo da respiração excessiva. Pressão arterial elevada e doenças do coração também se beneficiam com a prática do método Buteyko, que alcançou grande sucesso também ajudando as pessoas a parar de roncar.

A normalização da respiração estimula o metabolismo, beneficiando os que querem perder peso.

O que esperar

É frequente o ensino do método Buteyko durante uma hora por semana, individualmente, ao longo de cinco semanas. Nos intervalos, como tarefa de casa, os pacientes fazem três "séries" de respiração por dia, fecham a boca com fita adesiva à noite e fazem uma caminhada diária com respiração nasal. A continuidade é importante, esperando-se que o paciente não deixe de praticar no período entre uma aula e outra.

O instrutor esclarecerá como a respiração se relaciona com a função fisiológica e explicará os fundamentos do método. Você aprenderá inúmeros exercícios de retenção respiratória que o ajudarão a estabelecer um novo padrão de respiração superficial. Isso pode ser bem difícil para quem sofre de asma e apresenta distúrbios respiratórios.

É possível que você seja orientado a comer menos e a excluir proteína animal do seu cardápio por algum tempo, pois o consumo demasiado de carne, e de produtos lácteos em particular, aumenta os níveis de respiração.

Formação

Existem associações de Buteyko credenciadas tanto em âmbito nacional como internacional, e todas desenvolvem um trabalho conjunto. O Buteyko é muitas vezes visto como uma "ferramenta a mais" na caixa de ferramentas dos praticantes da área da saúde, e não como uma profissão distinta em si mesma. Ele é compatível com todas as outras terapias, mas se relaciona especialmente bem com a meditação e o yoga. Ele não interfere em nenhum outro tratamento que você possa estar seguindo para asma ou alergias.

BUTEYKO PARA CRIANÇAS

As crianças respondem muito bem e rapidamente ao método Buteyko porque não têm uma vida de maus hábitos a corrigir. Alguns praticantes se especializam no atendimento infantil. Entretanto, as crianças precisam ter uma idade suficiente para entender o que lhes é ensinado, e assim o método não é apropriado para bebês e crianças muito pequenas.

Respiração Holotrópica™

Técnica que lhe facilita o acesso às camadas mais profundas da sua consciência através de uma respiração profunda acelerada, enquanto ouve músicas evocativas e sob atenta supervisão individual, a Respiração Holotrópica™ foi concebida nos anos 1970 na Califórnia pelo psiquiatra Stanislav Grof e sua mulher Christina. É uma técnica de respiração para liberar bloqueios bioenergéticos e emocionais residuais.

Deitada sobre uma esteira no chão, com os olhos fechados, a pessoa usa sua respiração (acompanhada pela música) para entrar num estado "holotrópico" de consciência – um termo criado pelos Grof para descrever o estado de consciência em que o nosso ser individual e o nosso ser maior nos estão simultaneamente disponíveis, e em que o material importante para o nosso desenvolvimento surge espontaneamente. A palavra "holotrópico" deriva dos termos gregos *holos*, que significa "todo", e *tropic*, "movimento na direção de" (assim como "heliotropismo" é o movimento das plantas na direção do sol). Essa respiração ativa o processo interior natural de cura, gerando experiências peculiares para cada pessoa naquele tempo e lugar específicos.

Embora os clientes digam quase sempre que se deparam com temas recorrentes, nenhuma sessão de Respiração Holotrópica™ é igual a outra. Além do que normalmente se acredita ser respiração, a Respiração Holotrópica™ favorece a nossa realização e integração de quem realmente somos.

COMENTÁRIO

A Respiração Holotrópica™ é mais rápida e mais profunda do que a respiração normal; em geral, essa é a única instrução específica dada antes ou durante a sessão com relação ao ritmo, padrão ou natureza da respiração.

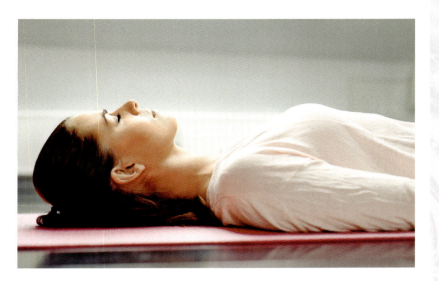

RESPIRAÇÃO HOLOTRÓPICA™

Durante uma sessão de Respiração Holotrópica™, você pratica a respiração para entrar num estado alterado de consciência.

Essa respiração é em geral realizada em ambiente grupal. As pessoas trabalham aos pares e se alternam nos papéis de "respirador" e "cuidador". O papel do cuidador consiste simplesmente em estar à disposição do respirador, providenciando cobertores, travesseiros, toalhas e assim por diante, sem interferir nem interromper o processo. O mesmo se aplica aos facilitadores habilitados, que supervisionam o grupo e se dispõem a ajudar quando solicitados; eles podem propor um trabalho corporal direcionado – ou outras formas de apoio – a quem respira para ajudá-lo a aliviar a tensão ou concluir o exercício.

Depois da sessão, os participantes dão expressão criativa ao que aconteceu desenhando mandalas (símbolos circulares que representam o universo no hinduísmo, no budismo e em outras culturas), e em seguida são convidados a dar seu depoimento ao grupo, se dese-

157

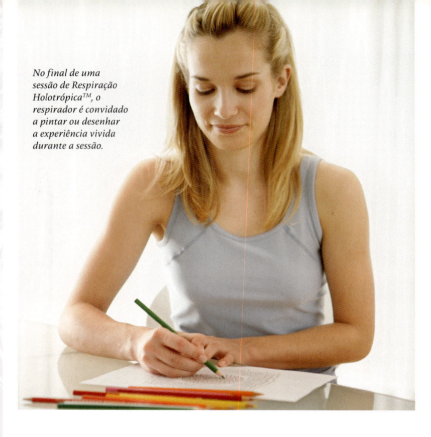

No final de uma sessão de Respiração Holotrópica™, o respirador é convidado a pintar ou desenhar a experiência vivida durante a sessão.

jarem. Essas técnicas ajudam a integrar o processo. Durante as sessões de depoimentos e discussão, os facilitadores não interpretam o material; talvez apenas peçam ao participante algum esclarecimento, como, por exemplo, novas percepções propiciadas pela experiência.

A Respiração Holotrópica™ pode aprofundar e intensificar de modo significativo a psicoterapia e outras terapias de cura e de desenvolvimento pessoal.

A quem beneficia

O princípio da Respiração Holotrópica™ se baseia no pressuposto de que todos nós temos um mecanismo que atua como um terapeuta interior e ao qual podemos ter acesso num contexto apropriado. A sua sabedoria interior usa essa oportunidade para operar no sentido da cura física, mental, emocional e espiritual, e da mudança do processo de desenvolvimento. Toda pessoa em busca da cura de trauma, indisposição, doença ou depressão pode se beneficiar com a prática, como também os que procuram inspiração e orientação. Os Grof esclarecem que a Respiração Holotrópica™ é apenas um dos muitos métodos que podem nos ajudar a experimentar esse estado de cura, e que todas as culturas mais antigas tinham técnicas para chegar a ele – a exemplo das práticas xamânicas, dos cantos, danças e outros – e o consideravam valioso.

A Respiração Holotrópica™ pode ajudá-lo a:

- Liberar o estresse e a ansiedade
- Curar traumas
- Obter apoio durante um período de luto ou pesar

ADVERTÊNCIA

Considerando a intensa liberação física e emocional que um seminário de Respiração Holotrópica™ às vezes provoca, não se recomenda a participação de pessoas com histórico de doença cardiovascular (inclusive angina ou ataque cardíaco), hipertensão, glaucoma, descolamento retinal, osteoporose, lesão ou cirurgia importante recente. É também desaconselhável para pessoas com doença mental severa ou convulsões, ou para quem usa medicamentos controlados. As mulheres grávidas são orientadas a não participar de um seminário dessa modalidade terapêutica.

- Lidar com doenças físicas examinando questões emocionais a elas associadas
- Livrar-se da depressão
- Ter acesso à cura e à compreensão
- Expandir a consciência
- Despertar a criatividade
- Vivenciar estados místicos

- Acessar a sabedoria interior e a intuição
- Conectar-se mais profundamente ou entrar em contato com a essência espiritual

O que esperar

As sessões têm uma duração de duas a três horas. Enquanto desempenha o papel de "cuidador", você está disponível apenas para servir o respirador, e então vocês alternam os papéis. Os respiradores deitam sobre esteiras no chão, o cuidador senta-se por perto. Você não deve alimentar um objetivo ou uma programação específica no início do seminário, mas apenas confiar que tudo o que possa acontecer é o melhor resultado para a cura. O facilitador conduzirá um relaxamento dirigido para ajudar o respirador a relaxar o corpo, como preparação para a respiração.

A experiência com a Respiração Holotrópica™ é em grande parte interna e não verbal, sem intervenções. Embora os facilitadores sugiram no início da sessão que os respiradores devem aumentar o ritmo e a profundidade da respiração, estes também são estimulados a en-

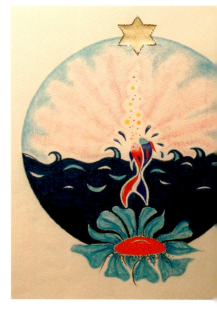

Mandalas circulares complexas e desenhos realistas de visões são muitas vezes produzidos na última sessão com o facilitador.

contrar seu padrão pessoal. Iniciada a sessão, eles não recebem mais nenhuma orientação específica. Os facilitadores colocam músicas evocativas ou rítmicas à medida que a respiração se aprofunda.

Os cuidadores se sentam perto

dos respiradores, transmitindo uma sensação de apoio. O respirador pode vivenciar uma ampla variedade de experiências; alguns se mantêm quietos, enquanto outros balançam, gritam ou se movimentam acompanhando a música. Experiências podem incluir sentimentos profundos de alegria e serenidade, estados meditativos, uma diversidade de sensações físicas e mesmo a possibilidade de reviver e liberar traumas passados ou o processo de nascimento. Algumas pessoas relatam encontros com narrativas míticas ou arquetípicas, experiências de vidas passadas ou despertar espiritual/religioso. Muitas têm imagens visuais carregadas de emoção, sentem a energia fluir por seus corpos, recebem intuições e esclarecem questões desagradáveis de suas vidas.

No fim da sessão, o facilitador troca algumas ideias com o respirador. Se o trabalho de respiração não dissolveu todas as tensões físicas e emocionais ativadas durante a sessão, o facilitador pode oferecer uma técnica alternativa para ajudar a liberar energia presa ou sugerir que o respirador permaneça deitado por mais algum tempo, apenas respirando mais profundamente e estando atento ao que emergir.

Terminada a sessão, o respirador é convidado a pintar ou desenhar o que aconteceu durante a sessão, inspirando-se na forma de uma "mandala" circular. Esse procedimento é a primeira expressão do que se ma-

FREQUÊNCIA

Para algumas pessoas, uma única sessão de Respiração Holotrópica™ é suficiente para promover uma mudança de vida. Outras adotam o método como parte de um processo curativo e frequentam as sessões uma ou duas vezes por mês, ou uma vez a cada dois ou três meses por um período de alguns anos. Muitas constatam que a técnica reforça e estimula sua forma regular de terapia, e por isso agendam uma sessão uma ou duas vezes por ano, ou sempre que se sentem bloqueadas. Outras ainda escolhem a Respiração Holotrópica™ como parte da sua caminhada espiritual.

PERFIL DO TERAPEUTA

O **Dr. Stanislav Grof** é um psiquiatra com mais de 45 anos de experiência em pesquisas no campo da psicoterapia e dos estados não ordinários (ou alterados) de consciência. Com a proibição do uso do LSD para fins de pesquisa no final dos anos 1960, os Grof desenvolveram a Respiração Holotrópica™ como uma poderosa forma de acessar estados alterados de consciência sem o uso de drogas. Eles começaram promovendo seminários em 1976 e ofereceram seus primeiros programas de formação estruturados em 1987. Juntos, eles facilitaram sessões de Respiração Holotrópica™ para mais de 100 mil pessoas entre 1987 e 2013.

O Dr. Grof é um dos fundadores e principal teórico da psicologia transpessoal. A Herbal and Traditional Medicine Practitioners Association formou mais de mil terapeutas certificados de Respiração Holotrópica™, que estão hoje oferecendo o método em países de todo o mundo. Christina Grof faleceu em junho de 2014, pouco depois de concluir o seu livro *The Eggshell Landing: Love, Death, and Forgiveness in Hawaii*, uma autobiografia da sua jornada para superar o abuso infantil que sofreu e a dependência de drogas.

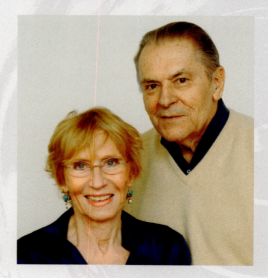

Os Drs. Stanislav e Christina Grof são os criadores da Respiração Holotrópica™. O Grof Transpersonal Training forma terapeutas certificados que oferecem o método em todo o mundo.

nifestou na sessão de respiração, em forma não verbal, e pode variar desde desenhos detalhados de visões realistas até cores e linhas totalmente abstratas – e tudo o que possa se situar entre esses dois extremos. Muitas vezes o respirador não consegue entender muito bem a mandala que desenhou, mas a compreenderá mais adiante.

Em geral, mais tarde no mesmo dia, respiradores e cuidadores se reúnem em círculo, facilitado pelo líder ou líderes de grupo. Um após outro, os respiradores têm a oportunidade de mostrar sua mandala (se a desenharam) e de comentar o que desejam em relação à sessão de respiração. À semelhança da "roda do cachimbo" dos nativos americanos, quando um participante está dando o seu depoimento, os demais não interrompem nem comentam, mas esperam que ele termine, e mesmo então perguntam antes se podem comentar. Essa é uma parte muito importante para incorporar e integrar a experiência da respiração no contexto de um espaço seguro.

As experiências em sessões de Respiração Holotrópica™, e do que é compartilhado no círculo de depoimentos, são sempre tratadas como estritamente confidenciais para o grupo, sendo os participantes solicitados a não falar sobre as experiências de outros integrantes fora do grupo. Os participantes são livres, naturalmente, para falar a outros participantes sobre suas próprias experiências.

Formação

Você encontra informações sobre facilitadores, seminários e eventos locais no *website* da comunidade Grof Holotropic Breathwork, mantido pela Stanislav and Christina Grof Foundation (p. 387); o site também contém bom material introdutório para a terapia. Se você quer se preparar para ser um facilitador da Respiração Holotrópica™, a certificação exige 600 horas de estudos, para o que são necessários pelo menos dois anos para conclusão e é oferecida pelo Grof Transpersonal Training e outras organizações autorizadas por eles. Todos os módulos de formação consistem em retiros residenciais de seis dias e são realizados nos Estados Unidos e em inúmeros outros países.

Respiração holográfica

Esta técnica respiratória foi "descoberta" na virada do milênio por Martin Jones, num momento em ele sofria da doença de Lyme. Quase sempre contraída com uma picada de carrapato, a doença ataca o cérebro e o sistema nervoso central, causando dor e muita fadiga. Nos piores momentos, tudo o que Martin conseguia fazer era deitar-se e acompanhar a respiração – que é o modo como ele descobriu esse revolucionário novo sistema de respiração, com o qual conseguiu combater a infecção. Ele deu à sua descoberta o nome de "respiração holográfica".

"Assim que comecei a fazer a respiração holográfica", explica Martin, "senti o fluido do crânio passar por todo o sistema nervoso central... expurgando a doença de Lyme." Ele também se refere à respiração holográfica como "*a* respiração", porque a técnica acentua as correspondências no corpo e se relaciona com a plenitude da natureza como um reflexo de nós mesmos.

A quem beneficia

A prática é eficaz para os que têm problemas com os dentes, pois ela realinha naturalmente a mandíbula. Além disso, alivia a dor – inclusive as dores de parto; as parteiras já conhecem há muito tempo a relação entre a mandíbula e a pelve.

Acredita-se que a respiração holográfica também acalma e previne acessos de asma, porque estimula o sistema nervoso central, dando acesso a um novo nível de consciência. Como esclarece Martin, "É fácil ter consciência do corpo e das emoções, mas não é tão fácil ter consciência do sistema nervoso central e do seu funcionamento – na humanidade, essa nossa parte é em geral inconsciente". Na respiração holográfica, uma inteligência superior entra em ação para facilitar o estado meditativo apreciado pela maioria dos praticantes.

A respiração holográfica pode ajudá-lo a acessar um novo nível de consciência.

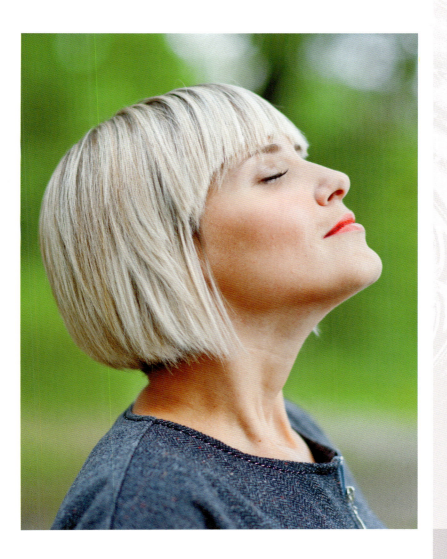

RESPIRAÇÃO HOLOGRÁFICA

COMO FAZER A RESPIRAÇÃO HOLOGRÁFICA

Depois de aprendida, a respiração holográfica acontece de modo totalmente natural. Na inalação, deixe a mandíbula ligeiramente aberta, mantendo a língua no céu da boca e os lábios se tocando. Na exalação, feche a mandíbula, com os lábios unidos o tempo todo. Durante a prática, alongue e aprofunde a respiração; você sentirá espasmos e relaxamento irradiar-se pelo tronco e em torno do crânio.

Os espasmos e o relaxamento ocorrem porque a respiração está estimulando o fluxo do fluido do crânio e aquietando todo o sistema nervoso central. Pode-se praticar a respiração holográfica em qualquer tempo e lugar: ela é principalmente uma atividade individual.

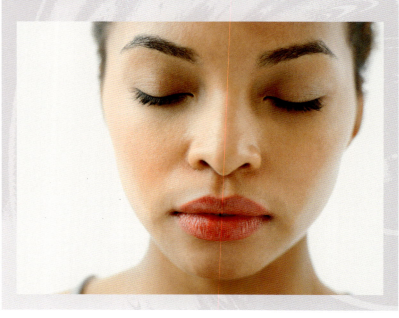

O que esperar

"Na respiração holográfica, a face e o crânio são um reflexo do tronco", diz Katie McCann, praticante da técnica. "A mandíbula se movimenta, refletindo a expansão do tronco enquanto inalamos. Os sínus são considerados os pulmões da face; o osso externo da maxila [a mandíbula superior] representa a caixa torácica; o céu da boca é o diafragma, e a mandíbula é a pelve. Com a liberação da mandíbula, a respiração abre cada célula, e assim respiramos de modo integrado, conectados com nós mesmos e com o mundo externo."

Katie continua, "No início do século XX, Frederick Matthias Alexander descobriu que todos tendem a congelar quando se concentram num objetivo. Moshe Feldenkrais esclareceu que congelamos porque associamos sucesso com esforço. A respiração holográfica nos proporciona um modo de descongelar: respirar com o sistema nervoso e através dele, abrindo-nos para comungar com as energias da Terra e de outras dimensões e recebê-las. É uma forma objetiva de 'deixar ir'".

Martin Jones observou que quando nos concentramos em alguma coisa, em geral comprimimos e tensionamos a mandíbula. Entretanto, isso não acontece se a mandíbula respira (ver quadro na página anterior). Como ele diz, "Você precisa lidar com as coisas de modo mais natural, como a água – você precisa fluir com as situações e com a respiração para chegar a bom termo".

Formação

Embora Martin Jones promova seminários, o principal modo de ensino é de ouvido, através de *downloads* ou de tutoria individual por telefone. Há também tutoriais, em inglês, gratuitos no *website* de Martin Jones para capacitar o interessado a aprender a técnica respiratória.

Apenas a mandíbula se movimenta enquanto você inala e exala na respiração holográfica.

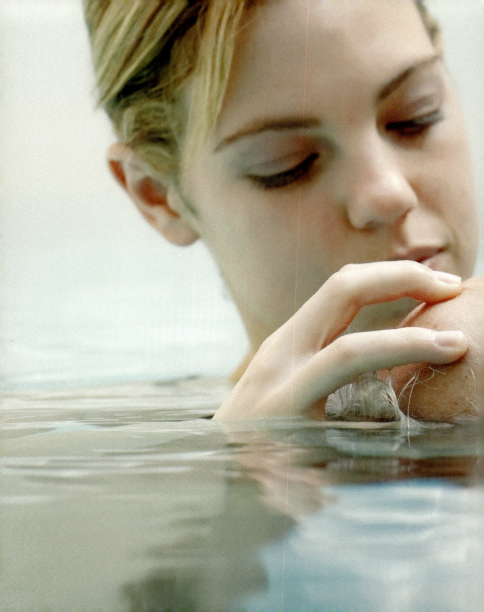

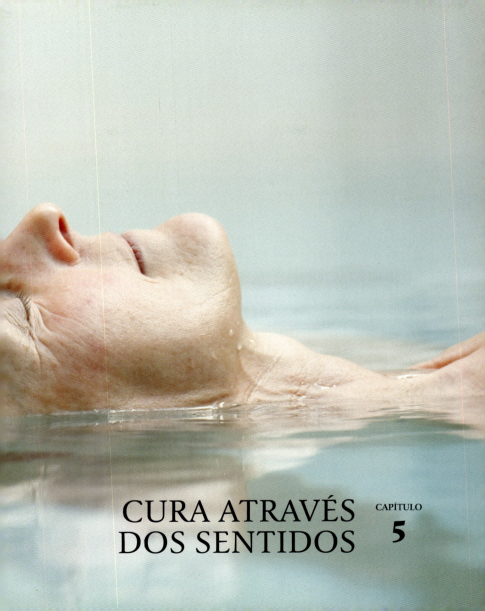

CURA ATRAVÉS DOS SENTIDOS

CAPÍTULO 5

Arteterapia

A arteterapia, ou terapia da arte, é um tratamento psicológico e psicoterapêutico que utiliza materiais artísticos e seus respectivos processos como forma de comunicação. Você não precisa ter nenhum talento ou habilidade artística para se beneficiar com essa modalidade terapêutica – o objetivo é ajudá-lo a realizar mudanças e desenvolver-se pessoalmente trabalhando com recursos artísticos num ambiente seguro.

Os pacientes são incentivados a expressar seus sentimentos usando os materiais disponíveis, como tintas, crayons, pastéis, argila, tecidos, recortes de revistas. A arteterapia baseia-se no princípio de que é possível chegar à cura por meio da expressão e liberação de emoções confusas, perturbadas e ameaçadoras.

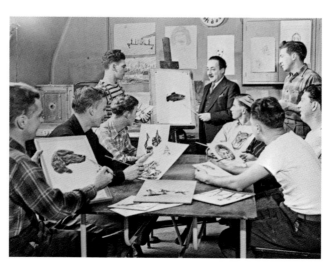

Esquerda
Na metade do século XX, grupos de artistas levaram suas habilidades para clínicas, hospitais e presídios a fim de ajudar pacientes.

Página oposta
A expressão e a liberação de emoções por meio da arte são muito salutares.

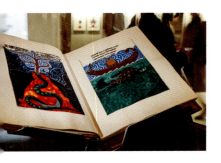

História

No início do século XX, Sigmund Freud e Carl Jung concluíram que imagens visuais refletem o estado subconsciente do paciente. Após a Segunda Guerra Mundial, a arteterapia foi usada com grande eficácia na reabilitação de veteranos de guerra. Ao longo dos anos 1940, 1950 e 1960, os artistas aplicaram suas aptidões em clínicas, hospitais e penitenciárias de maneira informal. Já na década de 1960, um grupo de artistas percebeu a necessidade de uma entidade central que coordenasse essa prática, sendo então criada a Associação Britânica de Arteterapia (BAAT, na sigla em inglês). No início dos anos 1970, cursos de pós-graduação nessa disciplina começaram a ser oferecidos, com o correspondente diploma reconhecido em 1982, permitindo assim o exercício da profissão no serviço de saúde pública da Grã-Bretanha.

A quem beneficia

A arteterapia pode ser benéfica para os que têm dificuldade de expressar seus pensamentos e sentimentos verbalmente. Pesquisas extensas realizadas na América do Norte, no Reino Unido e na Europa indicam que a arteterapia é de grande eficácia para uma grande variedade de problemas emocionais e psicológicos, transtornos de aprendizagem e dependência de álcool e drogas. Descobriu-se recentemente que ela é eficaz no tratamento do autismo e de doenças progressivas, como o mal de Parkinson. Também é possível usá-la para promover o autodesenvolvimento e aguçar a criatividade.

O que esperar

Antes do tratamento propriamente dito, o terapeuta irá avaliar a sua situação. Espere ser interrogado sobre problemas emocionais e o estado da sua saúde física e mental. A terapia é conduzida por você, que não receberá orientações intrusivas no decorrer do processo de criação.

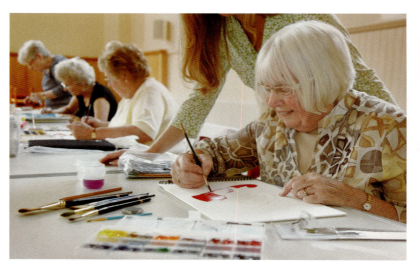

Além de ser benéfica no tratamento de problemas emocionais e psicológicos, a arteterapia é eficaz para tratar doenças progressivas, como o mal de Parkinson e a doença de Alzheimer.

O terapeuta talvez reaja ao que você apresentar com comentários e perguntas, movido pelo objetivo de descobrir os significados expostos e os sentimentos trazidos à tona.

Prepare-se para um tratamento de seis meses, no mínimo. Os adultos participam de uma sessão semanal de 60-90 minutos. Para crianças, a duração da sessão é de 30 minutos.

ADVERTÊNCIA

Verifique se o seu terapeuta concluiu seus estudos em cursos aprovados pela BAAT ou por alguma associação competente do seu país. A arteterapia produz resultados de grande intensidade, por isso é importante você se sentir sempre seguro e relaxado na presença do praticante.

Cromoterapia

Já está comprovado e bem documentado que a cor influencia o nosso estado de espírito e as nossas emoções, afetando assim a nossa saúde. Primeiro, através dos sentidos, a cor exerce um efeito psicológico – pode alterar a função das ondas cerebrais e reduzir a circulação dos hormônios do estresse. Segundo, entende-se atualmente que a cor opera também em nível energético, podendo então ser incluída no campo em expansão da medicina vibracional (ver p. 231).

O efeito psicológico das cores ao nosso redor é impressionante, de modo que podemos usá-las para estimular a atividade ou o repouso, a agitação ou o sossego. Seja qual for a nossa origem ou o lugar onde residimos, o fato é que todos compreendemos a psicologia da cor,

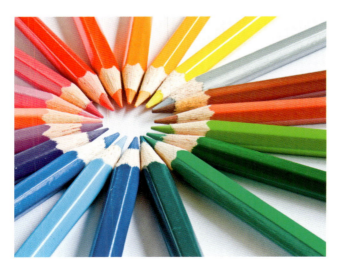

A cor opera em nível energético e pode afetar o funcionamento das ondas cerebrais.

pois ela faz parte da nossa biologia. Se você quer aumentar os níveis de energia ou estimular a atividade, escolha o vermelho, a cor que aviva o sistema nervoso simpático. O azul, ao contrário, estimula o sistema parassimpático, produzindo uma sensação de calma e baixando a pressão arterial. Todas as cores do espectro produzem um determinado efeito, pois são reconhecidas pela mente inconsciente, sejam elas vistas, vestidas ou aplicadas à pele. Usando cores com critério, você pode alterar as reações físicas e restabelecer a harmonia, o que constitui a base da cromoterapia.

A quem beneficia

A cromoterapia é segura, sendo benéfica para qualquer pessoa, desde bebês até idosos. Pode-se aplicá-la inclusive em animais. Com frequência é usada em conjunto com outras terapias naturais ou com a própria medicina convencional.

De modo geral, recorre-se à cromoterapia para ajudar as pessoas a relaxar e a fortalecer ou recuperar a saúde. É benéfica para os que sofrem de:

- Asma
- Artrite
- Depressão
- Distúrbios alimentares
- Problemas de circulação
- Problemas digestivos
- Ansiedade e instabilidade nervosa

COMENTÁRIO

Muitas pessoas portadoras de dislexia sofrem de estresse visual, uma condição fotossensível que causa distorções percebidas em texto impresso, especialmente onde o contraste de impressão em preto sobre fundo branco é forte. Hoje, o uso de lentes de precisão coloridas ou com revestimento de plástico colorido tornam a leitura mais confortável. No início da década de 1990, o professor Arnold Wilkins inventou o Colorímetro Intuitivo para o Conselho de Pesquisas Médicas do Reino Unidos (MRC, na singla em inglês), que os optometristas utilizam para identificar as cores mais apropriadas que ajudam as pessoas a melhorar a leitura e prevenir enxaquecas.

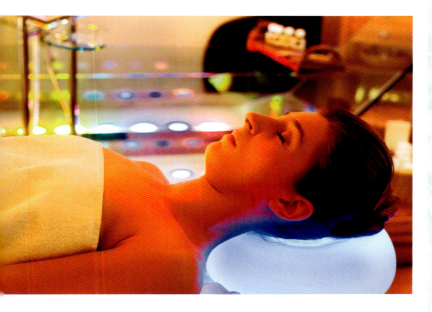

O que esperar

Depois de uma conversa inicial, o terapeuta fará um diagnóstico da cor que você precisa – talvez perguntando sobre as cores da sua preferência e do seu desagrado; ou então examinando a sua "aura" (o campo de energia sutil que envolve o corpo humano), para ver que cores estão presentes ou ausentes – e levantando o seu histórico médico.

Uma vez identificadas as cores que você precisa no momento para

Uma das formas de cromoterapia consiste em ficar totalmente envolvido em luz colorida.

reequilibrar a sua energia, o terapeuta iniciará o tratamento. Este pode assumir a forma de banho com luz colorida (a cor é absorvida pelos olhos, pela pele e pelo campo energético) ou com água solarizada, ou ainda usando caixas de luz com filtros coloridos, sedas coloridas e inclusive imposição de mãos com cores. Ele também o orientará quanto ao modo de usar a cor terapeuticamente no seu dia a dia – ingerindo alimentos de uma determinada cor, vestindo roupas de um matiz em particular ou mesmo mudando a decoração da sua casa.

Depois de uma sessão de cromoterapia, é comum o terapeuta sugerir que você procure ajuda extra, talvez na forma de determinados remédios, exercícios, respiração com cores, visualização e meditação, aromaterapia colorida, tratamentos com cristais e pedras preciosas, nutrição ou arteterapia.

Chakras

Segundo as filosofias orientais, existem sete centros de energia (chakras) localizados ao logo do tronco e na cabeça. Cada chakra está associado a uma das sete cores do arco-íris.

- **Vermelho** para o chakra raiz
- **Laranja** para o chakra do sacro
- **Amarelo** para o chakra do plexo solar
- **Verde** para o chakra do coração
- **Azul** para o chakra da garganta
- **Índigo** para o chakra do terceiro olho ou da fronte
- **Violeta** para o chakra da coroa

Para que a energia flua sem interrupção pelo corpo, os chakras devem estar em equilíbrio, com cada vórtice girando suavemente. Para alcançar esse equilíbrio, pode-se

Usa-se a cor também para restabelecer o equilíbrio do sistema de chakras do corpo.

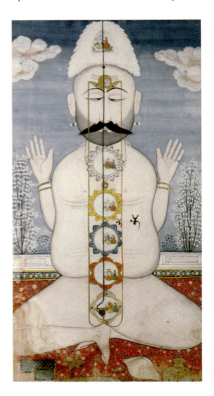

AUTOTRATAMENTO

A cor pode ser usada de muitas maneiras: na roupa que vestimos, no alimento que ingerimos, em visualizações, na arte e na contemplação da natureza em toda a sua beleza.

Você pode ajudar a si mesmo escolhendo com cuidado as cores que veste todos os dias: sentindo intuitivamente que qualidade ou energia você precisa para o dia e escolhendo a roupa correspondente. Do mesmo modo, decore a casa para criar a atmosfera que deseja para viver nela. Acolha as cores na arte e em todas as formas de beleza. Inclua cores em sua meditação, exercícios de respiração, posturas de yoga, vestimentas e visualizações.

A cromoterapeuta e autora Pamela Blake-Wilson diz, "Se você precisa de mais ação, escolha o vermelho para potência e força, pois o vermelho contém a energia criativa de que todos necessitamos para manifestar qualquer coisa. Para maior clareza, concentração e tomada de decisão, escolha o amarelo; mas se você se tornar rígido demais em seu modo de pensar, escolha as cores mais quentes para expandir a mente; e vice-versa, se for difícil concentrar-se. Quando há necessidade de mais equilíbrio e harmonia, escolha o verde; observe o mundo natural. Quando inseguro, o azul é como um manto de calma e proteção para intensificar o sentimento da compaixão; e para compreensão, escolha a cor rosa.

"Torne-se mais consciente da natureza, das estações, das cores dos vegetais, da cor e do sabor dos alimentos ao ingeri-los, digeri-los e deles nutrir-se. Essas são apenas umas poucas ideias de como a cor pode ajudá-lo. Há muito mais coisas a descobrir em cada cor e nas cores intermediárias."

usar a cor. Cada chakra está associado não só a uma cor, mas também a um órgão/problema de saúde e a certas qualidades (ver p. 276). Concentrando-se na cor específica e no chakra – especialmente durante a prática de yoga, por exemplo – você pode reequilibrar o sistema de chakras e restabelecer uma boa saúde.

Embora a natureza e o potencial da cor (que é a parte menor e visível do espectro eletromagnético) não sejam ainda plenamente entendidos, está claro que a cura física e psicológica ocorre depois de tratamento com cores. Sem dúvida, se você usar a cor com prudência em seu entorno, ela contribuirá para o seu bem-estar.

Algumas pessoas veem a aura do corpo (campo de energia que envolve o corpo) em cores; outras a veem na cor branca.

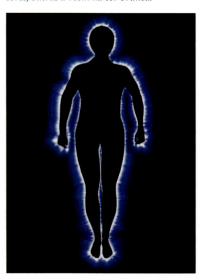

AURA-SOMA®

Lançada em 1984, a Aura-Soma® é uma ferramenta para crescimento pessoal e autodesenvolvimento. Ela é usada pelos que buscam uma nova direção pessoal, pelos que se encontram numa encruzilhada ou pelos que simplesmente desejam alcançar uma maior compreensão pessoal e espiritual com serenidade. Usando as energias visuais e não visuais da cor, a Aura-Soma® age com base no princípio de que "Você é as cores que escolhe". Ela se serve também da energia das ervas, dos óleos essenciais e dos extratos herbais, associada à energia dos cristais e das pedras preciosas.

Uma consulta de Aura-Soma® consiste em olhar uma grande e bem iluminada exposição de frascos em equilíbrio (não há um número exato), contendo líquidos de coloração semelhante que são escolhidos para refletir a alma. A cor de cima é uma mistura de cor natural, óleo de lótus, óleos essenciais e energias de cristal; a parte de baixo contém água com coloração natural, extratos herbais, energias de cristal e água do Chalice Well [Poço do Cálice] localizado em Glastonbury, Somerset, Reino Unido.

CROMOTERAPIA

Você escolhe quatro frascos em equilíbrio da exposição. Em seguida, com a mão esquerda, agita o frasco com vigor por alguns segundos, até que o óleo e a água se misturem numa emulsão. O ato de agitar estabelece um elo energético entre você e o frasco. O terapeuta de Aura-Soma® então interpreta a natureza da sua alma – e outros padrões emocionais, comportamentais ou espirituais subjacentes que você pode ter – a partir das cores que você escolheu. Com esses padrões, ele identifica como você se relaciona com o mundo, o que pode ser muito benéfico para o crescimento pessoal. Algumas pessoas aplicam na pele o líquido dos frascos escolhidos, massageando; outras põem algumas gotas na banheira; outras ainda preferem simplesmente ter os frascos por perto para qualquer eventualidade.

Numa consulta de Aura-Soma®, você se sentirá atraído pelos frascos com cores gêmeas correspondentes às suas necessidades.

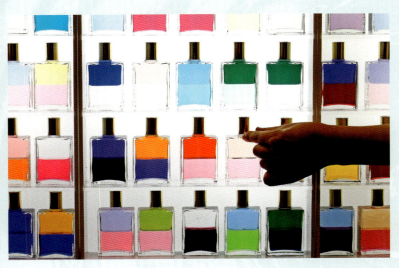

Iridologia

Conhecidos por muitos como "as janelas da alma", quem sabe ler os olhos pode dizer muita coisa sobre você. Durante séculos os chineses se basearam no tamanho, na forma e na aparência dos olhos para examinar aspectos da saúde. Na medicina ayurvédica, a cor dos olhos é um indicador do *dosha* ou constituição pessoal (ver p. 74).

No Ocidente, a iridologia consiste no exame e avaliação da íris para determinar fatores que podem ser importantes na prevenção e tratamento de doenças, bem como na manutenção da saúde em seu melhor momento.

Como as impressões digitais, a íris é pessoal e única, sendo que a esquerda pode ser diferente da direita. Dos mais de 7 bilhões de habitantes da Terra, nem um único sequer tem íris idênticas às suas. A sua íris é tão exclusiva, em conse-

Mapa reflexo da íris

Olho direito

Estômago — Cérebro — Olhos — Nariz
Orelha — Cólon — Intestino Delgado
Ombro
Pâncreas (x4)
Pulmão
Brônquios
Peito
Diafragma
Braço/Mão
Quadril
Ovários/Testículos — Reto — Pélvis — Perna/pé — Rim — Útero/Pênis

Olho esquerdo

Nariz — Olhos — Cérebro — Estômago
Intestino Delgado — Cólon
Dentes
Amígdalas
Garganta
Bronchia
Tiroide
Traqueia
Esôfago
Escápula
Diafragma
Costas
Espinha
Fígado
Bexiga — Útero/Pênis — Rim — Perna/pé — Pélvis — Reto
Orelha
Ombro
Aorta
Pulmão
Brônquios
Coração
Peito
Diafragma
Braço/Mão
Baço
Quadril
Ovários/Testícu

quência das variações de cor e textura (e, ainda mais importante, da distribuição de características diferenciáveis, como anéis, filamentos, sardas, estrias, fendas e áreas escuras), que os sistemas de segurança por reconhecimento da íris são aproximadamente dez vezes mais seguros do que os de segurança por identificação das digitais.

Numa perspectiva ampla, olhos baços ou injetados são em geral considerados como sinal de que a pessoa não está se sentindo bem, ao passo que brilho nos olhos é indicação de boa saúde ou alegria. No entanto, para o iridólogo profissional, os 200 ou mais sinais distintivos que podem ser identificados na íris média revelam muita coisa sobre a constituição e as condições de saúde atuais da pessoa.

O que esperar

Baseando-se num mapa reflexo da íris, o iridólogo divide o olho em 12 seções, cada uma correspondendo a uma área/órgão do corpo (à seme-

O mapa reflexo da íris mostra a íris de ambos os olhos e as áreas correspondentes a outras regiões/órgãos do corpo.

lhança da reflexologia, ver p. 64), e as examina com uma lente de aumento para formar um diagnóstico. Com o diagnóstico em mãos, ele lhe expõe os possíveis problemas de saúde, em geral considerados como probabilidade genérica – o que significa que o diagnóstico não é definitivo, mas reflete fortes "predisposições" devidas à sua herança genética. A iridologia pode ajudá-lo a tomar medidas preventivas, evitando assim o que pode se manifestar como problemas futuros. Basicamente, sabendo que existe uma forte probabilidade de que certas doenças estejam presentes em sua constituição genética, você pode fazer escolhas apropriadas de estilo de vida, de terapias, e assim por diante.

Outro aspecto é a cor do olho, que influencia o seu modo de ser fisiológico e comportamental. Os três tipos constitutivos básicos de íris consistem em duas cores "puras" (ou seja, azul e castanho) e uma mista (isto é, verde ou marrom). A cor do olho, que é uma característica herdada geneticamente, determina o seu tipo constitucional e as forças e fraquezas inerentes desse

CURA ATRAVÉS DOS SENTIDOS

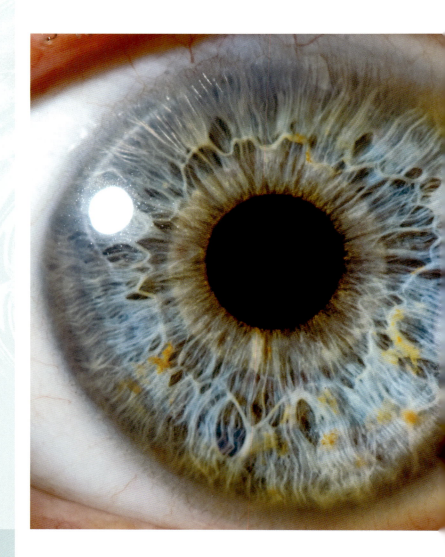

tipo. O livro de Peter Jackson-Main, *Practical Iridology*, explica a que moléstias cada tipo constitutivo tende e oferece orientações sobre o melhor modo de viver com sua constituição particular, além de sugestões sobre alimentação, atividades que favoreçam a saúde e exercícios.

Outro indicador que o iridólogo pode usar para descobrir seus pontos fortes, fracos, oportunidades e ameaças (relativas à sua saúde física e mental) é o tamanho proporcional da pupila em relação à íris. Essa avaliação pode indicar se você é um tipo extrovertido ou introvertido e o efeito prático que isso pode exercer sobre o seu sistema nervoso.

O aspecto seguinte a levar em consideração é a estrutura da íris. Novamente, você será incluído numa determinada categoria estrutural, o que tem uma grande

Um iridólogo se vale de vários indicadores presentes nos olhos para determinar o seu tipo constitutivo e os pontos fortes e fracos que você possa ter.

O OLHO DOMINANTE

A íris direita tem relação principalmente com a contribuição genética do pai; a íris esquerda, com a da mãe. A íris que apresentar os sinais mais marcantes é a dominante – assim, se a íris dominante do paciente for a direita, os genes mais influentes são os do pai.

influência sobre o seu tipo constitutivo. *Practical Iridology* esquematiza o sistema de classificação que diferencia tipos estruturais comuns e seus significados, em termos de função fisiológica e de comportamento energético do corpo.

Levando em consideração todos os fatores acima, a iridologia possibilita ao praticante fazer uma avaliação da saúde e, a partir dela, determinar sua constituição pessoal e orientá-lo a evitar possíveis problemas de saúde.

A iridologia apenas realiza uma análise da situação e, como tal, é provável que uma única consulta seja suficiente. Ela não constitui uma terapia em si mesma. Em geral, em paralelo à iridologia, o praticante desenvolve uma terapia alternativa – talvez medicina herbal, homeopatia, naturopatia, nutrição e outras. Alguns médicos convencionais também adotam a iridologia.

Em cada continente, centros de pesquisa excelentes no campo da iridologia investigam hoje o uso de diminutos raios de luz, dirigidos a pontos específicos da íris, para estimular os órgãos do corpo correlatos desses pontos no mapa reflexo. Isso sugere a possibilidade de que os terminais nervosos na íris de algum modo transfiram energia (na forma de "luz") para os órgãos do corpo a que estão reflexologicamente relacionados.

COMENTÁRIOS

A esclerologia é outra técnica adotada para avaliar a saúde através de sinais visíveis especificamente no branco dos olhos.

Olhos verdes não são de fato verdes. A cor básica da íris é azul ou cinza, e sobre essa cor se estende uma fina camada de pigmento amarelo ou marrom-claro, que o observador vê como verde.

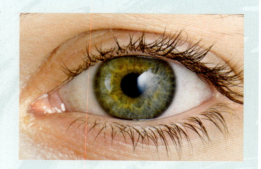

Na esclerologia, o terapeuta examina o branco dos olhos, não a íris.

Método Bates

A maioria dos sistemas de recuperação da visão tem como base o trabalho do Dr. W. H. Bates (1860-1931), um oftalmologista que trabalhava na New York Eye and Ear Infirmary no início do século XX. Ao longo de sua atividade, examinando 30 mil pares de olhos por ano, ele observou uma considerável variação na capacidade de focalização medida dos indivíduos. Essas observações contradiziam a crença predominante segundo a qual problemas de foco eram estáticos e só podiam ser "corrigidos" com o uso de lentes.

Bates desenvolveu um sistema de exercícios para os músculos que envolvem os olhos, e em pouco tempo já dispensava o uso de óculos, incentivando as pessoas a relaxar e a curar sua miopia. Ele teve estudos de caso publicados em diversas revistas médicas, e em 1911 trabalhava com as escolas para prevenir o desenvolvimento da miopia por parte dos alunos.

Em 1920, o Dr. Bates publicou o livro original para recuperação da visão, *The Cure of Imperfect Sight by Treatment Without Glasses*, também conhecido como *Perefct Sight Without Glasses*.

História

O processo de ajuste do foco do olho para ver um objeto com nitidez é chamado de "acomodação". Na época do Dr. Bates, aceitava-se em geral a ideia de que a acomodação era feita pela "lente cristalina" (uma pequena esfera gelatinosa dentro do olho) que alterava seu formato sob o controle de um anel muscular chamado "músculo ciliar".

Essa crença fora propagada pelo físico inglês Thomas Young cem anos antes. Young observou o reflexo de uma vela na córnea (uma janela transparente curva na parte anterior do olho) e outro na lente cristalina, e percebeu que a lente alterava suas dimensões e sua forma para possibilitar a focalização do olho. Na década de 1850, Hermann von Helmholtz e outros comprovaram a exatidão das observações de Young. O Dr. Bates, porém, deu a sua própria explicação para as descobertas de Young.

A catarata (um embaçamento da lente cristalina que obscurece a visão) é tratada removendo-se a lente. O Dr. Bates observou que alguns pacientes de catarata eram capazes de acomodar (encontrar o foco para um objeto) apesar da ausência da lente cristalina. Para ele, isso sig-

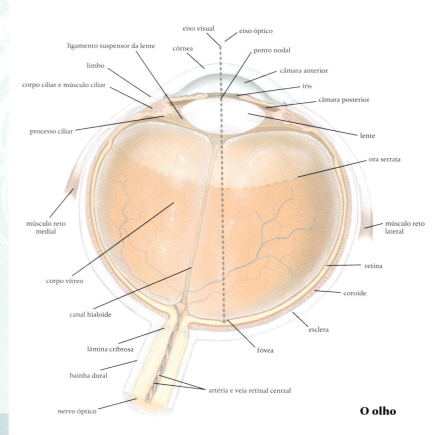

O olho

nificava que a lente não estava envolvida no processo de acomodação. Ele passou a acreditar que os músculos externos do olho, que dirigem o olhar, também alteravam o comprimento do globo ocular para efetuar a acomodação, e que esses músculos eram responsáveis pela miopia. Ao contestar o modelo até então aceito, Bates foi alijado do *establishment*, tendo seu trabalho e métodos desdenhados. Com isso, muitos aperfeiçoamentos na área oftalmológica deixaram de ser feitos, para desvantagem de milhares de pacientes. Essa ruptura persistiu por quase um século.

Noções básicas da visão

O objetivo do olho é formar a imagem de um objeto externo na retina sensível à luz localizada no fundo do olho. Para que isso aconteça, a córnea, na função de lente, provoca uma curvatura da luz, que então passa pela pupila, que ajusta a luminosidade, e tem sua curvatura acentuada pela lente cristalina para formar a imagem.

A lente cristalina é flexível e é levada a assumir uma forma mais achatada pelas fibras que a puxam para fora em toda sua borda. As fibras são controladas pelo músculo ciliar em forma de anel. Ao se contrair, o músculo ciliar libera a tensão da lente, permitindo que ela se expanda para imprimir intensidade de foco extra para focalização próxima. Quando o músculo ciliar volta a relaxar contra o globo ocular, as fibras se esticam com firmeza, achatando a lente e reduzindo sua capacidade de focalizar, de modo a focar objetos distantes. Para saber onde focar, o olho usa antes informações da convergência dos olhos para encontrar um foco aproximado; em seguida ele move um pouco seu foco de um lado para outro para descobrir o ponto que oferece a imagem mais nítida e então se movimenta nessa direção.

Ilustração representando a anatomia do olho. O método do Dr. Bates adota uma série de exercícios para treinar os músculos oculares.

ÓCULOS RETICULADOS

Quando o olho se depara com uma imagem embaçada, ele movimenta o foco para um lado e outro em busca da imagem mais nítida. Se a imagem aparece muito borrada, ele não sabe em que lado se fixar. Se a opacidade é levemente reduzida, olhando por um furinho, o olho consegue então encontrar uma imagem mais nítida numa direção e continua se movimentando nesse sentido até encontrar a imagem mais nítida.

Esse é o princípio dos "óculos reticulados", constituídos por uma tela com muitos pequenos furos fixada numa armação ocular. O fato de olhar através dos furinhos estimula os olhos a focar além do seu alcance habitual.

Para presbiopia (a perda da capacidade do olho de focar objetos próximos com o avanço da idade), alguns minutos de leitura todos os dias com óculos reticulados podem exercitar e fortalecer o músculo ciliar para superar a rigidez crescente da lente, recuperando assim a capacidade de acomodação perdida e a habilidade de focar de perto.

Para miopia, o uso de óculos reticulados para focar a distâncias maiores do que é normalmente possível relaxa profundamente o músculo ciliar circular e tensiona de modo correspondente as fibras longitudinais. Se essa técnica é praticada imediatamente antes de dormir, os olhos tendem a se manter nesse estado durante a noite, acelerando assim a recuperação. Sem surpresas, os óculos reticulados se popularizaram entre os oftalmologistas, que os prescrevem aos seus clientes com relativa frequência.

O princípio geral associado ao uso de óculos reticulados é que eles o ajudem a focar em situações em que você normalmente tem algum problema. Se você tem dificuldade de ver letras impressas pequenas, use-os para ler por 15 minutos por dia; em algumas semanas, você terá mais facilidade para vê-las novamente. Inversamente, se você não consegue ver coisas a distância, use óculos reticulados para assistir à televisão ou enquanto descansa na varanda de casa. O mais importante é lembrar-se de relaxar.

*Olhar pelos furinhos dos óculos reticulados estimula
os olhos a focar além do seu alcance habitual.*

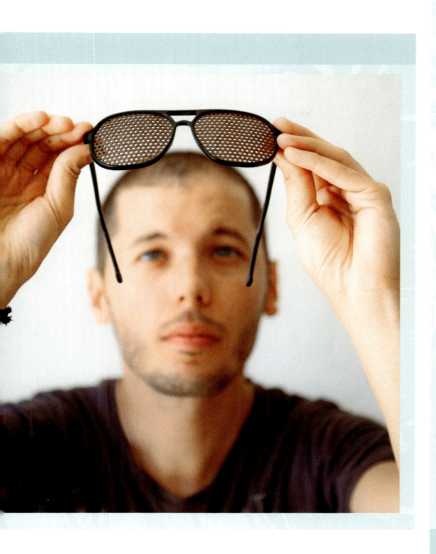

MÉTODO BATES

RELAXAMENTO

O que todos os sistemas de melhora da visão para miopia têm em comum são prescrições reduzidas e relaxamento. Prescrição reduzida significa que o olho não tem necessidade de trabalhar muito para focar perto; as fibras circulares do músculo ciliar são mais relaxadas e as fibras longitudinais são mais tensas (ver Noções básicas da visão na p. 187).

Uma atitude relaxada para ver contrapõe-se à tendência de "tentar" focar a distância, o que pode ser contraproducente. O relaxamento das fibras circulares pode proporcionar alguma melhora imediata à visão para longe, enquanto o tensionamento das fibras longitudinais causa a longo prazo diminuição do globo ocular, reduzindo assim a miopia.

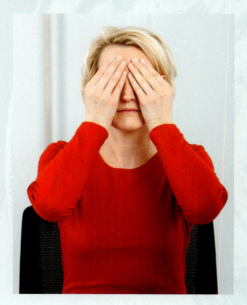

Um exercício de relaxamento para os olhos é a "empalmação" (*palming*), usada no yoga. Consiste em cobrir os olhos com as mãos em concha para bloquear a luz. No escuro, o olho reverte para foco escuro ou "acomodação tônica", que no olho normal é em torno de 1,5 m de distância; esse é o estado de descanso natural do olho.

A empalmação é uma técnica usada no yoga para ajudar os olhos a relaxar e reverter para sua acomodação normal.

Terapia do som

Como muitas metodologias complementares e da medicina alternativa, o som como ferramenta terapêutica existe há milhares de anos. Atualmente, esse recurso está ressurgindo e, com o número crescente de pesquisas e desenvolvimento nessa área, as razões que levam o som a ser tão eficaz na melhora da saúde e do bem-estar começam a ser mais compreendidas.

Dois são os ramos principais desse campo: terapia do som e cura pelo som. Ambas se baseiam no uso do som com objetivos terapêuticos. De acordo com Simon Heather do College of Sound Healing, "A cura pelo som é a aplicação terapêutica das frequências do som ao corpo/mente da pessoa com a intenção de levá-la a um estado de harmonia e saúde".

Liz Cooper, da Academia Britânica de Terapia do Som (BAST, na si-

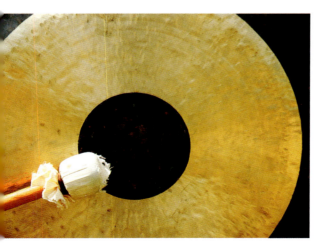

O som pode gerar a "inquirição reflexiva" e aumentar nossa autoconsciência.

gla em inglês), descreve o seu método de terapia do som como "sons, instrumentos e técnicas cuidadosamente considerados que afetam a fisiologia, a neurologia e a psicologia, ao lado de um método conhecido como 'inquirição reflexiva', que possibilita um relacionamento profundo e um aumento do nível de autoconsciência a ser alcançado". Essa combinação, conhecida como "método BAST", permite ao cliente apreender melhor seu processo de "totalização" pessoal, tendo-se mostrado eficaz na melhora da saúde e do bem-estar.

A terapia do som comporta diferentes abordagens. Por exemplo, alguns terapeutas usam frequências específicas para determinadas regiões do corpo, enquanto outros deixam que o som encontre seu ponto de ressonância; alguns usam equipamentos eletrônicos para produzir sons, outros preferem apenas instrumentos "acústicos".

No canto tradicional e na entoação de mantras, a vibração do som místico "Om" está próxima da frequência da Terra ao orbitar em torno do Sol.

História

O som vem sendo usado há milhares de anos como ferramenta poderosa e eficiente para ajudar a melhorar a saúde e o bem-estar. Muitas histórias da criação narram que o mundo foi criado com o som. Mestres das antigas escolas e curandeiros de inúmeras culturas em todo o mundo compreenderam o verdadeiro poder do som para promover a cura e a transformação; eles se beneficiavam desse poder incluindo sons harmoniosos produzidos por instrumentos musicais tradicionais, entoações e mantras (uma palavra ou som repetidos para favorecer a concentração) em sua

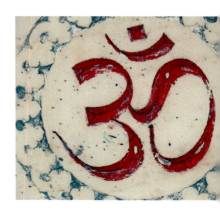

prática espiritual para restaurar o adequado equilíbrio entre mente, corpo e espírito.

Em épocas mais recentes, avanços nas ciências proporcionaram auxílio valioso e percepção renovada com relação a essas antigas técnicas, com a terapia do som tornando-se cada vez mais aceita no mundo inteiro.

A quem beneficia

Acredita-se que a terapia do som não só ameniza a doença física, mas também ajuda a equilibrar as emoções e a aquietar uma mente agitada. A maioria das pessoas se sente calma e relaxada depois de um tratamento, e para algumas essa sensação perdura por vários dias. Além disso, também podem ser indicados exercícios a ser praticados no período entre tratamentos. Hoje, praticamente todos concordam que a maioria das doenças está relacionada ao estresse. Por isso, metodologias de tratamento como terapia do som e cura pelo som, que promovem o relaxamento e ajudam a reduzir o estresse, podem ser formas muito eficazes para prevenir e tratar doenças. Um estudo recente conduzido pela BAST descobriu que 95% dos pacientes que sofriam de distúrbios associados ao estresse sentiam uma intensificação do estado de calma e uma redução do estresse após uma sessão de tratamento, o que ajuda a pessoa a relaxar profundamente, alcançando um estado alte-

TONS DE SOLFEJO

Existem algumas teorias muito interessantes sobre o modo como certas frequências estão poderosamente conectadas com o corpo humano. O terapeuta do som Tim Weather é um dos que têm um interesse particular pelos tons de solfejo, muito usados hoje em sua música. As frequências de Solfeggio compõem a escala musical hexafônica (seis tons) original usada na música sacra antiga. Para o Dr. Leonard Horowitz, a frequência de 528 Hz é essencial para a "matriz matemática da criação", acreditando-se que ela ressoe no coração de todas as coisas, ajudando-nos a acalmar a mente e a ligar-nos ao Divino.

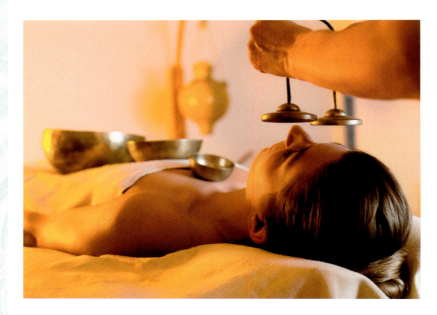

rado de consciência semelhante meditação profunda.

Outro estudo preliminar realizado pela BAST mediu os efeitos da terapia do som sobre o sistema nervoso autônomo (SNA). Os clientes foram conectados a uma máquina (semelhante a um detector de mentira) que monitorava reações ao estresse. Cada cliente demonstrou uma redução geral na estimulação do SNA em comparação com o grupo de controle, que permaneceu

Terapeutas do som empregam os mais diferentes instrumentos durante um tratamento, entre eles sinos, tigelas/taças (orins) e gongos.

deitado, relaxando. Esse estudo consolidou os achados de outra pesquisa – a de que a terapia do som exerce um efeito profundamente calmante sobre clientes estressados.

Terapeutas do som vêm trabalhando com pessoas com problemas de fertilidade, dores crônicas, câncer, doenças associadas ao estresse, síndrome do intestino irritável (SII), encefalomielite miálgica (EM), tinido, depressão branda, ansiedade, artrite e muitos outros. A terapia do som também pode ser aplicada como medida preventiva para impedir a manifestação de doenças e enfermidades futuras.

O que esperar

No início da sessão, o terapeuta perguntará ao cliente sobre seu histórico médico e sobre problemas de saúde do momento. Em seguida, adaptará o tratamento às respostas obtidas, usando sons relaxantes ou estimulantes, dependendo das necessidades do cliente. Gongos, tambores, sinos, tigelas, diapasões e a voz humana são todos instrumentos à disposição do praticante.

Após o tratamento, o cliente é convidado a dar o seu depoimento sobre a experiência, sendo também possível que o terapeuta lhe faça uma série de perguntas com o objetivo de ajudá-lo a compreender melhor os motivos dos seus sintomas atuais e a adotar procedimentos que estimulem o seu bem-estar. É bastante comum os clientes sentirem a liberação de bloqueios e melhoras marcantes em seus sintomas; outros testemunham que os efeitos se prolongam por vários dias.

Formação

O interessado pode frequentar cursos de formação em todo o mundo, cursos esses que via de regra oferecem fundamentos sólidos com base em pesquisas e princípios científicos que dão sustentação às metodologias mais atualizadas e eficazes. Você pode seguir um sistema de vários graus de qualificação, desde o nível de terapeuta, passando pelo nível profissional, até chegar ao nível de especialista.

COMENTÁRIO

A medicina moderna utiliza hoje máquinas que emitem frequências sonoras capazes de quebrar cálculos renais e biliares. Esse processo é muito bem-sucedido, oferecendo resultados favoráveis em questão de uma ou duas horas.

TONS PINEAIS

Tons pineais (Pineal Toning) é um sistema esotérico de 24 sequências de tons vogais específicos que propiciam o acesso a níveis de consciência mais profundos. Acredita-se que esses tons antigos e sagrados, reminiscentes dos cantos tibetanos, operem num nível celular para promover a cura e a recuperação. As ressonâncias vibratórias usadas nesse sistema ativam a glândula pineal (daí o nome), despertam a sua intuição e estimulam a capacidade natural do corpo para curar a si mesmo. Trata-se de uma técnica antiga e poderosa, acessível a todos, independentemente da habilidade vocal.

Acredita-se que a ativação da glândula pineal corresponda ao lendário desabrochar do Lótus de Mil Pétalas, ou iluminação espiritual – em que a remoção de cada pétala representa um passo no caminho de uma maior conscientização.

O Lótus de Mil Pétalas é sinônimo da glândula pineal que, quando estimulada, pode despertar a intuição e promover a cura de si mesmo.

Hidroterapia

Um tratamento hidroterápico utiliza a água para tratar inúmeros problemas de saúde, como artrite e reumatismo. Um hidroterapeuta recomendará exercícios especiais a ser praticados numa piscina com água quente (mais quente do que a de uma piscina normal).

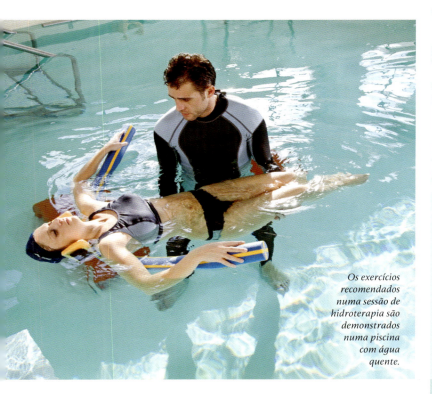

Os exercícios recomendados numa sessão de hidroterapia são demonstrados numa piscina com água quente.

A quem beneficia

A hidroterapia é bastante usada para aliviar dores diversas, sendo muito popular entre os que sofrem de artrite e de outros males articulares e musculares. Estudos científicos mostram que a hidroterapia melhora a resistência e o preparo físico geral, revelando-se um dos tratamentos mais seguros para artrite e dores lombares.

O que esperar

A hidroterapia acredita nas propriedades físicas da água, como temperatura e pressão, para produzir mudanças terapêuticas – por exemplo, estimular a circulação sanguínea e tratar os sintomas de algumas doenças. Atualmente, ela emprega jatos de água, massagem subaquática e banhos minerais, podendo também incluir jato escocês

Exercícios de resistência na piscina são benéficos para os que sofrem de artrite, de dores nas articulações e de problemas musculares.

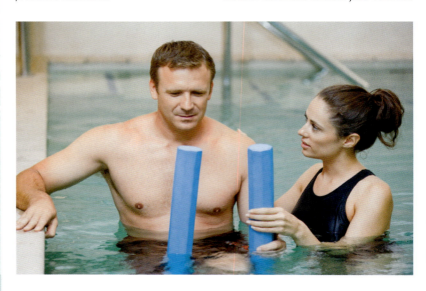

(Scotch Hose) (fortes jatos de água quente e fria, alternados), ducha suíça (múltiplos jatos de água lançados do alto e das laterais), talassoterapia (banhos em água do mar) e possivelmente hidromassagem, banhos quentes, *jacuzzis* e imersão em água fria. A hidroterapia difere da hidroginástica, que pode ser extenuante, dado que em geral requer movimentos lentos e controlados e relaxamento.

Em sua maioria, as pessoas recorrem à hidroterapia na condição de pacientes externos no departamento de fisioterapia de um hospital, onde um especialista explicará como realizar os exercícios. Cada exercício pode ser programado especificamente para o paciente, dependendo dos sintomas apresentados.

Antes de iniciar a sessão, você provavelmente fará uma entrevista com um fisioterapeuta para dar informações sobre a sua saúde de modo geral e sobre algum problema específico, com o objetivo de avaliar as suas necessidades. Com essas informações e com os dados fornecidos por seu médico, o fisioterapeuta decidirá se a hidroterapia é uma boa opção para o seu caso. Essa avaliação inicial ocupa em torno de 30-45 minutos.

A série completa do tratamento se dará ao longo de 5, 6 ou mais sessões de 30 minutos cada uma. Se o hospital da sua cidade não tiver uma piscina de hidroterapia, então você deverá procurar uma clínica de fisioterapia que tenha.

Minerais curativos

Muitas culturas acreditam que as águas minerais, por seu conteúdo mineral, possuem qualidades curativas; por isso, em alguns países europeus, a hidroterapia é feita nessas águas. Embora algumas pesquisas sustentem que o conteúdo mineral da água é irrelevante, outras mostram que a hidroterapia oferece grandes benefícios à saúde, qualquer que seja a água utilizada. Certa vez, fiz hidroterapia em Évian-les-Bains, na França, e os efeitos terapêuticos tanto dos tratamentos como das águas termais foram extraordinários.

PERFIL DO TERAPEUTA

Nos anos 1990, o **Dr. Masaru Emoto** (1943-2014), um terapeuta japonês de medicina alternativa pouco conhecido, tomou a decisão de tentar compreender o mistério da água, o que o levou à descoberta revolucionária de que a água está profundamente vinculada à nossa consciência individual e coletiva. Os seus experimentos com cristais de água gelada, com fotografia de alta velocidade, resultaram na surpreendente revelação de que a água é dotada da capacidade de absorver sentimentos e emoções humanas e, inversamente, de ser intensamente influenciada por eles.

As fotografias de cristais de água revelaram a receptividade da água ao que ele chama de *Hado* – ou seja, sons, pensamentos, palavras e imagens. Ele descobriu que a água exposta a palavras afetuosas e positivas (como "Amo você", "Obrigado", "Anjo") ou a melodias harmoniosas (como a música de Mozart ou de Beethoven) formava cristais primorosamente modelados e brilhantes, ao passo que a água exposta a palavras e pensamentos negativos (como "Imbecil", "Você me aborrece", "Diabo") ou música dissonante (como *heavy metal*) formava cris-

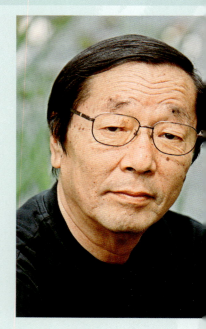

O Dr. Masaru Emoto conduziu experimentos com cristais de água que mostraram que as emoções humanas e as palavras têm um impacto poderoso sobre a estrutura molecular da água.

tais fragmentados e malformados. Assim, a vibração de boas palavras exerce um efeito positivo e a de palavras negativas tem o poder de destruir.

Os seres humanos são 70% água – como a própria Terra –, de modo que se expressamos amor e boa vontade conscientemente, podemos curar tanto a nós mesmos como o planeta. Por sermos assim constituídos, Emoto acreditava que as revelações dos seus experimentos com a água podiam também ser aplicadas aos seres humanos. Ele disse, "Os humanos tendem a esquecer as coisas quando envelhecem. A ciência moderna ainda desconhece as razões por que isso acontece. O que os cientistas sabem é que a quantidade de água existente no corpo reduz à medida que um humano avança em idade. Considerando que a água é dotada de "memória", pode-se entender o motivo desse fenômeno (a tendência das pessoas a esquecer). Quando envelhecem, as pessoas esquecem mais porque têm menos água no cérebro".

Além disso, seus experimentos mostraram que os cristais de água mais belos se formam, produzindo um brilho diamantino, quando expostos às palavras "amor e gratidão". Essa descoberta se reveste de implicações surpreendentes, revelando a delicadeza da alma humana e o impacto que o amor e a gratidão podem exercer sobre o mundo. O Dr. Emoto acreditava que "amor e gratidão" é a mensagem fundamental da água e o princípio do universo doador de vida. Segundo ele, se os seres humanos encherem o seu coração de amor e gratidão, poderemos recuperar a beleza da Terra.

Incansável defensor da paz com relação à água (ver "Projeto da Paz", na p. 202), o Dr. Emoto foi Presidente Emérito da International Water for Life Foundation.

COMO CRISTAIS DE ÁGUA SÃO FOTOGRAFADOS

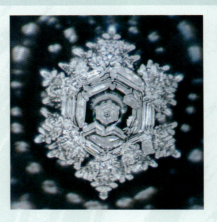

Cristais de gelo alteraram a forma dependendo da natureza das palavras pronunciadas sobre eles.

Sendo instável, a água está sempre em constante e rápida mudança. O pesquisador pinga gotas de água sobre placas de Petri e as coloca num freezer, a uma temperatura negativa de 25-30 °C, durante três horas. Os cristais assim obtidos são então postos sob o microscópio para ser fotografados com uma lente de aumento de 200-500 vezes. As fotos são tiradas dentro de uma câmara frigorífica mantida a 15 °C para capturar a estrutura e o brilho dos cristais.

PROJETO DE PAZ

Depois que as Nações Unidas promulgaram a Década Internacional de Ação "Água para a Vida" (2005-2015), que conclamava os cidadãos do mundo inteiro a assumir responsabilidade pela aquisição de conhecimento sobre tudo o que envolve a água, o Dr. Emoto fundou o Projeto de Paz Emoto para promover a paz no mundo através da educação das crianças. Como parte do projeto, ele escreveu um livro infantil intitulado *The Message of Water* para mostrar a necessidade de proteger a água e compartilhar sua mensagem de esperança e encorajamento. Ele se comprometeu a distribuir exemplares do livro gratuitamente a 650 milhões de crianças em todo o mundo. Até o momento, os livros foram entregues a crianças em mais de 30 países, traduzido em muitas línguas. Você pode baixá-lo sem custos, em inglês, do *website* do Dr. Emoto (ver p. 388).

Terapia da luz

A terapia da luz, também conhecida como fototerapia, usa comprimentos de onda de luz específicos para tratar doenças de pele, como psoríase e eczema, transtorno afetivo sazonal (TAS) e icterícia infantil. Embora essa modalidade terapêutica tenha condições de curar completamente muitas afecções da pele, a cura em geral não é permanente.

A luz natural do sol, a radiação ultravioleta, é benéfica para muitas inflamações da pele. A terapia da luz utiliza máquinas para reproduzir essa radiação, dirigindo-a para todo o corpo (no caso de TAS) ou para a área que precisa ser tratada (no caso de problemas cutâneos).

Tipos de terapia da luz

A luz ultravioleta é composta de comprimentos de onda ultravioleta A (UVA) e ultravioleta B (UVB), ambas usadas na terapia da luz.

- A **terapia UVA** em si é responsável pelo bronzeamento da pele, mas não beneficia afecções da pele. Para ser eficaz para doenças de pele, UVA precisa ser aplicada com uma substância química (psoraleno), que aumenta a sensibilidade da pele à luz. Essa combinação ficou conhecida como tratamento intensivo PUVA, usado nos casos em que a terapia UVA não apresenta os resultados esperados (ver p. 93).

- A **terapia UVB** em geral combina UVB de espectro amplo e UVB de espectro estreito. Porém, como o espectro reduzido do UVB de banda estreita evita alguns dos comprimentos de onda mais

ADVERTÊNCIA

PUVA não é indicado para uso em crianças ou durante a gestação.

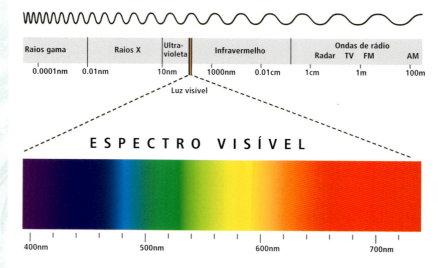

prejudiciais, a opção preferida atualmente é usar só ele. O UVB de banda estreita tem a vantagem de ser mais intenso do que o UVB de amplo espectro, podendo assim reduzir o tempo de tratamento.

A quem beneficia
O tratamento UVB é indicado para adultos e crianças, mas estas devem ficar de pé ou sentadas durante a sessão. Também é seguro durante a gravidez.

Acima O espectro total dos comprimentos de onda da luz.

Página oposta Um fototerapeuta lhe aplicará o tratamento PUVA.

O que esperar
Em geral, você será convidado a ingerir um comprimido de psoraleno duas horas antes de começar o tratamento PUVA. Há também a opção de acrescentar uma forma de psoraleno na água de banho – com o inconveniente de que você terá de tomar banho no hospital. O

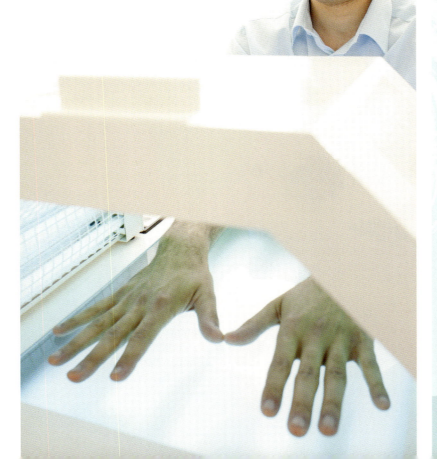

TERAPIA DA LUZ

PRECAUÇÕES

Durante um tratamento com fototerapia, evite expor-se à luz solar; também não coloque na pele nada que possa intensificar os efeitos da luz. O seu médico o orientará a:

- Cobrir a pele quando em contato com a luz solar e a não usar espreguiçadeira.
- Não ingerir alimentos que contenham psoraleno (entre eles aipo, cenouras, figos, frutas cítricas, pastinaca e salsa), que podem aumentar a sua sensibilidade à luz ultravioleta.
- Não usar produtos perfumados, cremes, unguentos e loções, a menos que o pessoal do hospital lhe dê orientações em contrário.
- Não cortar o cabelo durante uma série de tratamentos, para não expor a pele até então protegida pelo cabelo.

mercado oferece psoraleno também na forma de creme ou gel para tratar pequenas áreas da pele.

É provável que você terá de dirigir-se ao hospital local, onde um fototerapeuta habilitado lhe aplicará o tratamento depois de um dermatologista ter determinado a dosagem correta de acordo com o seu tipo de pele e com a sua tendência a sofrer os efeitos da luz solar. Para avaliar a dose inicial, um teste com luz ultravioleta pode ser aplicado numa pequena área da pele.

Apenas com a roupa de baixo, você receberá óculos especiais que protegerão os olhos durante o tratamento. Talvez você receba também filtro solar para colocar em certas partes da pele, inclusive no pescoço, lábios e mamilos. Tubos fluorescentes colocados em cabines especialmente projetadas produzem a luz ultravioleta, e no início você só será exposto por menos de 1 minuto. À medida que o tratamento avança, a duração pode aumentar para até alguns minutos, dependendo da sua reação.

Após um tratamento PUVA é aconselhável usar óculos escuros protetores de UV por 24 horas de-

ADVERTÊNCIAS

Os riscos de câncer e de envelhecimento precoce da pele podem aumentar depois de repetidas sessões de UVB e PUVA, do mesmo modo que aumentariam com a exposição prolongada aos raios do sol. Quanto maior o número de sessões, tanto maior o risco, de modo que o seu dermatologista deve estar atento a que o número de sessões UVB ou PUVA se restrinja ao mínimo necessário para produzir um efeito benéfico.

O uso de óculos de proteção reduz o risco de lesões aos olhos provocadas por PUVA.

Não se esqueça de informar à equipe do hospital todo novo medicamento que você tenha começado a tomar – mesmo remédios herbais –, pois podem tornar sua pele mais sensível à luz.

Caso esteja usando psoraleno, você pode sentir náuseas.

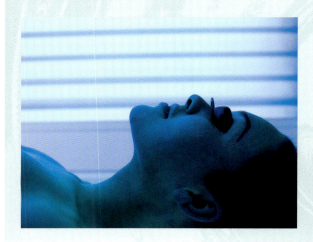

Durante um tratamento PUVA, use óculos escuros para proteger os olhos.

TRANSTORNO AFETIVO SAZONAL

A terapia da luz pode melhorar de modo considerável a disposição de ânimo de pessoas com TAS. O procedimento consiste em sentar na frente (ou embaixo) de uma caixa de iluminação, em geral na própria residência. Essas caixas contêm lâmpadas que emitem luz brilhante; estão à venda em vários estilos, inclusive como lâmpadas de mesa e arandelas.

A eficácia das caixas de iluminação varia; por isso, antes de escolher a mais apropriada para tratar o TAS, verifique se há comprovação médica de que é eficiente para esse fim e se é produzida por uma empresa autorizada e idônea, que também deve ter sido objeto de pesquisas suas para dissipar qualquer possível dúvida. A Seasonal Affective Disorder Association (ver p. 388) dispõe de listas de fabricantes recomendados.

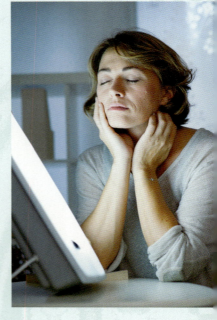

Lâmpadas especiais que produzem luz brilhante ajudam a combater o TAS.

Por estimular a luz solar nos meses de inverno, acredita-se que a terapia da luz aumenta a produção de serotonina (hormônio estimulante do humor) e reduz a produção de melatonina (hormônio indutor do sono), combatendo assim os efeitos do TAS. No entanto, isso só é verdade se o TAS é causado pela falta de luz, que é a crença generalizada atual sobre esse transtorno.

pois de ter ingerido psoraleno (porque o psoraleno aumenta a sensibilidade à luz nos olhos e na pele), e para resguardar a pele quando estiver fora de casa ou perto de uma janela.

Você precisará dirigir-se ao hospital duas ou três vezes por semana, calculando-se que o tratamento completo implicará 15-30 sessões. Embora seja possível em alguns países aplicar certas formas de terapia da luz em casa, há preocupações com relação à segurança. Onde a fototerapia residencial é uma opção, você em geral começa o tratamento no hospital e continua em casa. Todavia, é essencial seguir minuciosamente as instruções do dermatologista e fazer exames regulares. Obtenha as informações necessárias com o seu terapeuta.

COMENTÁRIOS

Solários populares não constituem um tratamento eficaz para problemas de pele, porque produzem uma combinação de luz predominantemente UVA e pequena porção de UVB, que, sem psoraleno (PUVA), não é eficaz para esses problemas.

Antes da década de 1960, bebês prematuros corriam riscos devido à icterícia. Em 1958, porém, R. J. Cremer escreveu um artigo em que dizia que em vez de curar a doença com transfusão de sangue (a prática da época), tudo o que se tinha a fazer era expor-se à luz, uma vez que o espectro total ou a luz azul decompõe o excesso de bilirrubina. Pigmento amarelado encontrado no sangue e nas fezes, a bilirrubina é processada no fígado, excretada no ducto biliar e armazenada na vesícula biliar, de onde é liberada para o intestino delgado como bile, para ajudar a digerir gorduras.

Essências florais, nova geração

Embora as pessoas usem remédios florais desde os tempos antigos para promover a cura emocional e espiritual, apenas recentemente uma nova geração de especialistas em essências florais vem renovando essa terapia de cura e chamando a atenção para as poderosas essências florais de alta vibração.

COMENTÁRIO

Recentemente, o pesquisador e produtor de essências florais alemão Andreas Korte inovou seu próprio método ecológico de preservar a energia das flores na água. Ele também descobriu algumas orquídeas de rara beleza na floresta amazônica.

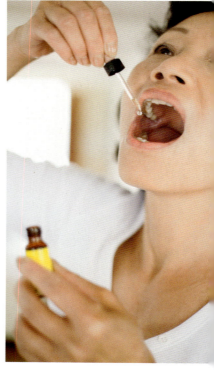

As essências florais são em geral ingeridas pingando algumas gotas da tintura debaixo da língua.

PERFIL DO TERAPEUTA

Clare G. Harvey é uma especialista mundial em remédios florais que tive o prazer de conhecer e entrevistar muitas vezes. Terapeuta de terceira geração, ela desenvolveu suas habilidades com a avó, que por sua vez aprendeu a trabalhar com remédios florais com o médico e homeopata britânico Dr. Edward Bach (ver quadro na p. 213), de quem os Remédios Florais de Bach derivam o nome.

Clare é consultora de essências florais há 25 anos, antes na London's Hale Clinic e no Centre for Complementary and Integrated Medicine, e no momento na sua própria clínica, na rua Harley, em Londres. Ela dirige a IFVM Flower School, com cursos de formação profissional em remédios florais; é proprietária de uma empresa de distribuição chamada Flowersense, que fornece remédios para as principais cadeias de alimentação saudável; e acabou de lançar seu próprio *website* educativo (ver p. 389).

Clare diz, "Sou apaixonada pelas flores. Pode-se usá-las com qualquer coisa: com homeopatia, ou mesmo com outros remédios. Elas também são versáteis e amigáveis ao usuário. O corpo absorve o que precisa e elimina o desnecessário... Considero-me um veículo que leva essências florais a todas as pessoas".

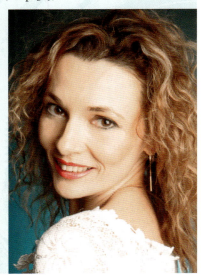

Clare Harvey é terapeuta de terceira geração e especialista em essências florais.

Ao contrário dos óleos essenciais, dos remédios homeopáticos e das tinturas herbais, que usam a parte física de uma flor ou planta, as essências florais contêm apenas o "padrão energético", a "marca registrada" da flor. Essa energia positiva, vivificante, não só age sobre o nosso corpo de energia sutil, mas também interage com ele.

Quando a nossa energia está bloqueada, estressada ou perturbada, as essências florais nos oferecem "reprogramação vibracional", se você preferir, num nível celular para restabelecer a harmonia. Cada flor transmite seu padrão ou essência energética única. Quando a essência apropriada é usada, ela age como um catalisador para reverter a nossa energia ao seu estado original de harmonia ao restabelecer sua frequência natural.

Um especialista usa uma flor (ou combinação de flores) em remédios florais para que corresponda ao desequilíbrio que talvez esteja afetando você. Os remédios florais também têm uma ressonância particular com os chakras e com a aura (ver p. 176); além disso, podem ser usados para beneficiar o corpo físico.

AUTOTRATAMENTO

As essências florais se prestam à automedicação. Se você se sente instintivamente atraído por uma determinada essência, significa que ela está ressoando com a sua situação e é a certa para você. As essências florais agem com base no princípio homeopático de que menos é mais – assim, um tratamento brando e continuado é mais eficaz para elevar o seu ânimo, intensificar a sua vitalidade e promover uma substituição de energia. Para tratar um trauma persistente ou problemas crônicos insistentes, porém, é aconselhável consultar um especialista em essências florais.

A quem beneficia

As essências florais são usadas acima de tudo para tratar problemas de ordem emocional, mental e espiritual, mas podem também agir sobre problemas físicos que surgem em consequência de um sistema imunológico ou endócrino enfraquecido, como no caso de alergias, febre do feno, problemas

PERFIL DO TERAPEUTA

O **Dr. Edward Bach** (1886-1936) foi um médico, bacteriologista e patologista que, em 1917, recebeu um diagnóstico de tumor cerebral, com possibilidade de sobrevida de apenas três meses. Ele voltou às suas pesquisas com um renovado senso de propósito, o que, acreditava ele, salvou-lhe a vida, porque a data limite de três meses chegou e foi muito além.

Até esse ponto ele estivera pesquisando vacinas, mas agora queria remédios mais puros que não incluíssem produtos da doença (a fonte tradicional da vacina na época). Ele começou a colher e pesquisar flores, e a compreender seu enorme potencial. Em 1930, já havia abandonado a prática da medicina e continuou a investigar a possibilidade de um novo sistema de medicina derivado da natureza.

Ao longo de anos de tentativas e erros, com frequência servindo de cobaia para seus experimentos, o Dr. Bach descobriu remédios de flores e de plantas próprios para o alívio de estados mentais e emocionais específicos. Em 1935, anunciou que as suas pesquisas estavam concluídas, resultando no conjunto de Remédios Florais de Bach que usamos ainda hoje. O Dr. Bach faleceu um ano depois, em 27 de novembro de 1936, com 50 anos de idade.

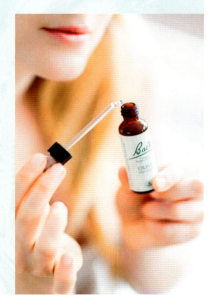

O remédio Rescue é um dos mais populares dos Florais de Bach e pode ser usado para qualquer trauma emocional ou físico.

de pele, desequilíbrios hormonais e poluição eletromagnética.

As essências florais são excelentes para amenizar perturbações emocionais e estresse, tristeza, problemas de relacionamento e hábitos arraigados. Elas ajudam a liberar bloqueios que talvez o estejam impedindo de alcançar o seu pleno potencial e ao mesmo tempo o fortalecem para reagir melhor aos desafios da vida moderna, beneficiando-se deles para o seu desenvolvimento.

Ao tratar bebês e crianças, aplique suavemente a essência na pele, nos pontos de pulsação: no lado interno dos pulsos, na testa e na planta dos pés.

O que esperar

Na consulta com um especialista em remédios florais, ele identificará a essência (ou combinação) com-

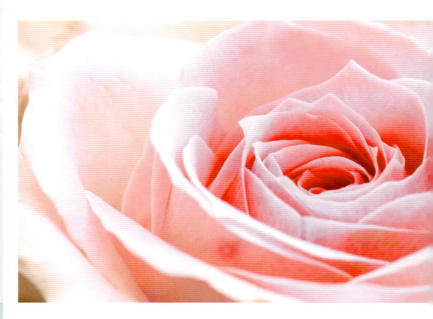

PERFIL DO TERAPEUTA

A **Dra. Natalia Schotte**, agente de cura intuitiva reconhecida no mundo do desenvolvimento espiritual, é também orientadora espiritualista. Anos atrás, ela adquiriu um acre de terra em Michigan e, com um grupo de mulheres que pensavam como ela, preparou a terra para plantar flores com o objetivo de transformá-las em essências. Depois de produzidas, as essências são mantidas num espaço sagrado durante um ano pelo menos, para só então ser distribuídas. A empresa que as comercializa, La Vie de la Rose, garante que oferece o primeiro e único sistema baseado na natureza, dedicado a "acelerar o desenvolvimento espiritual", conhecido como Ascension Oracle Solutions.

É uma delícia trabalhar com o estojo de 30 essências, todas elas misteriosamente apropriadas. A dosagem é surpreendente – com frequência a prescrição pode ser tão pequena quanto uma gota. Elas podem ser usadas em combinação com a rabdomancia (como eu mesma faço; ver p. 254) ou a cinesiologia (ver p. 232). As essências também são fornecidas com um baralho de cartas – o Ascension Oracle; basta você lançar uma carta e seguir a sua intuição, sustentada pelo nome das essências e suas afirmações de propósito, oferecidas em brochura.

patível com o seu caso mediante a clássica técnica de entrevista, preferida do Dr. Bach.

Há diversas formas de ingerir essências florais. Você pode pingá-las

A rosa é apenas uma das muitas flores de que se extraem essências florais.

debaixo da língua ou misturá-las e sorvê-las com um pouco de água – em geral pela manhã ou à noite. Ou você pode aplicá-las externamente como cremes ou óleos, ou ainda adicionar gotas à água do banho. Pode também absorvê-las borrifando o ar ao seu redor ou a sua aura.

Musicoterapia

A musicoterapia pode ajudar pessoas que tiveram sua vida afetada negativamente por doenças, lesões ou deficiências. A música exerce um papel importante na vida diária: pode ser estimulante ou relaxante, alegre ou melancólica; pode reconduzi-lo sem esforço a um tempo ou evento diferente ou ressoar intensamente com seus sentimentos, permitindo-lhe expressá-los e comunicá-los a outras pessoas.

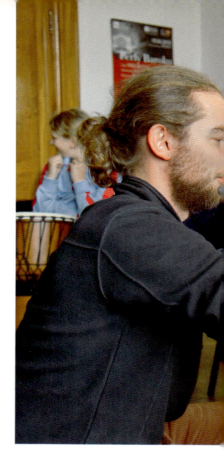

A musicoterapia resulta das qualidades emotivas da música, somadas aos componentes do ritmo, melodia e tonalidade, para criar uma relação terapêutica. Você pode escolher dentre uma ampla variedade de instrumentos musicais, ou mesmo a própria voz, para expressar seu estado emocional e físico, o que lhe possibilita estabelecer uma ligação com o seu eu interior e com as pessoas ao seu redor.

Como musicoterapeutas, os praticantes reúnem em si uma formação musical formal e uma qualificação profissional específica.

A quem beneficia

A musicoterapia é em geral aplicada quando uma doença, lesão ou

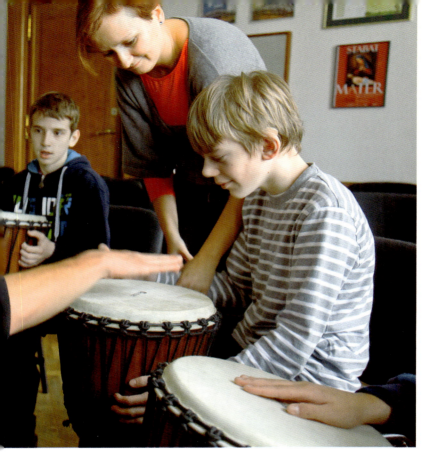

deficiência prejudicou a capacidade de comunicação do paciente. Musicoterapeutas trabalham com jovens e com idosos, abrangendo uma grande variedade de doenças. Eles avaliam e tratam portadores de

A musicoterapia é altamente benéfica para crianças e jovens com dificuldades intelectuais e de desenvolvimento.

deficiências sensoriais, físicas e intelectuais, pessoas com problemas de saúde mental, com instabilidade emocional ou comportamental e com distúrbios neurológicos.

Não é necessária nenhuma experiência musical prévia nem qualquer prática com um instrumento para beneficiar-se com a musicoterapia.

Com maior frequência, a musicoterapia é aplicada com:

- Crianças e jovens, de modo especial os que apresentam dificuldades intelectuais e de desenvolvimento

---

PESQUISA

Há mais de 30 anos, a Music Therapy Charity (ver p. 389) vem levantando fundos para pesquisas sobre os benefícios terapêuticos da música. As pesquisas giram em torno da eficácia dessa terapia para grupos vulneráveis e da melhor forma que os musicoterapeutas podem adotar para apresentar e oferecer o seu trabalho.

- Adultos com dificuldades de aprendizado
- Condições do espectro autístico
- Afetados pela AIDS
- Assistência mental
- Pessoas mais idosas
- Portadores de demência
- Deficiência neurológica
- Vítimas de abuso
- Jovens com distúrbios alimentares
- Pessoas com problemas emocionais e comportamentais severos

O que esperar

Sessões individuais e em grupo são oferecidas em diferentes ambientes, como hospitais, escolas, casas de repouso e asilos; ou então, no caso de prática particular, no consultório do terapeuta. Cada sessão é planejada especificamente para as necessidades do indivíduo, mas é possível que você seja estimulado a tocar instrumentos simples de percussão e a própria voz para explorar o mundo do som. O musicoterapeuta responderá às suas reações com música improvisada. Com o tempo, você desenvolverá uma relação de maior confiança com o terapeuta, sentindo-se então seguro para expressar e analisar suas emoções.

Embora cada sessão seja peculiar, a maioria delas consiste em improvisações, "jogos" musicais e inclusão ocasional de canções já conhecidas. Isso significa que a ênfase recai de modo particular sobre a execução livre da música, compondo-a à medida que você avança.

O modo como você usa os instrumentos refletirá naturalmente seu estado emocional do momento. O terapeuta identifica o que você expressa e o estimula com a sua própria música. Compondo livremente juntos, você e o terapeuta criam um ambiente favorável para estabelecer um relacionamento terapêutico alimentado pela comunicação e pela confiança.

Como essa relação é fundamental na musicoterapia, cabe a você comunicar verbalmente seus sentimentos, pensamentos e experiências, ou então permanecer em silêncio. Às vezes as sessões trazem à tona sentimentos intensos e complexos, mas não tenha dúvida de que o musicoterapeuta reconhecerá e aceitará qualquer forma de expressão emocional que você manifestar.

Formação

Há milhares de musicoterapeutas na Europa e no mundo – só no Reino Unido, mais de 700 profissionais registrados atuam no momento. Para encontrar um terapeuta perto de você, procure praticantes qualificados em sites especializados na internet. Em geral, os musicoterapeutas trabalham como membros de equipes multidisciplinares na saúde, educação ou assistência social, além do consultório particular.

As qualificações profissionais nesse campo são adquiridas em nível de pós-graduação. As exigências de acesso são elevadas; normalmente, só são aceitos graduados em música ou alunos com pelo menos três anos de estudos musicais e que estejam prestes a diplomar-se. Sendo graduado numa área diferente, mas correlata (talvez pedagogia ou psicologia), você pode ter sua matrícula deferida, desde que demonstre um alto padrão de desempenho musical. Avaliação da personalidade e adequação ao trabalho também são levados em conta numa entrevista.

Magnetoterapia/terapia do campo eletromagnético

Os antigos gregos usavam magnetos ou ímãs por suas propriedades curativas. Hoje essa terapia está recuperando sua popularidade não só entre o público em geral, mas também entre os serviços de saúde oficiais, devido às técnicas de diagnóstico com campos magnéticos (como IRM) e aos tratamentos à base de impulsos elétricos.

A magnetoterapia favorece o processo de cura, restabelecendo o equilíbrio natural do corpo, ao devolver uma carga equilibrada "normal" a cada célula do corpo. Essa "recarga", por sua vez, estimula a circulação, promove um aumento do fluxo de oxigênio e recupera um valor de pH normal (valor que determina o grau de acidez ou de alcalinidade).

COMENTÁRIO

A magnetoterapia é hoje uma indústria altamente lucrativa, com um mercado mundial superior a $5 bilhões.

A terapia do campo magnético usa magnetos e dispositivos eletromagnéticos para combater o estresse, aliviar a dor e promover a cura. Os benefícios variam desde a dissolução de cálculos renais até a suavização da depressão, da doença de Alzheimer e da esquizofrenia, além da interrupção de alucinações e convulsões. Não obstante, é aplicada de modo particular para aliviar a dor e tratar hematomas e inchaço, especialmente de quem sofre de artrite nas articulações.

A quem beneficia

Boas evidências científicas de testes controlados mostram que a magnetoterapia é benéfica para aliviar a dor causada pela artrite reumatoide, por lesões esportivas (como contu-

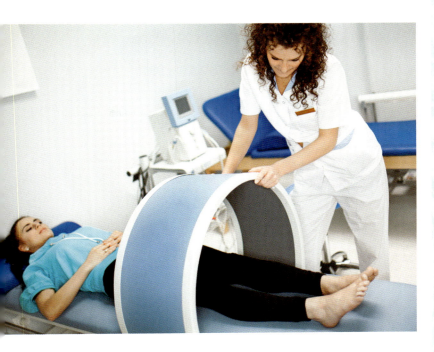

A terapia do campo eletromagnético pode aliviar a dor causada por lesões esportivas, artrite reumatoide e articulações artríticas.

sões musculares e distensões articulares) e pela Síndrome Pós-Pólio. Há menos sustentação científica com relação a outras enfermidades, mas é significativo o número de evidências sem comprovação científica para os seguintes distúrbios:

- Fibromialgia (doença reumática)
- Neuropatia periférica (danos nos nervos periféricos)
- Acompanhamento pós-cirúrgico
- Dores lombares e outras formas de dor musculoesquelética crônica
- Osteoartrite
- Dor pélvica
- Dor menstrual

MAGNETOTERAPIA/TERAPIA DO CAMPO ELETROMAGNÉTICO

221

TERAPIA DO CAMPO ELETROMAGNÉTICO

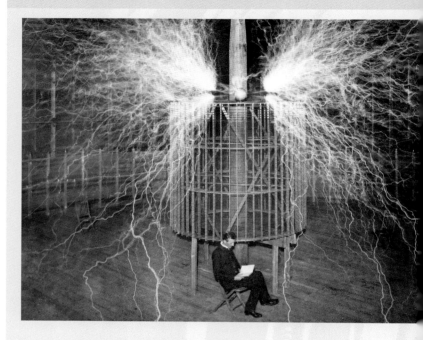

Não se deve confundir magnetoterapia com "terapia por campo eletromagnético pulsado" (CEMP), usada para o tratamento dos ossos e, mais recentemente, para depressão.

Ao contrário da magnetoterapia, que usa um magneto estático relativamente fraco, na terapia por CEMP os médicos aplicam pulsos de energia eletromagnética intensa à área afetada utilizando um aparelho especial. No caso de fraturas ósseas, acredita-se que os pulsos produzem sinais elétricos num nível subcelular, o que por sua vez estimula substâncias químicas existentes nas células a reparar o tecido lesado.

Nikola Tesla, um dos pioneiros no campo da eletricidade, promoveu o uso da terapia do campo eletromagnético.

Chama atenção o fato de se poder remontar essa terapia ao inventor servo-americano Nikola Tesla (1856-1943) – um dos pioneiros do uso da eletricidade – no início dos anos 1900. Nos Estados Unidos, a técnica foi inicialmente testada em animais, inclusive em cavalos de corrida com pernas quebradas, antes de ser autorizada para uso humano na década de 1970.

Como é grande o número de pesquisas científicas a seu favor, hoje os médicos aplicam sem receio a terapia por CEMP a certos tipos de recuperação de ossos fraturados. Além disso, está se tornando cada vez mais aceita a sua aplicação para controlar a dor e tratar ferimentos e depressão.

- Síndrome do túnel do carpo
- Desempenho nos esportes – redução das dores musculares depois de exercícios intensos
- Estresse
- Dores de cabeça e enxaqueca
- Insônia
- Fadiga

O que esperar

As práticas variam, dependendo do magnetoterapeuta, mas muitos praticantes hoje usam uma "magmassagem" – uma vara magnética ligada a um campo eletromagnético – que é colocada por 15 minutos sobre a área afetada. Além disso, magnetos individuais (com variações de tamanho desde pequenas moedas até grandes blocos cerâmicos magnéticos) podem ser colocados em regiões específicas do corpo para acelerar a recuperação.

Uma sessão de magnetoterapia tem duração média de 45 minutos. Entre as sessões, você deve cumprir um programa em casa, com magnetos adequados às suas necessidades específicas.

Eficácia e pontos fortes do magneto

A popularidade da magnetoterapia encontra justificativa nos resultados de estudos realizados na Universidade da Virginia. De acordo com essas pesquisas, ímãs de força de campo de 70 militeslas (mT) (em torno de dez vezes a força do ímã de geladeira comum) colocados próximo de vasos sanguíneos de ratos provocaram a contração de vasos previamente dilatados, mas dilataram os que haviam sido contraídos. Ou seja, o campo magnético pode induzir o relaxamento dos vasos em tecidos com pouco sangue, aumentando assim o fluxo sanguíneo.

Além disso, os pesquisadores colocaram ímãs em patas de ratos que, anestesiados, haviam sido tratados com agentes inflamatórios para estimular lesão tecidual. Os ímãs reduziram o inchaço em até 50% quando aplicados imediatamente após a lesão. Isso significa que os ímãs podiam ser usados à semelhança das bolsas e compressas de gelo aplicadas hoje – para distensões, pancadas e contusões do dia a dia, especialmente em integrantes de equipes esportivas e alunos de escolas – com resultados melhores.

Magnetos estáticos são vendidos com potências diversas. As unidades de medição da potência magnética são o gauss e o tesla. Um tesla (T) equivale a 10 mil gauss (G). Os magnetos terapêuticos situam-se em algum ponto entre 200 e 10 mil gauss, mas os de uso mais comum estão da faixa de 400-800 gauss.

O maior problema dessa terapia é a grande disponibilidade de produtos magnetoterápicos baratos que levam as pessoas a se automedicar; se não melhoram, atribuem o defeito à terapia, não ao ímã. Infelizmente, para ser eficaz, o ímã precisa ter determinada potência. O magnetoterapeutas obviamente utilizam ímãs de potência profissional, mas se você está se tratando por conta própria, é importante pesquisar e descobrir o tipo de ímã e a potência apropriada para o problema específico que você espera resolver. Os ímãs usados para autotratamento variam desde tiras e sapatos até capas de bancos de carros, travesseiros e colchões.

Terapia auricular

Essa terapia é originária do Extremo Oriente e vem sendo praticada há séculos pelos chineses como forma tradicional de diagnóstico e tratamento. Ela segue os mesmos princípios da reflexologia (ver p. 64), no sentido de que cada orelha concentra um microssistema do corpo, e assim a estimulação ou massagem nesses pontos trata a dor em outras partes do corpo.

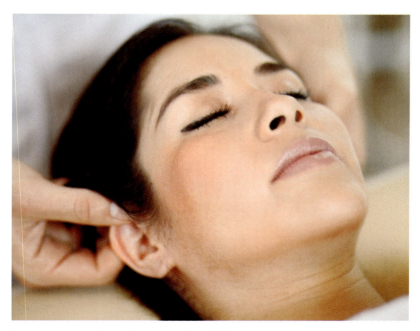

A massagem manual da orelha externa pode reduzir a dor nas partes correspondentes do corpo.

ACUPUNTURA AURICULAR

O acupunturista e fisioterapeuta John Tindall é pioneiro na aplicação da acupuntura auricular para desintoxicação e uso abusivo de substâncias. A terapia consiste em aplicar agulhas de acupuntura de aço inoxidável, muito finas e esterilizadas, a cinco pontos definidos em cada aurícula (orelha externa).

A acupuntura auricular tem um bom histórico para o tratamento da dependência e má utilização de substâncias, desintoxicação, insônia, ansiedade, controle do estresse e estresse pós-traumático, perda de peso, dificuldades emocionais, relaxamento e bem-estar geral.

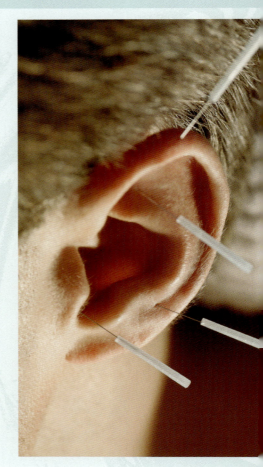

A acupuntura auricular utiliza agulhas muito finas e esterilizadas.

A quem beneficia

Todos podem se beneficiar com a terapia auricular, sendo especialmente benéfica para quem sofre de dores musculoesqueléticas, para quem está se recuperando de uma fratura óssea ou para quem quer perder peso sem recorrer a remédios ou cirurgias invasivas. A terapia auricular também tem mostrado bons resultados entre os que participam de algum programa de tratamento de dependência de álcool ou drogas; é também proveitosa para melhorar o humor, reduzir a ansiedade e aumentar os níveis de serotonina no cérebro, resultando numa maior sensação de bem-estar.

O que esperar

Os auriculoterapeutas adotam diversos métodos para estimular os pontos específicos de cada pavilhão auricular. Alguns usam uma sonda especial com ponta de 1-2 mm de comprimento para localizar os pontos na orelha e então massageá-los. Outros fazem apenas massagem manual, com atenção específica dedicada à orelha. Às vezes o profissional aplica esferas de acupressura presas no local com fita adesiva para manter pressão contínua num ponto reflexo; essas esferas são mantidas de três a cinco dias para obter resultados efetivos e duradouros.

Como a orelha é de fácil acesso, você não precisa despir-se durante uma sessão de terapia auricular, o que a torna rápida e fácil para qualquer pessoa.

Formação

Essa modalidade terapêutica está se tornando muito popular; apesar disso, nem sempre é fácil encontrar um auriculoterapeuta. A melhor aposta é pesquisar na internet. A vantagem é que essa terapia pode ser aprendida com facilidade a partir de um curso básico ou livro de referência; o mapa ou modelo está à venda em muitas lojas especializadas.

COMENTÁRIO

As primeiras aplicações da terapia auricular remontam ao tratamento de guerreiros e marinheiros na antiga China, com o objetivo de melhorar a visão.

TERAPIA TERMOAURICULAR

De modo geral, essa terapia é mais conhecida como "terapia auricular com vela/cone hopi", sendo um tratamento relaxante que beneficia os que sofrem de problemas de ouvidos, nariz e garganta. O tratamento consiste em colocar um tubo (vela) oco em forma de cone, feito de algodão embebido em cera de abelha, mel e ervas, no canal da orelha para estimular pontos internos e facilitar a remoção de excesso de cera e impurezas. As velas abrandam a irritação no interior da orelha e ajudam a aliviar sintomas de sinusite, febre do feno, catarro, excesso de cera no ouvido, tinido e dores de cabeça devidas à tensão. Essa técnica também estimula um relaxamento profundo e é benéfica para alívio do estresse e rejuvenescimento do corpo.

Apesar de ter sido usada durante milhares de anos em todo o mundo, apenas recentemente a terapia termoauricular foi introduzida em tratamentos médicos convencionais, como antibióticos e limpeza dos ouvidos com seringa. No entanto, ela não é recomendada se você tiver tubo de drenagem (um tubo inserido no tímpano para favorecer a entrada do ar no ouvido médio), infecção de ouvidos, tímpano perfurado ou se passou por uma cirurgia recente do ouvido.

A terapia auricular com vela hopi é um tratamento calmante para dores de cabeça e problemas comuns de ouvido, nariz e garganta.

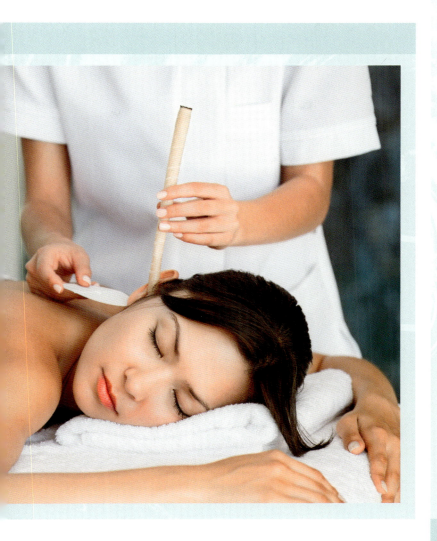

TERAPIA AURICULAR

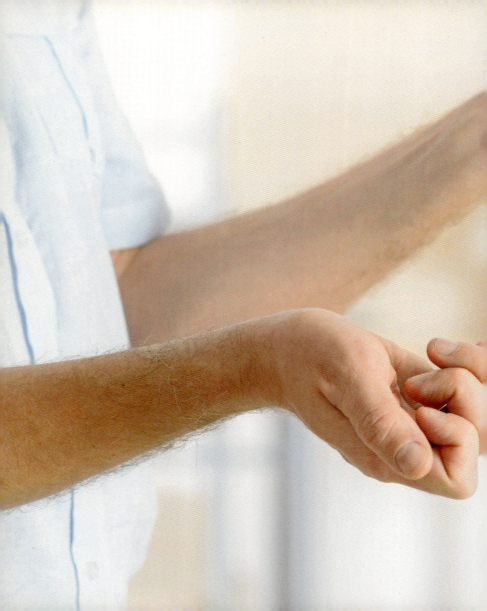

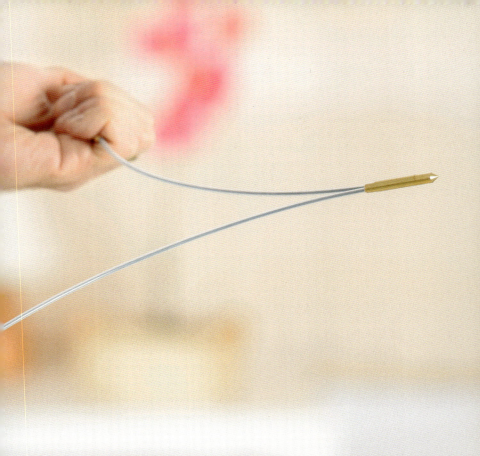

CAPÍTULO 6

CURA ENERGÉTICA OU VIBRACIONAL

Cinesiologia

A cinesiologia adota um teste muscular leve para avaliar inúmeras funções do corpo e oferece técnicas de equilíbrio que podem alterar com eficácia e rapidez o modo como você sente. Com essas técnicas, o terapeuta chega à causa do seu problema de saúde, seja ela física, química, emocional ou energética. No entanto, um cinesiologista não faz diagnósticos, apenas detecta desequilíbrios e indica o que pode restabelecer o equilíbrio do corpo.

A cinesiologia utiliza pontos de massagem específicos, nutrição, reflexos energéticos e técnicas emocionais para levar todo o seu ser ao equilíbrio. Ela também permite ao terapeuta incluir outras técnicas e modalidades de cura numa mesma sessão, conforme seja apropriado e indicado pelas reações musculares.

História

A "descoberta" da cinesiologia em 1964 se deve a George Goodheart (ver quadro na p. 234), um quiroprático americano que casualmente identificou pontos de pressão para os músculos. Com o tempo, ele conseguiu estabelecer relação entre vários músculos e os meridianos da acupuntura (ver p. 18). Brian Butler, fundador da primeira escola, a Academy of Systematic Kinesiology, levou a terapia para o Reino Unido em 1975.

> ### COMENTÁRIO
>
> Cinesiologia aplicada (conhecida como AK, do inglês) é um nome patenteado nos EUA, enquanto no Reino Unido é chamada de cinesiologia sistemática (SK, do inglês), embora na verdade sejam a mesma modalidade.

Um teste muscular com pressão leve informa ao cinesiologista os problemas mais evidentes do paciente e a melhor forma de tratá-los.

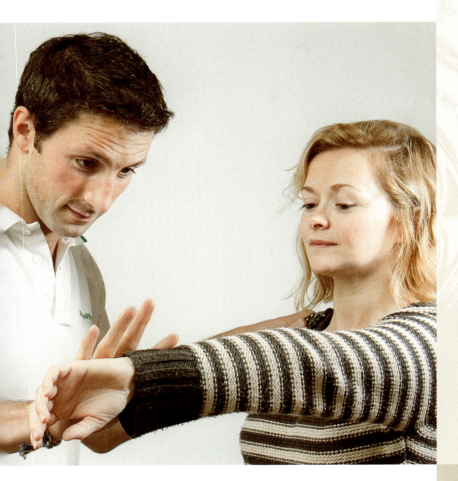

CINESIOLOGIA

A quem beneficia

Como o objetivo da cinesiologia é dar sustentação energética ao corpo, muitas são as áreas da saúde e da vida pessoal de cada um que podem se beneficiar com essa terapia. Não obstante, seu histórico a recomenda para:

- Superar traumas passados
- Identificar excesso ou deficiência nutricional e alergias
- Eliminar estresse emocional, físico e mental
- Liberar medos e fobias
- Facilitar a tomada de decisões

PERFIL DO TERAPEUTA

A cinesiologia tem sua origem no início dos anos 1960 com o quiroprático americano **Dr. George Goodheart** (1918-2008), que estabeleceu a relação entre os órgãos internos, os meridianos da acupuntura e o sistema musculoesquelético. Ele observou que os músculos esqueletais (à semelhança dos meridianos da acupuntura) também podiam ser considerados um recurso para monitorar as funções internas.

O teste muscular foi desenvolvido por um cirurgião ortopédico chamado R. Lovett para localizar lesões nos nervos espinhais – músculos fracos apresentam em geral a mesma lesão que o nervo espinhal. Goodheart descobriu que a reação de um músculo pode ser influenciada por outros fatores que não apenas uma lesão neurológica. No decorrer das suas pesquisas, ele constatou a existência de diferentes conexões entre músculos, órgãos e os meridianos da acupuntura chinesa. Reuniu então um grupo de quiropráticos interessados em desenvolver essas ideias e em conjunto aprofundaram a cinesiologia aplicada e fundaram o International College of Kinesiology em 1973.

Um dos primeiros alunos do Dr. Goodheart foi o Dr. John Thie, que desenvolveu o Toque para a Saúde (TPS) para leigos. Ele difundiu o TPS no Reino Unido e em

- Melhorar o desempenho nos esportes
- Aumentar a capacidade de aprendizado
- Promover a recuperação de lesões musculares

O que esperar

Na sua primeira consulta, com duração média de uma hora e meia a duas horas, o cinesiologista levantará seu histórico médico e o seu estilo de vida; consultas posteriores durarão de 30-60 minutos. Você permanece vestido o tempo todo. O terapeuta

60 outros países ao redor do mundo. A maioria dos ramos modernos da cinesiologia se desenvolveu a partir dos trabalhos de Goodheart e de Thie. Na mesma época, outros estudiosos desenvolviam seus próprios "ramos da cinesiologia" em todo o mundo, entre eles Três Conceitos em Um (Gordon Stokes), cinesiologia clínica (Alan Beardall), cinesiologia educacional (Dr. Paul Dennison), praticante profissional de cinesiologia (em inglês PKP, Dr. Bruce Dewe), cinesiologia para o bem-estar (Dr. Wayne Topping) e cinesiologia para a saúde (Jimmy Scott). Ao lado desses ramos internacionalmente reconhecidos, prosperaram inúmeras derivações ensinadas apenas no Reino Unido, tais como cinesiologia sistemática, criativa, do equilíbrio ótimo da saúde, holística e progressiva.

Em sua maioria, as organizações e escolas de formação em cinesiologia estabelecidas adotam um modelo de desenvolvimento profissional continuado para instrutores e procedimentos para aprofundamento e inclusão de novas técnicas. Com esse objetivo, elas se reuniram e criaram a Federação de Cinesiologia, que define e concentra as diretrizes de reconhecimento para preservar os padrões mais elevados para os cinesiologistas.

colocará o seu braço ou perna numa posição específica, de modo a contrair o músculo, e então aplicará uma leve pressão sobre o músculo que está sendo avaliado, pedindo-lhe que se adapte a ela. O objetivo não é testar a potência muscular, mas mostrar como o músculo reage ao estímulo da pressão maior: ou ele mantém a contração ou relaxa. Você não deve sentir nenhuma dor ou desconforto durante o teste. Baseado na reação do músculo, o cinesiologista determina as prioridades dos problemas e a melhor forma de tratá-los.

Os desequilíbrios em seu corpo se instalam numa determinada ordem, e os cinesiologistas acreditam que você pode recuperar-se mais rapidamente se esses desequilíbrios são abordados nessa ordem. O teste muscular informa ao cinesiologista a ordem em que deve reverter os desequilíbrios. Muitas vezes, a reversão do mais evidente deles faz com que os demais a ele associados também se resolvam.

Com *biofeedback* (os sinais biológicos realimentados) do teste muscular, o cinesiologista elabora um plano de ação que pode incluir suplementos nutricionais, técnicas de relaxamento, mudanças no estilo de vida e outras medidas mais. As técnicas de equilíbrio comuns podem incluir:

- Pressão ou massagem dos meridianos (canais de energia)
- De leve, friccionar, apertar ou bater nos pontos de acupressura
- Pedras preciosas e essências florais
- Fortalecimento dos sistemas com alimentos orgânicos
- Som e diapasões
- Tratamentos com luz e frequências de cores
- Movimento, trabalho com a respiração e relaxamento físico
- Remodelação do sistema de crenças
- Limpeza dos padrões de sabotagem
- Trabalho de relaxamento e visualização

Formação

Para associar-se a uma organização oficial de cinesiologia, você precisa concluir cursos de nível básico e avançado. Depois de habilitado, deve comprovar a realização de determinado número de horas de prática clínica.

CINESIOLOGIA CLÁSSICA E DIVERSIFICAÇÃO

Cinesiologia é um termo abrangente para um grupo em rápida expansão de modalidades de cura especializada praticadas em mais de 50 países no mundo inteiro. O que esses diferentes ramos da cinesiologia têm em comum é o monitoramento muscular e uma visão holística que respeita o processo de cura do cliente.

A cinesiologia clássica se baseia nos conceitos originais de Goodheart e é a forma seguida pelos que preferem uma abordagem ortodoxa da terapia. Esse sistema requer treinamento extensivo em anatomia, fisiologia e medicina clínica, e adota um enfoque nutricional e medicina vibracional. Seus terapeutas identificam desequilíbrios no sistema energético com a ajuda de posições dos dedos e biomarcadores na forma de ampolas de teste. As técnicas podem consistir em trabalho com os meridianos da acupuntura, correção suave da estrutura óssea e muscular, técnicas de neutralização do estresse emocional, nutrição, ervas e essências florais.

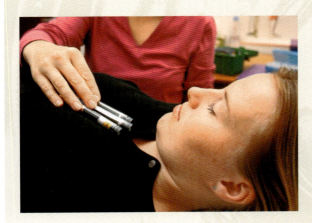

Os cinesiologistas clássicos identificam os desequilíbrios energéticos utilizando posições de dedos e biomarcadores.

Reiki Angélico

O Reiki Angélico se baseia no conceito antigo dos anjos, bem diferente da noção popular de hoje. A representação de anjos em forma humana com asas foi popularizada durante o Renascimento, do século XIV ao XVII, por artistas como Michelangelo, Rafael, Bellini, Botticelli e Fra Angelico. Para Christine Core, cofundadora do Reiki Angélico, devemos abandonar a ideia de que anjos são necessários para servir de intermediários entre os seres humanos e o Divino, pois o Divino já habita em nós.

Ela diz, "Somente quando abandonamos um paradigma que pressupõe que os seres humanos precisam de algo mais espiritualizado do que eles como intermediário entre eles e o Divino é que podemos realmente começar a admitir o conceito de unicidade. Não há absolutamente hierarquia no espírito.

"Os anjos são mensageiros de Deus como arquétipos divinos perfeitos, baseados no amor. Seus nomes são uma descrição da sua mensagem particular de verdade, e sua figura é a geometria divina da forma. É o estudo da geometria sagrada que possibilita a compreensão do processo de criação que leva a padrões como o cubo de Metatron [nome dado a uma figura geométrica 3-D composta de 13 círculos iguais, com linhas que partem do centro de cada círculo e se estendem ao centro dos demais 12 círculos].

"A criação ocorre de acordo com a Lei Divina. O tutor e zelador dessa lei é o Reino Angélico da Luz. Reiki Angélico é a pura felicidade de trabalhar de mãos dadas com o Reino Angélico da Luz."

História

Reiki Angélico é o fruto espiritual de Kevin e Christine Core e, como tal, encerra um belo equilíbrio de energia masculina e feminina. Kevin

No Reiki Angélico, você sente o que significa trabalhar com o Reino Angélico da Luz.

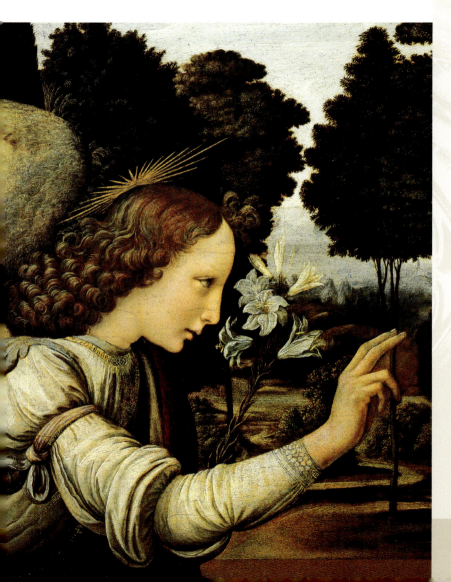

Core canalizou do arcanjo Metatron o formato das curas, purificações e sintonizações; e Christine promoveu o seu crescimento, preparando-o para o futuro, e o consolidou de modo prático e profissional. Encontram-se hoje praticantes de Reiki Angélico em mais de 23 países.

O Reiki Angélico é uma experiência viva do princípio "Entregue-se e Deixe Deus Agir", e assim o mestre-professor não "faz" as sintonizações, que procedem diretamente do reino angélico; ele simplesmente ocupa o espaço. Nesse espaço sagrado, o anjo curador de cada indi-

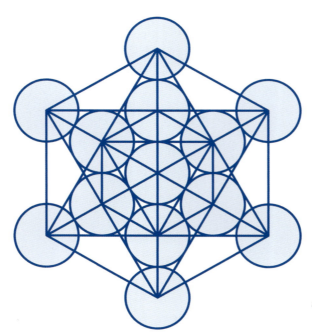

O cubo de Metatron é uma figura geométrica 3-D e um exemplo da geometria sagrada.

víduo se apresenta energeticamente (você não o vê de fato) e facilita todas as sintonizações. Em sua função de emissários do Divino, os anjos são os únicos que "fazem".

Guiado por anjos

No Reiki Angélico, todo o processo de cura é entregue ao Reino Angélico de Luz, onde os anjos habitam. Christine diz, "Durante um tratamento de Reiki Angélico, os anjos não vêm para curar, melhorar, consertar ou ajudar; eles vêm para nos lembrar da perfeição que podem ver e que realmente somos. Eles se fazem presentes no espaço que o curador ocupa, trazendo uma infusão de amor divino incondicional: o objetivo do curador é apenas ocupar esse espaço. Este não 'faz' nada, apenas 'é'. Não há símbolos a entoar, visualizar ou desenhar, nem mudança de posição das mãos".

O que esperar

"A premissa do Reiki Angélico é que todos somos perfeitos e amados – a prática não pretende diagnosticar problemas, mas deixar que a energia angélica de cura se dirija para o ponto onde é necessária, na crença

de que a cura também será perfeita para a pessoa que a recebe", explica Liz Dean, praticante de Reiki Angélico. "Receber Reiki Angélico é, naturalmente, algo muito pessoal para quem recebe. A maioria diz que se sente profundamente relaxada e segura durante a sessão; alguns dizem que veem cores, sentem a presença dos seus anjos, ou apenas dormem. O receptor não tem responsabilidade de ver ou fazer alguma coisa durante o tratamento, a não ser a de manter uma atitude de abertura para que as possibilidades de cura se concretizem. O curador também pode não ver nada, ou ver cores, luzes, anjos, sentir guias/Mestres Ascensionados, ouvir uma mensagem; pode também ver vidas passadas do receptor."

Inicia-se a sessão com uma conversa com o receptor sobre seu bem-estar e algo que ele gostaria especificamente de abordar. Mas ela começa de fato antes que o receptor chegue, quando o curador faz uma visualização de purificação para preparar o espaço para a cura e põe uma música de Michael Hammer, um canal para o arcanjo Jofiel.

O receptor deita-se numa mesa de massagem ou senta numa cadeira. O curador conecta-se com seus anjos e outros guias, como os Mestres Ascensionados, e pede ao arcanjo Miguel (o mais "velho" dos arcanjos) que presida a sessão de cura (e que corrija qualquer erro que por acaso ocorra!). O curador estabelece uma relação consciente com o receptor e então passa a canalizar a energia angélica por meio das mãos, tocando o corpo nos chakras superiores do coração e do plexo solar (ver p. 176) ou trabalhando no campo energético do receptor.

O praticante de Reiki Angélico não realiza a cura, apenas atua como um canal para a energia de cura angélica. O curador é guiado por seus anjos quanto ao momento de se afastar do receptor e terminar a sessão (depois de mentalizar a intenção de desconectar-se conscientemente); ele então agradece aos seus anjos e ao arcanjo Miguel. Pede ao arcanjo Miguel que consolide a cura no corpo físico do receptor, e então agita as mãos ou toca a terra para limpar todo resíduo de energia e "voltar à realidade".

Liz Dean diz, "O curador toca o receptor no ombro para indicar que a sessão chegou ao fim, e em seguida eles trocam algumas ideias. O curador é guiado por seus anjos quanto às partes da experiência a comunicar. Assim, ele pode ver muitos aspectos durante a aplicação de Reiki, mas receber a orientação de expor apenas os que os anjos desejam que o receptor conheça".

Formação

O Reiki Angélico é ensinado (pela Angelic Reiki Association e por praticantes habilitados) durante um curso desenvolvido em quatro etapas em finais de semana, ou então num curso intensivo de nove dias. As quatro etapas são: primeiro e segundo graus; terceiro e quarto graus; praticante profissional e serviço; e mestre-professor de Reiki Angélico.

O Reiki Angélico não é apenas um sistema de cura; ele oferece elementos de filosofia espiritual profunda para os que se dedicam a

O terapeuta é apenas um canal para a energia de cura angélica.

ele, baseada na "Antiga Sabedoria". Inclui também uma base ampla de informações sobre inúmeros assuntos. No seminário dos praticantes profissionais, informações valiosas são repassadas, de modo a possibilitar ao praticante compreender o processo e o propósito da experiência humana da doença e da cura.

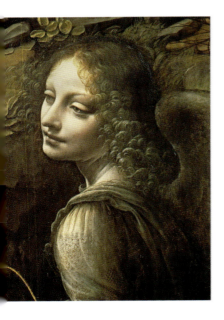

AUTOTRATAMENTO

Um dos principais objetivos do Reiki Angélico é a autocura, amparando-nos física e emocionalmente através das grandes mudanças que ocorrem no momento. A saúde do corpo sutil (a camada da aura mais próxima do corpo físico) é um componente essencial nesse processo de mudança. São dadas informações sobre o modo como esse processo se desenvolve, acompanhadas de uma cura específica. Sentimos muitos sintomas físicos que são causados pela nossa mudança de consciência. É importante que o curador compreenda quando os sintomas físicos se devem a essas mudanças e quando são causados por alguma patologia. Essa informação está disponível no livro de Christine Core intitulado *Angelic Reiki: 'The Healing for Our Time'*, Archangel Metatron.

Medicina energética

"Medicina energética" é um termo abrangente que engloba a maioria das modalidades abordadas neste capítulo. Todo sistema de cura que trabalha com as energias eletromagnéticas e sutis do corpo é uma forma de medicina energética. Entretanto, emprega-se também o termo em referência ao sistema popular de medicina energética concebido, praticado e ensinado por Donna Eden (ver quadro na p. 245), e esse é o enfoque descrito nesta seção.

Para a medicina energética, a energia é uma força vital, viva e sempre em fluxo que determina grande parte da saúde e da felicidade de cada indivíduo. Na medicina energética, você alcança a cura ativando as capacidades de cura naturais do próprio corpo e revigorando energias enfraquecidas, perturbadas ou desequilibradas. Pode-se aplicá-la como técnica independente de autoajuda, como tratamento autônomo caso se consulte um praticante ou como complemento ao tratamento médico convencional. Pode-se recorrer a ela para tratar dificuldades físicas, emocionais ou mentais e para promover um estado de bem-estar elevado e desempenho máximo.

É importante entender que as palavras "diagnóstico" e "tratamento" têm sentidos diferentes na medicina energética do que têm na convencional. Nesta, *diagnostica-se* e *trata-se* uma doença; na medicina energética, *avalia-se* onde o sistema energético precisa de atenção e *corrigem-se os desequilíbrios energéticos* encontrados. Os sintomas físicos podem sinalizar, mas não constituem o ponto focal. Por exemplo, a mesma dor de estômago pode dever-se a um desequilíbrio no meridiano do coração para uma pessoa, no meridiano do fígado para outra e no do estômago para uma terceira. Os mesmos sintomas físicos podem refletir diferentes problemas em seu sistema energético e necessitar de diferentes intervenções energéticas.

PERFIL DO TERAPEUTA

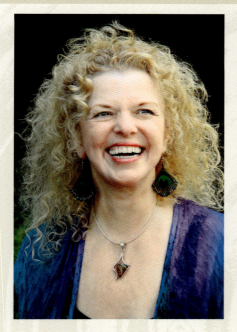

Donna Eden desenvolveu sua própria forma de medicina energética, que ela ensina em seminários realizados em todo o mundo.

Donna Eden aplicou o seu sistema de medicina energética a mais de 80 mil pessoas em todo o mundo – tanto leigas como profissionais –, ajudando-as a entender o corpo como um sistema de energia. Desde a infância, ela tem a capacidade de ver o fluxo das energias do corpo, e com essa habilidade clarividente desenvolveu seu sistema com o objetivo de ensinar outras pessoas (que não têm esse dom) a trabalhar produtivamente com as energias do próprio corpo e do corpo de outras pessoas.

Depois de passar pela experiência dessa modalidade terapêutica, posso dizer com segurança que Donna Eden é uma terapeuta admirável e representante maior da cura energética.

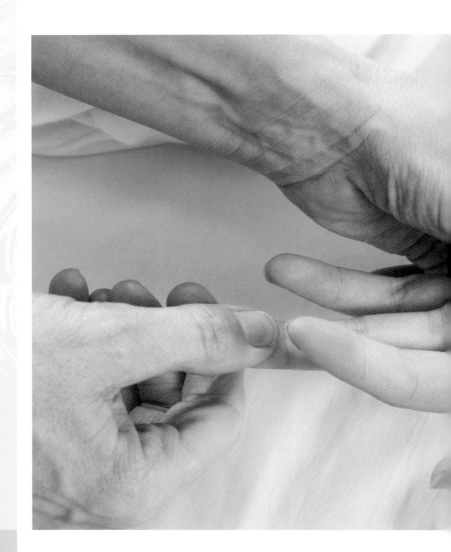

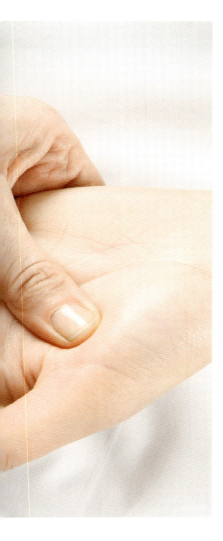

Dois níveis de ajuda

A medicina energética é benéfica em dois níveis específicos. Primeiro, pode imprimir fluxo, harmonia e equilíbrio às energias do corpo. Embora não aborde diretamente problemas de saúde, ela cria no corpo um ambiente energético favorável à saúde como um todo, à vitalidade e à cura. Ao contrário dos tratamentos que oferecem comprimidos e cirurgia, esta modalidade considera o corpo todo como um sistema. Antes de aplicar tratamentos específicos, é comum os praticantes ajudarem as pessoas a restabelecer um fluxo intenso e saudável de todas as energias do corpo.

Segundo, a medicina energética inclui uma avaliação das energias e do modo como elas se relacionam com o problema de saúde do paciente. A partir dessa avaliação, rotinas energéticas individualizadas são elaboradas para robustecer o sistema energético – de modo específico de formas que ajudam a resolver o problema tratado.

Rotinas energéticas individuais envolvendo toque e estimulando determinados pontos no corpo têm o objetivo de fortalecer o sistema energético.

O que esperar

Com duração de 90 minutos, na primeira sessão o terapeuta procurará entender o seu sistema energético pessoal e identificará os sistemas que apresentam desequilíbrios. Com técnicas adaptadas ao perfil levantado, você e o terapeuta começarão a corrigir os desequilíbrios que mais se destacam durante a sessão. Em sessões subsequentes, os sistemas que continuam manifestando desequilíbrio crônico (após correção feita e atividades de reforço realizadas em casa) constituirão o principal foco de atenção do trabalho energético.

Entre os métodos adotados podem-se mencionar o teste muscular para verificar a rotação dos chakras (ver p. 176), o fluxo de energia pelos 14 meridianos (ver p. 18), a potência dos circuitos radianos (fluxos de energia sutil que mantêm os meridianos), o equilíbrio no sistema de cinco elementos, a força e função das glândulas adrenais, da tireoide e dos sistemas de reprodução. Onde houver desarmonia, falta de fluxo ou de potência no sistema, serão recomendadas técnicas, como trabalho sobre os pontos de acupressura; ou localização e estimulação de pontos de alarme nos meridianos (às vezes encontra-se um bloqueio "corrente acima" em meridiano diferente daquele em que o alarme ocorre), nos pontos neurolinfáticos e nos neurovasculares (pontos reflexos entre o meridiano e os sistemas linfático e nervoso, respectivamente), para restabelecer o equilíbrio.

AUTOTRATAMENTO

Donna Eden esboçou uma Rotina Energética Diária (ver *website* Innersource na p. 389) que reúne as técnicas mais eficazes para ajudá-lo a estimular cada um dos seus sistemas energéticos vitais e a levá-los a um estado de harmonia e equilíbrio. Essa rotina requer apenas 10 minutos diários, mas pode fazer uma enorme diferença.

Formação

Donna Eden e sua faculdade, Innersource (ver p. 389), assumiram o compromisso de levar o maior número possível de pessoas a um elevado padrão de excelência na prática pessoal e profissional da medicina energética. Você pode adotar um esquema formal ou mais informal, em que, no seu próprio ritmo, você desenvolve proficiência nos princípios e práticas da medicina energética.

O modo mais sistemático de aprender medicina energética, desde os princípios básicos até os métodos mais avançados programados para o terapeuta profissional, é frequentar o Eden Energy Medicine Certification Program. Trata-se de um curso de quatro anos voltado à formação de terapeutas energéticos, seja com o objetivo de integrar a medicina energética numa política de saúde existente, seja de se tornar especialista nos métodos para uso pessoal. O programa é elaborado de modo que você possa interrompê-lo no final de qualquer ano e ainda assim ter um curso completo de estudo. O Certification Program pode ser realizado em grande parte em casa, com quatro encontros de quatro dias intensivos por ano. O primeiro ano (programa de fundamentação) prepara médicos, enfermeiros e outros profissionais e terapeutas da área da saúde para começar a incorporar a medicina energética em suas atividades.

Existem outras alternativas que não exigem o nível de comprometimento do Certification Program, caso você queira simplesmente adotar a medicina energética para uso pessoal. Consulte o *website* Innersource para encontrar livros e DVDs educativos e para localizar um praticante qualificado na sua região.

BodyTalk System™

Desenvolvido pelo Dr. John Veltheim em meados dos anos 1990, o BodyTalk System™ conta atualmente com mais de 2 mil praticantes ativos certificados, com uma estimativa de 100 mil clientes em 40 países e cursos em 47 países, o que faz dele um dos maiores sistemas de medicina mente-corpo.

O princípio norteador do BodyTalk System™ é tratar a "pessoa como um todo", o que significa que nenhum aspecto pode ser desconsiderado – seja ele emocional, físico ou ambiental. O BodyTalk™ desenvolveu todo um sistema integrado de saúde que sustenta e promove o bem-estar de qualquer pessoa, animal ou vegetal.

BodyTalk™ compreende a influência profunda que a psicologia do corpo exerce sobre a saúde. Em vez de se concentrar nos sintomas, ele busca as causas subjacentes da doença avaliando a pessoa como um todo e em toda sua história. Suas técnicas levantam informações sobre áreas do corpo que necessitam de atenção – o que pode parecer um problema óbvio para você não é necessariamente aquele que o seu corpo quer tratar em primeiro lugar.

BodyTalk™ vale-se da contribuição das experiências médicas ocidentais, da acupuntura, da teoria osteopática e quiroprática, da cinesiologia aplicada e dos achados da física e da matemática modernas.

A quem beneficia

Todos podem se beneficiar com a melhora da comunicação em seu corpo mediante uma sessão de BodyTalk™, que também pode ser aplicado para manter a saúde geral ou para tratar problemas de saúde específicos, quer em paralelo com outros tratamentos, quer como terapia independente.

Seja qual for o diagnóstico, um terapeuta BodyTalk™ sempre se dirige aos fatores causadores subjacentes. Por isso, a terapia pode abranger uma enorme variedade de problemas e de doenças, entre as quais:

- Artrite
- Fibromialgia
- Distúrbios hormonais
- Fadiga crônica
- Alergias e intolerâncias
- Dores de cabeça e enxaquecas
- Problemas digestivos
- Ansiedade e depressão
- Infertilidade
- Dor lombar
- Distúrbios do sono
- Asma

O que esperar

Numa sessão de BodyTalk™, a pessoa permanece vestida e o tratamento é muito relaxante. Depois de uma conversa sobre a saúde, bem-estar, anseios e preocupações do cliente, o praticante realiza um exame geral e, com a aplicação de *feedback* biomuscular e sua intuição aguçada, compõe um quadro dos aspectos que pedem atenção especial. Por exemplo, a glândula pituitária pode não estar se comunicando e sincronizando corretamente com os ovários, o que poderia causar problemas de reprodução. Para efetuar mudanças, manobras de toque e percussão leves na cabeça e no esterno são aplicadas, com o devido foco e atenção.

Em termos de física, a manobra de percussão cria uma onda estacionária (um padrão vibracional) que produz as mudanças na consciência do corpo, o que se traduz em correção em todos os níveis – físico, mental, emocional e espiritual.

AUTOTRATAMENTO

BodyTalk™ Access é um subsistema do BodyTalk System™. Num curso de um dia qualquer pessoa pode aprender um conjunto de técnicas muito simples e eficaz para reduzir o estresse, fortalecer o sistema imunológico e ter condições de lidar com questões de saúde em geral no dia a dia. Mais de 26 mil pessoas no mundo todo foram treinadas para aplicar essas técnicas em si mesmas, em suas famílias e comunidades. Existem também inúmeros programas de assistência social que adotam o BodyTalk™ Access em comunidades na África, Ásia e Américas.

PERFIL DO TERAPEUTA

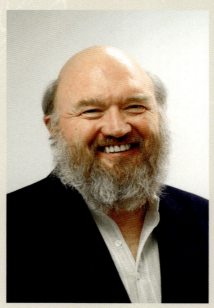

John Veltheim desenvolveu o BodyTalk System™, imbuindo-o de todas as precauções para que as "intenções" do praticante, ou seja, suas crenças e expectativas, não inibam a eficácia de uma sessão.

As experiências do Dr. John Veltheim como quiroprático e acupunturista lhe demonstraram claramente que o nível e a qualidade de formação de um praticante – seu foco e atenção, sua clareza de pensamento e a relação que estabelece com seus pacientes – são fatores importantes que determinam o resultado de qualquer situação terapêutica. Por exemplo, um acupunturista tradicional habilidoso pode suscitar muitas mudanças diferentes nos sistemas energéticos do corpo com o tratamento do mesmo ponto de acupuntura, simplesmente mudando a intenção e o foco enquanto insere a agulha.

Quando começou a desenvolver o BodyTalk System™, o foco e a atenção do Dr. Veltheim sobre o praticante em qualquer situação terapêutica se tornaram primordiais em seu novo sistema de saúde. O BodyTalk™ estabelece distinção entre "atenção" e "intenção". Em muitas terapias de base energética ouve-se a frase, "É a intenção que importa". Entretanto, quando tratamentos são aplicados com intenção, a própria vivência, crenças e expectativas do terapeuta podem inibir a eficácia da sessão.

Outra exigência do Dr. Veltheim para o BodyTalk System™ foi a independência do sistema com relação a procedimentos de diagnósticos – ou seja, necessidade de conhecimento ou argumentação para diagnosticar um problema. Primeiro, porque o ato de diagnosticar raramente respeita a enorme complexidade que se esconde por trás dos sintomas; segundo, porque são necessários muitos anos de treinamento para ser competente nessa tarefa, e o terapeuta sempre estará limitado pela *"database"*, ou especialidade, que veio aperfeiçoando até o momento.

Ele compreendeu que é preciso ver o corpo como um todo e estar ciente de que tudo no corpo (na verdade, cada célula) tem sua própria dinâmica energética integrada. Como ponto focal disso, deve-se ter muito cuidado em considerar o impacto ambiental de tudo o que acontece em torno do paciente, além da sua história detalhada.

Em essência, o segredo para obter resultados duradouros é abordar todos os fatores subjacentes envolvidos, inclusive desordens bioquímicas, estresse ambiental (família, trabalho, toxinas etc.), fatores genéticos e traumas emocionais. Todas as técnicas BodyTalk™ básicas são programadas com esse objetivo.

No fim da década de 1990, o Dr. Veltheim deixou sua bem-sucedida prática na Austrália e se mudou para Sarasota, Flórida, com o objetivo de aprofundar suas pesquisas sobre BodyTalk™. Em pouco tempo, ele começou a ensinar níveis avançados do BodyTalk System™ a outras pessoas e a formar instrutores para que o levassem para países de todo o mundo. Atualmente o sistema é ensinado em pelo menos 10 diferentes idiomas em mais de 50 países.

O Dr. Veltheim passa a maior parte do seu tempo viajando pelo mundo, dando palestras e aulas sobre BodyTalk™ e seus programas correlatos de bem-estar. Ele ainda orienta e treina novos instrutores para que BodyTalk™ possa continuar a alcançar um público sempre maior ao redor do planeta.

Radiestesia

A radiestesia consiste em procurar e localizar um objeto escondido ou um conhecimento oculto com a ajuda de um instrumento operado com as mãos. Para a localização de água, estresse geopático (energias da terra e seu efeito sobre o bem-estar humano; linhas ley ou sítios arqueológicos, as varinhas de rabdomante são o instrumento de uso mais comum atualmente (no passado, eram usados galhos de vidoeiro). Entretanto, na área da saúde, a maioria dos praticantes usa o pêndulo.

Até o momento, poucas são as evidências científicas a favor da radiestesia/rabdomancia, mas acredita-se que a resposta à busca com pêndulos e varinhas provavelmente seja uma reação a mudanças no fluxo magnético no corpo ou na localização geográfica.

O que esperar

Depois de estabelecer os problemas de saúde que você quer tratar, o radiestesista mentaliza a intenção e, com o pêndulo ou outro instru-

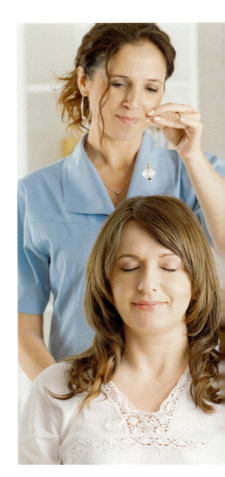

mento da preferência dele, faz perguntas e o pêndulo reage com respostas Sim/Não.

Muitos radiestesistas combinam essa técnica com outra modalidade, como essências florais (ver p. 210), medicina herbal (ver p. 53) ou terapia nutricional (ver p. 69). Assim, feito o diagnóstico ou definida a causa, eles usam o pêndulo para identificar o tratamento correto e definir a dosagem adequada.

Página oposta *A radiestesia aplicada a questões que envolvem a saúde em geral implica o uso de um pêndulo ou cristal preferido.*

Abaixo *Para localizar água, estresse geopático, linhas ley ou objetos perdidos, por exemplo, usam-se varinhas "mágicas".*

Formação

Há muitos cursos de radiestesia/rabdomancia, mas, como acontece com todas as terapias de cura, a recomendação é começar as pesquisas por uma associação profissional sediada em seu país para encontrar um curso de formação de qualidade reconhecida.

Também são incontáveis os seminários em que você pode aprender a arte da radiestesia, podendo então usar o pêndulo, um cristal ou uma pedra preciosa de sua preferência para conhecer o seu estado de saúde no momento que desejar. Assim, a radiestesia se torna um recurso de autoajuda para aumentar a saúde, o bem-estar e a qualidade geral de vida.

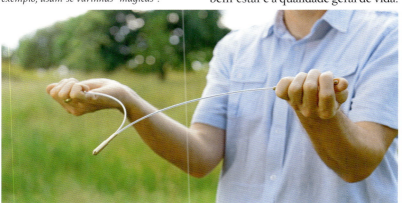

"A rabdomancia é a capacidade, latente em todas as pessoas, de descobrir coisas além do alcance dos cinco sentidos normais. A prática dessa arte em suas muitas formas pode abrir portas para percepções mais amplas em todas as nossas experiências." HAMISH MILLER (1927–2010), RABDOMANTE

RADIESTESIA A DISTÂNCIA

A radiestesia pode ser feita a distância – quando você procura um objeto, de fato não importa se ele está no quarto ao lado ou no continente mais próximo. Essa é uma enorme vantagem para os que querem localizar algo em áreas de energias terrestres, arqueologia e serviços de água, pois podem inicialmente trabalhar a partir de mapas; mas é também eficaz para praticantes que buscam algo em termos de saúde. Tendo à disposição uma fotografia, uma amostra de DNA (como uma mecha de cabelo), um objeto pessoal (como um anel ou uma peça de roupa) ou uma testemunha da pessoa em que possam concentrar a atenção, radiestesistas a distância podem localizar fatores causadores e encontrar remédios apropriados – estes em geral em resposta a uma pergunta Sim/Não, ou com o pêndulo ou a mão detendo-se sobre o remédio recomendado.

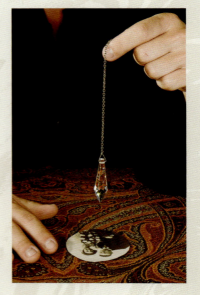

A radiestesia a distância pode ser realizada com uma fotografia, um objeto pessoal ou mesmo amostras de DNA, como uma mecha de cabelo.

PERFIL DO TERAPEUTA

Elizabeth Brown, rabdomante há mais de 20 anos e autora de *Dowsing: The Ultimate Guide for 21st Century*, fala da sua especialidade no campo da radiestesia para a saúde:

"Faço no meu livro o apelo para que a radiestesia seja vista com seriedade no setor da saúde à medida que enveredamos pelo estimulante caminho da amalgamação das medicinas holística e alopática. A radiestesia não só favorece a saúde no longo prazo, mas, ainda mais importante, pode fornecer informações cruciais no início, quando você recebe um diagnóstico – e esse é o meu campo específico de atuação.

"Eu não faço o diagnóstico da doença; são necessárias qualificações médicas para isso. Como alguém que diagnostica causas, eu identifico os fatores causadores, contribuintes e desencadeadores por trás de uma doença previamente diagnosticada ou de um conjunto de sintomas sem um rótulo ortodoxo.

"Essas são todas as doenças metabólicas crônicas. Por definição, a única forma de tratar uma doença metabólica crônica é identificar e tratar o desequilíbrio metabólico subjacente. E é nisso que a radiestesia se distingue absolutamente. Para alguém com câncer, síndrome do intestino irritável, artrite reumatoide ou síndrome da fadiga crônica, por exemplo, a radiestesia pode identificar os fatores causadores. Isso possibilita tratar as causas raízes, não apenas os sintomas, levando assim a uma profunda mudança na saúde e prevenindo a probabilidade de recorrência. O tratamento deixa de ser uma loteria e se torna um plano cuidadosamente personalizado para maior benefício do cliente: um benefício que lhe possibilita tornar-se participante ativo em seu processo de cura e assumir responsabilidade incessante por sua saúde. É extremamente potencializador."

Zimbaté

Carolyn Snyder é uma norte-americana de voz suave, natural de Seattle, praticante de Reiki e de outras modalidades terapêuticas há 25 anos. Desde 2003, porém, sua prioridade tem sido divulgar, praticar e ensinar a antiga e há muito esquecida arte de cura do Zimbaté, isto é, "Um caminho para a Verdade" (ver quadro abaixo).

Carolyn diz, "Zimbaté nos foi dado por Enoc, o Patriarca da Terra, e essa é a terceira vez. Em ocasiões anteriores, o dom foi desvirtuado e a energia se dispersou. Agora, Enoc disse que a humanidade está preparada para esse presente e sua responsabilidade. Muitas pessoas, países e a nossa Terra têm necessidade dos seus raios de cura".

COMENTÁRIO

Como vimos, a palavra Zimbaté pode ser traduzida como "Um Caminho para a Verdade": observe que se trata de *Um* Caminho, não *O* Caminho. Zimbaté é uma energia que entra em sintonia com a individualidade de cada pessoa. É um catalisador que impulsiona cada um de nós para a nossa Verdade. Zimbaté reconhece que os nossos caminhos são todos diferentes e que, portanto, as nossas Verdades são únicas.

Duas principais correntes de energia

Há duas principais correntes de energia: a primeira se chama Metatron, que significa "muitas energias difusas". Essa é a corrente que o Reiki e modalidades semelhantes utilizam. Dada sua difusão, o corpo humano pode usar com facilidade a vibração Metatron. O precursor dessa corrente energética foi o Reiki, que continua oferecendo uma contribuição importante para a evolução energética humana.

Zimbaté chega a nós derivada da energia de Mahatron. Pode-se definir Mahatron como "energia sublime ou celestial", sendo uma energia direta, sem filtros, que dimana da Fonte. Com sua vibração superior, a energia Mahatron é bem mais eficaz do que a energia reiki. E Zimbaté acrescenta uma nova qualidade à vibração que os humanos estão preparados a receber e utilizar. Isso significa que temos um instrumento mais avançado e eficaz em nossa caixa de ferramentas espirituais.

"Quando olho para trás e penso nos meus mais de 27 anos de prática do Reiki e de outras modalidades de cura energética, tenho a impres-

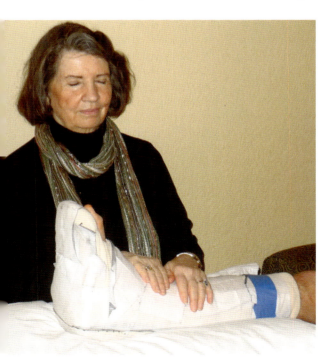

A antiga e há muito esquecida arte de cura do Zimbaté foi redescoberta e difundida por Carolyn Snyder.

são de que ele me trouxe ao Zimbaté", explica Carolyn. "O Reiki tem sido um grande líder na aceitação do trabalho energético. Estamos agora no momento certo para construir sobre os fundamentos do Reiki. Zimbaté é a energia mais poderosa acessível no planeta neste momento. Conheço terapeutas extraordinários que parecem desafiar todas as modalidades de cura conhecidas e alcançar resultados surpreendentes; estou me referindo a técnicas que podem ser ensinadas e repassadas a outras pessoas.

"Zimbaté oferece outro presente extraordinário e fonte de grande alegria – o guia que você recebe na primeira sessão. O seu guia irá trabalhar com você sempre que sua presença for solicitada. Você pode convidar o seu guia para ajudá-lo a tratar um cliente, para o seu desenvolvimento e compreensão pessoal ou para uma questão maior envolvendo uma visão de mundo. A relação é uma ponte maravilhosa entre o mundo visível e o invisível. Seu guia pode se tornar uma parte importante da sua vida diária".

A quem beneficia

É grande o alcance de Zimbaté, e comporta uma distinção muito importante: não tem limites. *Nenhuma limitação.* Zimbaté não se limita à cura: pode ser uma ferramenta eficaz para desenvolvimento pessoal e evolução espiritual, pois opera nos reinos físico, mental, emocional e espiritual. Tem a mesma eficácia em conjunto com outras modalidades. Além disso, não é limitado pelo tempo, pelo espaço ou pelo lugar, po-

---

CREDO ZIMBATÉ

"Eu acolho a sabedoria Zimbaté com integridade.

Eu uso a energia Zimbaté com intenção pura.

Eu tenho consciência da responsabilidade a mim confiada.

Eu uso Zimbaté com alegria e generosidade."

dendo ser um catalisador para a mudança. Nós, humanos, somos limitados pelo nosso modo de pensar, e dependendo do modo como estudarmos e praticarmos Zimbaté, dentro de dez anos poderemos testemunhar uma evolução e revelação em comparação com os dias atuais.

"Como toda prática, quanto mais aperfeiçoo a minha capacidade de transmitir, mais o poder da energia Mahatron aumenta. Zimbaté é rápido, puro, profundo, como laser em seu foco. Ele vai direto à origem da questão ou problema, não aos sintomas. Considerando o grande poder de Zimbaté, a energia Mahatron é de aplicação suave e branda", continua Carolyn.

O que esperar

O terapeuta de Zimbaté irá trabalhar com o seu guia pessoal e com os dele. Uma sessão inteira é reservada para falar sobre você e as suas necessidades. Você está totalmente no comando e dirigirá a energia para onde ela for mais necessária. Não necessariamente o seu eu humano estará no controle, mas o seu eu superior saberá o que deve ser feito. Nem sempre você terá uma percepção consciente dos resultados, mas estes ocorrerão; eles podem estar em vários níveis (espiritual, físico, mental ou emocional) ou em apenas um. A energia se orientará para a questão predominante no momento e, como sabemos, a vida está em fluxo constante.

Uma sessão é em geral bastante curta, pois o Zimbaté é rápido. De novo, as circunstâncias podem variar bastante, mas alguns clientes precisam de sessões de 5-10 minutos para obter o resultado desejado. Muitos dizem sentir mudanças e resultados positivos depois de uma sessão. Como recebi um tratamento de Carolyn, posso testemunhar o vigor dessa terapia.

Zimbaté não é apenas para as grandes questões da vida. Ele se aplica a *todos* os aspectos da sua vida. Desde que recebi Zimbaté, percebo há uma elevação constante em vibração e resultados na minha vida.

Formação

Carolyn Snyder é professora e praticante de Zimbaté nos Estados Unidos e no Reino Unido, onde oferece cursos regulares (ver seu *website* na p. 389).

Empoderamento Divino

Empoderamento Divino [Divine Empowerment] é uma nova forma de autocura para os tempos modernos. Trata-se de uma técnica rápida, eficaz e potente o suficiente para corresponder ao nosso estilo de vida muito agitado. Ela foi idealizada por Antonia Harman, e o que em geral levaria semanas ou anos para aprender, hoje pode ser absorvido em apenas alguns minutos no ambiente de um seminário.

"Os sistemas de energia são um pouco como iPads", diz Antonia, e nós podemos carregar [*upload*] inúmeras "frequências energéticas profundamente nutritivas" em nosso *software* humano, do mesmo modo que instalamos *apps*. "A maioria de nós se diverte muito instalando *apps*, e em geral ficamos deslumbrados como crianças, clicando neles quando nos dispomos a isso", explica. "O empoderamento divino pode produzir o mesmo efeito. Uma energia *app* pode ser instalada em qualquer sistema humano em 2 minutos – para beneficiar-nos dela, tudo o que precisamos fazer é clicar. Clicar é muito simples – basta dizer o nome da energia, e pronto".

Em nossa era tecnológica, temos acesso a tudo, com facilidade e rapidez, e mudanças tão velozes fazem com que nos sintamos sobrecarregados. Carregamos uma pesada carga de estresse, o que não só causa enorme aflição, mas também ativa doenças latentes. As energias adotadas

Antonia Harman é a criadora do empoderamento divino.

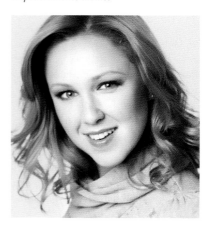

nessa técnica nos oferecem a oportunidade de sentir os benefícios da meditação e cura interior profunda – como "aterramento" e "centramento" – em apenas alguns minutos.

"*Apps*" energéticos

Depois de receber a energia num *workshop* (do mesmo modo como se instala um *app*), tudo o que você precisa fazer é invocar conscientemente a energia para entrar num estado meditativo de tranquilidade. Parece fácil demais – bom demais para ser verdade. Segundo Harman, porém, o mundo avançou. Ela diz, "Neste lugar enlouquecido, em que tantas pessoas necessitam desesperadamente de paz interior, compaixão e cura, este novo programa oferece uma solução realmente simples e eficaz. Cinco minutos de canalização passiva em momentos de ociosidade têm um efeito de 20 minutos de meditação diligente".

Os clientes de Harman também estão muito satisfeitos com a "Aspirina Energética", um analgésico natural que age em poucos segundos: a simples intenção de invocar a energia ajuda a aliviar dores agudas. Esse "*app*" também é fantástico para dor de cabeça, de dente, das costas e para cólicas menstruais. Durante o seminário, 40 ou mais "*apps*" energéticos podem ser instalados e, seja você um praticante veterano ou novato, essa energia é acessível a todos – para usar consigo mesmo, com seus amigos e com seus clientes.

Harman continua, "Possivelmente, o aspecto mais incrível do empoderamento divino é que a energia quer se espalhar, trazer luz e unidade. Isso significa que os participantes do *workshop* podem repassar pelo menos 50% das energias recebidas". Entre os muitos outros *apps* possíveis de instalar durante o *workshop* estão "Yin-Yang" e "Compaixão", por exemplo, que ajudam a liberar problemas emocionais; "Detonador de Chakra", que reconduz os chakras à sua verdadeira natureza; e uma "Meditação Tântrica", que possibilita interagir com um parceiro energeticamente.

O que esperar

Pode-se usar a energia de três modos diferentes:

- O primeiro é o método tradicional ou "ativo", adotado

enquanto se realiza uma sessão de cura ou durante uma meditação.

- O segundo é o modo "semipassivo": pode-se ativar a energia durante tarefas simples, como limpar a casa, preparar o jantar ou assistir à TV; com o recurso da intenção, ela age num segundo plano para corresponder à nossa vida agitada.
- O terceiro é o modo "passivo": as energias desse sistema plantam sementes. Essas sementes felizmente "germinam no peitoril da janela" – o que significa, basicamente, que embora não usemos as energias ativamente, continuamos recebendo os benefícios que propiciam.

Depois do "Nível Introdutório", em que você aprende a usar os "*apps*" de energia para coisas como alívio temporário da dor, embasamento, energização e liberação emocional, há outros quatro níveis. Esses níveis exploram a tecnologia Flor da Vida (antiga energia de luz), o "carregamento" do corpo energético, o despertar da kundalini, a inversão de polaridade e o modo de tratar intolerâncias a alimentos e alergias.

COMUNIDADE *ON-LINE*

A inovação mais recente do Empoderamento Divino é uma comunidade educacional *on-line*. O novo *website* tem o objetivo de ensinar a cura por meio de vídeos. Você assiste a um vídeo uma vez e a tecnologia de luz nele inserida desperta as suas capacidades latentes, de modo que você pode usar a cura energética para si mesmo e para outras pessoas. Você pode participar de grupos de discussão e fazer perguntas para Harman ou para colegas de estudo; além disso, ela mantém um vlog (videoblog), onde apresenta conteúdos específicos. Esses conteúdos são direcionados para alunos do nível introdutório – inclusive orientações para meditação, instruções sobre o modo de trabalhar com pêndulo, e recomendações para remover "ganchos energéticos" – e para alunos de níveis mais avançados – como trabalho Flor da Vida, tratamento de alergias a alimentos e de várias enfermidades com intenção única.

www.divineempowerment.co.uk/membersarea/levels

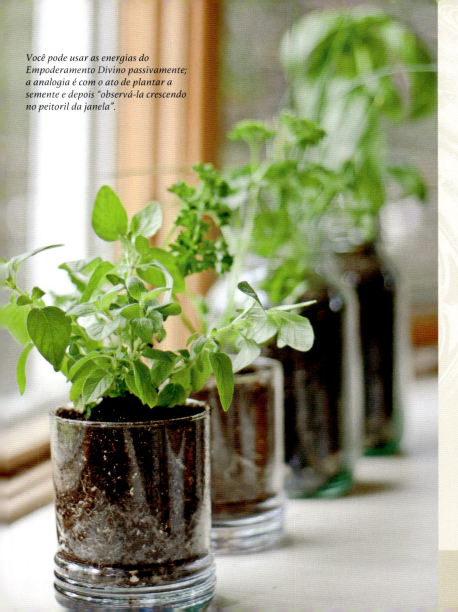

Você pode usar as energias do Empoderamento Divino passivamente; a analogia é com o ato de plantar a semente e depois "observá-la crescendo no peitoril da janela".

EMPODERAMENTO DIVINO

Metatronic Healing®

Em 2007, um novo sistema de cura energética chamado Metatronic Healing® [Cura Metatrônica] foi anunciado. Esse sistema utiliza energias arcangélicas de alta frequência para tratar o coração e dissolver lembranças dolorosas e velhas crenças que possam limitar a sua vida. Sua fundadora, Philippa Merivale, admira-se com o sucesso quase imediato alcançado por essa terapia. Ela e sua equipe promovem *workshops* e sessões de formação com o objetivo de preparar terapeutas nessa nova modalidade de trabalho energético e de propiciar a cura aos participantes.

As sintonizações (toque físico) e transmissões (fluxos de energia pura) operam em parceria dinâmica. Cada sintonização é aplicada a um centro de energia ou a um órgão e ajusta o seu ambiente energético a um comprimento de onda determinado (como um rádio). À sintonização, segue-se a transmissão, que envia esse comprimento de onda às operações sutis do seu sistema energético, restaurando a matriz de quem você é enquanto se ocupa com você ao longo do tempo. Uma transmissão o conecta com a potente fonte de energia divina que é o arcanjo Metatron (ver quadro na p. 268).

Essas alterações em sua matriz são permanentes: à medida que as marcas de antigas feridas e de padrões destrutivos vão se dissolvendo, a sua matriz original se desenvolve, aguça e fortalece. Ao dedicar-se aos cursos (ver Formação, p. 270), aprofundando mais e mais a sua recuperação em cada estágio, você também integra mais substancialmente do que antes as experiências acumuladas ao longo da vida.

A quem beneficia

O programa de Cura Metatrônica atende a uma ampla variedade de necessidades: as de quem está em busca de cura pessoal, as dos que trilham um caminho de desenvolvimento da consciência e as daqueles que pretendem dedicar-se a uma prática de cura ou a um aprofundamento do trabalho que já desenvolvem.

Nas palavras de Merivale, "As frequências e métodos de Metatron o conduzem na direção do relacionamento interior profundo e fértil que é vital para conhecer a si mesmo, para viver em poder autêntico: à medida que abandona o que é infrutífero, você vai se aproximando do que é fecundo. Você passa a incorporar de modo mais ativo o seu Eu verdadeiro, originado na fonte divina; você revela os seus dons, talentos e propósito".

As frequências e métodos produzem efeitos benéficos imediatos, sustentando-o de forma cumulativa com o tempo e trabalhando com você para transformar a sua vida de dentro para fora.

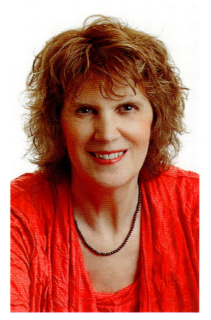

Philippa Merivale, criadora da Cura Metatrônica.

O que esperar

Os ingredientes essenciais do *workshop* são as sintonizações e as transmissões. No entremeio, realizam-se sessões de cura em grupo e de depoimentos/conversação/interação, as quais dão suporte energético ao processo. O dia normalmente começa e/ou termina com uma breve meditação, mas cada transmissão tende a durar 30 minutos ou mais (cada uma tem sua própria vida e peculiaridades, variando de acordo com o que acontece em qualquer grupo). Toda transmissão é precedida de uma sintonização física para cada participante, de modo que estas constituem o foco principal do curso.

A MISSÃO DE METATRON

Na Cabala – a antiga tradição judaica de interpretação mística da Bíblia – o arcanjo Metatron ocupa o topo da Árvore da Vida, o antigo símbolo que abarca todas as culturas e descreve o amor que a Divindade devota à humanidade. Metatron é "responsável pela manutenção da humanidade", pois supervisiona o fluxo da energia divina que emana de Kether [Coroa] e verte pela árvore inteira, ou mundo. A interpretação que podemos dar é que Metatron exerce uma função fundamental na criação em si, à medida que a luz reduz sua frequência para se tornar a "matéria" da nossa vida material.

Outra forma de descrever essa função é dizer que Metatron é o intermediário entre o céu e a terra ou entre o invisível e o visível. O que isso significa na prática e como nos ajuda enquanto navegamos pela vida, em algum ponto mais próximo da base dessa Árvore mítica?

Merivale diz, "Comecemos de onde estamos: no decorrer dos milênios, as coisas aqui ficaram densas; separação e medo se tornaram tão íntimos como a respiração (embora paradoxalmente encurtando o fôlego). A promessa da Cura Metatrônica é dissolver o que nos mantém no medo e despertar a inteligência do coração, nosso sistema de orientação interior fundamental. Metatron promete reconectar-nos, reconduzir-nos a um lugar em que as energias naturais do amor, da saúde e da alegria podem fluir livremente por todo o nosso ser. Minha paixão e dedicação são alimentadas pelo propósito de unir-me às energias do amor divino, de auxiliar no extraordinário processo de libertação e emancipação autênticas, baseado no poder do coração, com o qual a humanidade está envolvida".

O arcanjo Metatron está no alto da
antiga Árvore da Vida bíblica.

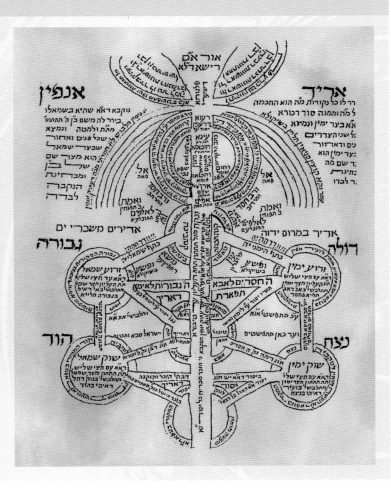

METATRONIC HEALING®

269

Num curso básico, os alunos recebem o primeiro "protocolo de cura", ou seja, uma breve prática para atrair energias. Outros protocolos são acrescentados à medida que os alunos passam pelos diversos níveis de formação.

Do mesmo modo, realiza-se também um processo de limpeza energética que dissipa a "história" – ou as ilusões – que o impedem de alcançar a verdadeira realização. Depois da "limpeza", as reações podem variar, desde uma sensação de "apagão" até visões vívidas e intensas. (Recomenda-se levar uma coberta e travesseiro, pois nessas sessões o aluno fica deitado numa sala silenciosa e à meia-luz.)

Formação

Dois cursos para terapeutas (básico e avançado) são ministrados paralelamente ao corpo principal de seis cursos para desenvolvimento pessoal. Assim, os que estão em busca do desenvolvimento pessoal podem completar os seis estágios, desde o básico ("Abrindo Caminhos") até "Um passeio com os Mestres". Quem deseja tornar-se terapeuta pode inserir os cursos práticos em determinadas etapas do processo. Detalhes completos encontram-se no *website* da Metatronic Healing® (ver p. 389).

Cursos são oferecidos para interessados em atuar como terapeutas e para quem apenas deseja desenvolvimento pessoal.

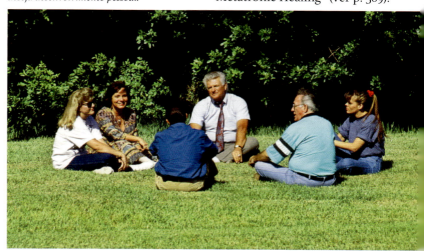

Toque Quântico

Toque Quântico ["Quantum-Touch"] é uma técnica de cura energética simples, mas de enorme eficácia, que acelera a capacidade natural do corpo de curar a si mesmo. Muito praticado nos Estados Unidos, Japão e Europa, o Toque Quântico (assim como o Reiki) usa a energia da força vital presente em todos nós – conhecida como *qi* em chinês ou *prana* em sânscrito – para amenizar a dor ou o desconforto físico ou emocional por meio de uma imposição de mãos leve ou de tratamento a distância. Ele demonstra que a consciência afeta a matéria e, pela concentração da consciência por meio do Toque Quântico, você pode mudar muitas condições persistentes que afetam o corpo e as emoções.

Como preparação, com técnicas respiratórias e exercícios de percepção corporal, o terapeuta eleva sua própria vibração energética. Em seguida, ele posiciona as mãos sobre a região afetada do paciente, cujo corpo aumenta naturalmente sua vibração para igualar-se à do terapeuta, daí resultando o alívio da doença ou da tribulação. Essa técnica tem sua base no princípio da ressonância: a vibração de um diapasão produz vibração em outro; duas pessoas dentro do mesmo campo energético harmonizam naturalmente suas frequências.

O fundador do Toque Quântico, Richard Gordon, diz que a técnica

COMENTÁRIO

Num estudo conduzido por Richard Gordon na Universidade da Califórnia, em Santa Cruz, jogadores de basquete sentiram uma redução da dor em torno de 50% depois da aplicação da energia vital, ou Toque Quântico. A inflamação que afetava 13 deles também cedeu de forma significativa e imediata.

capacita a inteligência biológica do sistema a realizar toda cura considerada necessária (desde que presentes as condições apropriadas), porque a "inteligência espiritual", como ele a denomina, é mais arguta do que nós.

A quem beneficia

Como trabalha nos níveis emocional, mental e físico, aplica-se o Toque Quântico para amenizar diferentes inquietações e tribulações, e para trazer paz, bem-estar e alívio efetivo da dor. Ele ajuda a liberar o estresse e as emoções e a acelerar a cura depois de uma lesão ou cirurgia. Sessões regulares com essa terapia aliviam distúrbios crônicos como enxaqueca, dor nas costas ou ciática, e abrandam lesões esportivas, distensões e dores no corpo, como ombro congelado ou músculos repuxados. Seus adeptos afirmam que o Toque Quântico também recupera ossos e tecidos musculares lesionados por ruptura ou mesmo por esclerose múltipla, e reequilibra as emoções. Uma breve sessão apenas, com duração de 15-30 minutos, pode transformar uma grande aflição emocional em muita paz de espírito.

Todos – desde crianças, avós e novatos (ou mesmo céticos) no campo da medicina até médicos, quiropráticos e acupunturistas que já tratam pessoas – podem facilmente aprender a aplicar essa "capacidade humana básica", como Gordon o chama, em apenas algumas horas de curso.

O que esperar

Para uma sessão de tratamento com um terapeuta de Toque Quântico, você fica vestido e pode permanecer de pé, sentado ou deitado e relaxado, com os olhos fechados, enquanto o terapeuta aplica um leve toque na área (ou áreas) afetada.

Cada sessão é única, porque as áreas que precisam ser trabalhadas podem mudar no decorrer do tratamento. Muitos pacientes sentem como se estivessem num estado profundo de meditação ou como se tivessem caído subitamente no sono, enquanto a cura se processa.

Formação

O modo mais rápido e barato de começar a aprender Toque Quântico é participar do curso Quantum Energy System, ministrado *on-line*,

PERFIL DO TERAPEUTA

Depois de uma educação ateísta, várias experiências na faculdade levaram **Richard Gordon** a acreditar em sincronicidades, as quais o direcionaram a um terapeuta que o impressionou com suas habilidades e que mudou por completo sua visão de mundo. Mais experiências inexplicáveis ocorreram e, ansioso por conhecer a verdade, Richard estudou medicina espiritual, massagem terapêutica e medicina herbal na Christos School of Natural Healing, em Taos, Novo México, no início dos anos 1970. Lá ele descobriu a energia atuante em suas mãos e começou a tratar as pessoas com imposição das mãos. Richard escreveu um livro sobre esse tema, intitulado *Your Healing Hands: The Polarity Experience*, e desenvolveu o Toque Quântico há mais de 30 anos.

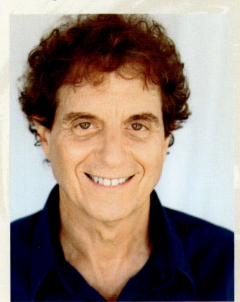

O criador do Toque Quântico, Richard Gordon, desenvolveu a terapia há mais de 30 anos.

CURA ENERGÉTICA OU VIBRACIONAL

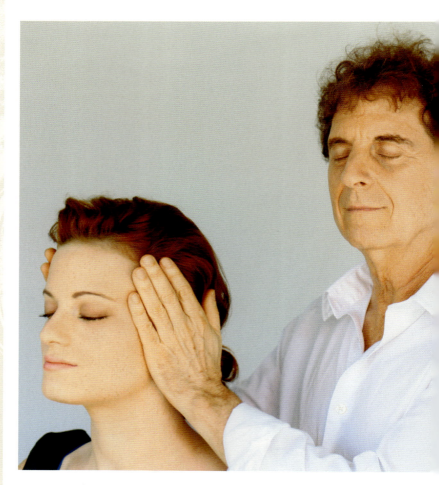

O tratamento de outras pessoas faz parte de um seminário de formação em Toque Quântico.

em inglês, por Richard Gordon, que promoveu mais de 200 seminários presenciais sobre Toque Quântico Básico. O curso contém questionamentos interativos e exercícios simples para ajudar você a praticar as técnicas de respiração e de percepção corporal, e vários outros métodos dessa terapia. As sessões têm uma duração média de 15 minutos (às vezes um pouco mais) e mostram como tratar um parceiro, um grupo e os chakras, entre outras coisas. Essas lições em vídeo *on-line* têm a finalidade de responder a todas as dúvidas que você possa ter durante o curso. Para aproveitá-las o melhor possível, aprender com rapidez e receber um *feedback* das suas aptidões, é recomendável praticar com um amigo, parceiro, membro da família, ou mesmo um animal de estimação.

Num seminário de formação para prepará-lo para aplicar o Toque Quântico em si mesmo, você aprende vários exercícios respiratórios e de consciência corporal; você também aprende a aumentar a sua energia; além disso, você aplica a técnica em colegas de curso. Em geral, mesmo antes do intervalo para o almoço, os participantes aumentam tanto seus níveis energéticos, que conseguem reduzir inflamações em outras pessoas ou fazer com que os próprios ossos se recuperem, o que mostra a rapidez dos resultados.

Antes de se tornar terapeuta habilitado, você precisa concluir dois seminários presenciais de Nível 1, realizados em lugares que podem variar desde a Escócia, a Holanda e a França, até o Japão, o Canadá e os Estados Unidos. Além disso, você precisa completar um seminário de Nível 2, mais avançado, sem limitações à sua energia de cura, e em que você descobre capacidades e técnicas novas e mais rápidas para abrir-se a uma intuição mais profunda e curar ainda mais (inclusive traumas); como alternativa, você precisa participar de um seminário presencial ou de um telesseminário de Self-Created Health, desenvolvido por Richard durante mais de 29 anos, e que explora as causas emocionais da doença e como transformá-las com amor. Nesse curso, as pessoas passam do sofrimento emocional e físico para um perdão profundo e uma compreensão da nossa natureza amorosa infinita, que tudo pode curar.

Tratamento dos chakras

Segundo muitas filosofias e práticas de cura orientais, os chakras são vórtices de energia distribuídos verticalmente numa linha mediana do corpo, desde a base da coluna vertebral até o topo da cabeça. Esses centros de energia giram em diferentes frequências; quando estão na frequência correta, todos os sistemas do corpo operam adequadamente, e assim as nossas emoções se mantêm em equilíbrio e nós nos sentimos relaxados e com boa saúde.

Se um dos chakras gira na frequência incorreta – rápido demais ou muito lento – não nos sentimos bem ou começamos a ficar cansados, deprimidos ou de algum modo desequilibrados.

Tratando os chakras com regularidade por meio da meditação, massagem, aromaterapia e diversas outras atividades diárias (como exercícios regulares e alimentação nutritiva), mantemos a energia fluindo bem, garantindo assim a preservação do nosso melhor nível emocional e mental.

Desde a "mudança" de paradigma de 2012 (ver p. 9), alguns terapeutas trabalham também com os chakras superiores existentes no campo energético, além dos sete já conhecidos presentes no corpo físico.

História

O conceito de chakra procede da cultura hindu, com mais de 5 mil anos. Grande parte do que conhecemos sobre os chakras vem dos *Upanishads*, os escritos sagrados das Escrituras hindus conhecidas como Vedas. O *Upanishad Brahma* descreve quatro lugares habitados pela alma e de onde tipos diferentes de consciência surgem: o umbigo é consciência desperta; o coração é sono sem sonhos; a garganta é consciência com sonhos e a cabeça é o estado transcendente. As tradições tibetana, indiana e outras que seguem esses ensinamentos consideram os chakras como centros de consciência com os quais podemos entrar em sintonia para desenvolver uma consciência sempre maior.

TRATAMENTO DOS CHAKRAS

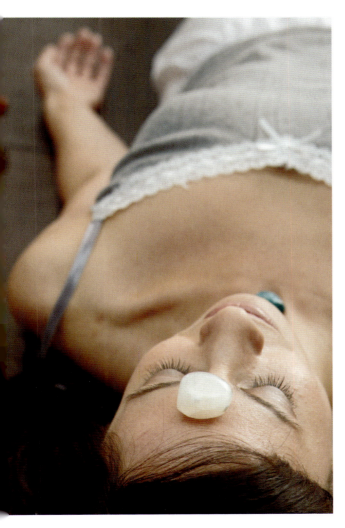

Cristais apropriados postos sobre os chakras são um recurso comum para tratá-los.

277

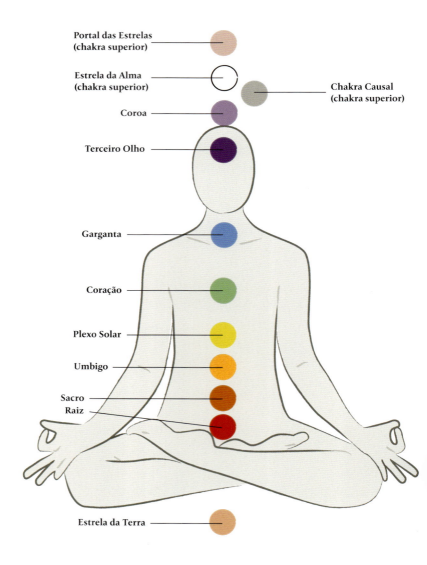

Grande parte do que sabemos sobre os chakras chegou ao Ocidente por intermédio da teosofia, a escola de pensamento místico iniciada por Madame Blavatsky em 1885. O teósofo Charles Webster Leadbeater viajou com Blavatsky pela Índia no final dos anos 1880 e escreveu *A Vida Interior* (1922) e *Os Chakras* (1927). Ele acreditava que, entrando em sintonia com a nossa intuição psíquica, podemos ver os chakras como discos giratórios ou vórtices de energia. Ele foi a primeira pessoa a sugerir que os chakras transformam energia e a interligar as várias camadas da aura (a energia sutil que envolve o corpo), inclusive as camadas mental, etérica e astral.

A autora e teosofista Alice Bailey também associou os chakras com determinadas glândulas endócrinas, como a pineal, a pituitária e a tireoide, localizadas na mesma posição que os chakras.

Desde a mudança de paradigma de 2012, terapeutas trabalham com os chakras superiores existentes no campo de energia, além dos sete chakras do corpo físico até então abordados.

A quem beneficia

Todos podem se beneficiar com o tratamento dos chakras, mas como cada um dos sete chakras representa diferentes emoções e funções do corpo (em relação à sua posição), é necessária uma compreensão das diferentes associações para saber que chakra deve ser tratado para beneficiar-se em cada caso particular:

- O **CHAKRA DA RAIZ** (em vermelho) localiza-se na base da coluna vertebral e rege as suas necessidades básicas de sobrevivência e o seu corpo físico. Quando ele está em desequilíbrio, você tem preocupações relacionadas com o sustento de si mesmo ou com a falta de apoio. Fisicamente, você pode ter problemas com a metade inferior do corpo, como dor nos joelhos, artrite, constipação ou ciática.

- O **CHAKRA DO SACRO** (laranja) está 5 cm abaixo do umbigo e controla a sexualidade e sensualidade. Quando desequilibrado, você pode sentir dores nos quadris, na pelve e na região lombar, problemas sexuais ou de reprodução, ou de dependência química. Emocionalmente, você pode ter medo de comprometer-se em seus relacionamentos devido à possibilidade de traição, mágoas passadas ou impotência.

- O **CHAKRA DO PLEXO SOLAR** (amarelo) situa-se na base da caixa torácica. Se ele estiver bloqueado, você pode ter problemas relacionados com o sistema digestório, o fígado ou o pâncreas (como diabetes), ou ainda fadiga crônica, hipertensão e úlceras estomacais. Autoestima, energia ou confiança baixas também são indicações de que esse chakra está em desequilíbrio.
- O **CHAKRA DO CORAÇÃO** (verde) abrange enfermidades físicas relacionadas com o coração e

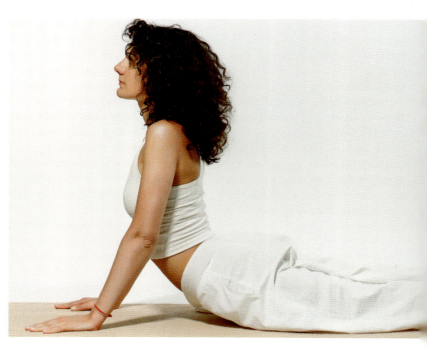

com a região superior do peito, como asma e problemas cardíacos e pulmonares, como também males associados à parte superior das costas e aos ombros. Sem dúvida, esse chakra governa as emoções do coração, de modo que se ele funcionar mal, você pode sentir raiva, ressentimento ou ciúmes, em vez de alegria, compaixão e amor em seus relacionamentos.

- O **CHAKRA DA GARGANTA** (azul) precisa fluir com energia ou você sofrerá de inflamação da garganta, infecções dos ouvidos, dores no pescoço e nos ombros, além de problemas de comunicação – desde gagueira e silêncio até loquacidade.
- O **CHAKRA DO TERCEIRO OLHO OU DA TESTA** (índigo) localiza-se entre as sobrancelhas e causará dores de cabeça, bloqueio dos sinus e problemas oculares se estiver bloqueado. A imaginação, a intuição e as "ideias luminosas" resultam da atividade desse chakra, de modo que se alguma dessas áreas estiver reprimida – se você se sentir melancólico, instável ou aéreo – trate esse chakra para equilibrá-lo.
- O **CHAKRA DA COROA** (violeta), no topo da cabeça, governa a nossa conexão e a nossa compreensão do Divino; assim, se não estiver funcionando adequadamente, talvez você tenha pensamentos rígidos com relação à religião, confusão ou depressão.

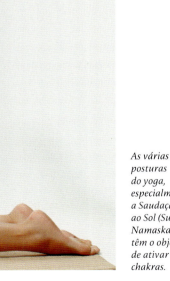

As várias posturas do yoga, especialmente a Saudação ao Sol (Surya Namaskar), têm o objetivo de ativar os chakras.

CURA ENERGÉTICA OU VIBRACIONAL

O que esperar

Vários tratamentos ajudam a recuperar os chakras, restituindo-lhe o equilíbrio emocional e físico – inclusive o yoga, em que as diferentes posturas da Saudação ao Sol ativam cada um dos chakras; e a reflexologia, em que áreas nos pés correspondentes aos chakras são massageadas para fazer a energia fluir. Outro tratamento indicado para os chakras é a cristaloterapia: vestido, você se deita de costas e o terapeuta coloca diferentes cristais nas posições correspondentes aos chakras. Alguns terapeutas adotam atualmente os novos cristais de alta vibração descobertos nos últimos anos, pois acreditam que eles nos ajudam na "nova era" de consciência elevada em que entramos em 2012.

Alternativamente, você pode seguir uma meditação orientada como a do CD *Chakra Clearing*, de Doreen Virtue (disponível na Amazon, ou baixado como aplicativo através do iTunes), que utiliza visualização de cores para liberar chakras bloqueados.

Para tratar chakras específicos, procure fazer o seguinte:

- Para tratar o chakra da raiz, conecte-se mais com o seu corpo praticando esportes, dança ou massagem; faça jardinagem ou cerâmica para se sentir com "os pés no chão".
- O chakra do sacro também se beneficia com a dança e de uma boa relação com os seus sentidos por meio do som, da música e da alimentação.
- Para o chakra do plexo solar, faça exercícios abdominais para fortalecer a região, pratique artes marciais para adquirir confiança física e faça psicoterapia para reforço emocional.
- O chakra do coração pode ser ativado fazendo exercícios respiratórios e registrando num diário seus sentimentos sobre os seus relacionamentos.
- Um chakra da garganta em desequilíbrio também pode ser ajudado mantendo um diário. Use mais a sua voz, cantando, entoando ou gritando, caso você precise de mais energia nessa

A massagem é outra forma adequada para equilibrar e tratar chakras individuais.

área; ou sente-se em silêncio e dê mais ouvidos a outras pessoas, caso tenha energia em demasia. Também são benéficos massagem no pescoço e nos ombros, e Pilates para alongar a região superior das costas e o pescoço, e assim reduzir a dor.

Para abrir o seu terceiro olho ou chakra da testa e liberar a sua imaginação e intuição, procure pintar e desenhar – observando que emoções surgem. Analisar os seus sonhos e meditar regularmente também o põem em contato com sua intuição mais profunda.

Para manter o chakra da coroa limpo, a meditação é essencial. Se a energia nesse chakra está fraca, você precisa abrir-se para a espiritualidade; se for excessiva, você precisa estabilizar-se em seu corpo, praticando mais exercícios físicos.

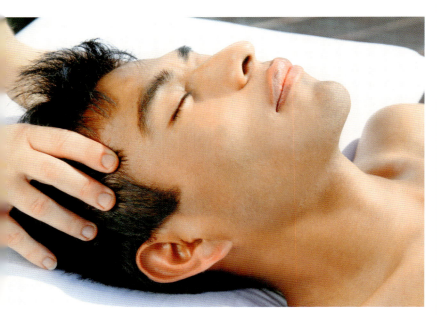

A Jornada

A autora *best-seller* internacional e especialista em terapia corpo-mente Brandon Bays é a idealizadora de A Jornada ["The Journey"], inspirada em sua própria trajetória de autodescoberta (curando-se de um tumor do tamanho de uma bola de basquete em apenas seis semanas e meia). A Jornada é uma terapia de transformação da vida que você pode aplicar em todas as áreas da sua existência para revelar e despertar o seu potencial ilimitado.

A comunidade científica já provou que toda emoção libera uma substância química correspondente no corpo durante situações de estresse, trauma ou experiências emotivas de grande intensidade. Reprimindo essas emoções, as substâncias se acumulam no corpo e produzem bloqueios emocionais e físicos, limitações e doenças. Milhares de pessoas adotam A Jornada em todo o mundo, de todas as camadas sociais, idades e culturas. Essa terapia lhe possibilita chegar à causa do que restringe e limita a sua vida e introduz a doença em seu corpo, e então desfaz os bloqueios e as lembranças emocionais armazenadas em suas células. Assim, você pode restabelecer a capacidade natural do corpo de curar-se.

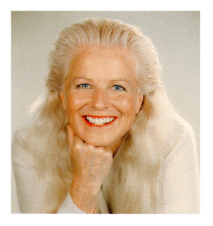

Brandon Bays, idealizadora de A Jornada.

A quem beneficia

Milhares de pessoas em todo o mundo beneficiaram-se com este método vigoroso, reiterativo e objetivo de eliminar moléstias físicas, dificuldades emocionais e problemas de relacionamento ou profissionais. Se o seu problema é um distúrbio mental persistente ou um mal físico de que gostaria de se livrar, sentimentos de paralisia ou depressão, fadiga, ansiedade, estresse, procrastinação, ou se você anseia por descobrir e viver o seu verdadeiro propósito com paixão, então A Jornada pode ser a terapia indicada.

O que esperar

O primeiro passo é o seminário de três dias denominado Journey Intensive and Advanced Skills [Jornada Intensiva e Habilidades Avançadas], em que se tem experiência direta desse trabalho de libertação. Participando com pessoas que têm os mesmos interesses, usando ferramentas avançadas e processo operacional, você descobrirá os bloqueios que o estão detendo na vida, liberará questões persistentes e perdoará, abrindo a porta para a cura. Participar da recuperação de outras pessoas é algo intenso e cria amizades para toda a vida e apoio permanente. Com demonstrações e ensinamentos ao vivo, você conhecerá as ferramentas transformacionais que trarão perdão, leveza e alegria para sua vida.

DESBLOQUEIO DA DOENÇA

O Centro de Controle e Prevenção de Doenças nos diz que 85% das doenças se devem a problemas emocionais. A Jornada é eficaz porque cientistas e médicos, como os Drs. Bruce Lipton, Candace B. Pert e Deepak Chopra, MD, comprovaram que emoções reprimidas fazem com que receptores celulares individuais fiquem bloqueados, fato que, com o tempo, produz a doença. Trabalhando esses bloqueios, toda cura se torna possível, nas dimensões emocional, física e espiritual.

Durante o seminário, você é amparado por uma equipe de terapeutas que passaram por um treinamento de um ano com Brandon e são graduados pela Jornada, todos com vasta experiência pessoal, aplicando a terapia diariamente para eliminar os próprios problemas e facilitar a caminhada de outros na jornada para a liberdade. Participantes do seminário relatam histórias de cura impressionantes, experiências e grandes progressos em problemas que os perturbaram por muito tempo, desde depressão até ansiedade, de baixa autoestima a sentimentos de falta de amor – de fato, todo e qualquer problema emocional e físico.

Com a conclusão do seminário A Jornada, você está preparado para participar do retiro Manifest Abundance [Abundância Manifesta], o primeiro curso do Programa dos Especialistas em transformação da vida. Nele você traz à tona os sabotadores silenciosos: crenças e padrões que o impedem de viver com abundância em todas as áreas da vida.

Então, realiza-se o seminário preferido de Brandon, o retiro de oito dias No Ego [Nada de Ego], para os que desejam viver em total liberdade perscrutando as mentiras, crenças nucleares e padrões que ficaram erroneamente acreditando ser quem são. Esse retiro desestrutura o sistema do ego, esclarece o que está controlando os seus padrões peculiares de comportamento e o deixa pairando como a sua essência verdadeira, vivendo uma vida aberta e autêntica, livre da sabotagem a si mesmo e de limitações impostas.

COMENTÁRIOS

Desde 2008 o governo da Holanda encaminha funcionários para participarem do seminário A Jornada com o objetivo de ajudá-los a se recuperar do estresse e do esgotamento nervoso. Quadros de 12 departamentos governamentais e de outras instituições e empresas do país recuperaram-se rapidamente, com um mínimo de casos de recorrência.

Seminários de *A Jornada* e retiros avançados estão sendo atualmente oferecidos em 44 países ao redor do mundo, e o primeiro livro de Brandon Bays, *The Journey*, já foi traduzido para 23 idiomas e vendeu mais de um milhão de exemplares.

Formação

Caso deseje conhecer essa terapia mais a fundo, você encontra mais informações no *website* de The Journey (ver p. 389), que lhe indica todos os passos a dar. O Journey Accredited® Practitioner Programme é uma série de cursos em sete etapas elaborada com o objetivo de tratar a sua vida e ajudá-lo a tornar possível a mesma transformação para outras pessoas.

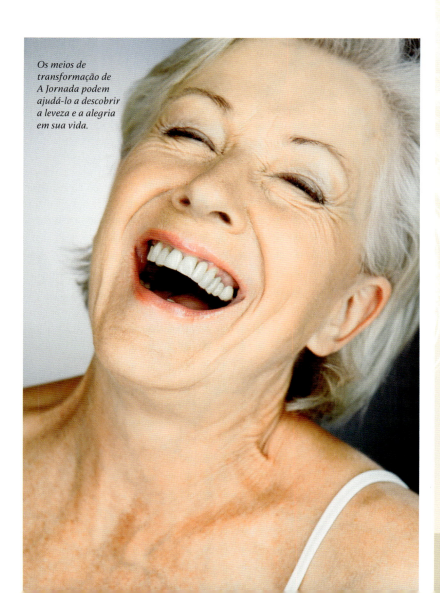

Os meios de transformação de A Jornada podem ajudá-lo a descobrir a leveza e a alegria em sua vida.

A JORNADA

CURA ENERGÉTICA OU VIBRACIONAL

ThetaHealing®

Criada por Vianna Stibal em 1995, ThetaHealing® ["Cura Theta"] é uma filosofia espiritualista e uma técnica baseada no pensamento concentrado, na oração e na meditação que é praticada para induzir ondas cerebrais theta – o nível relaxado, espiritual, subconsciente de ondas cerebrais que se acredita ser alcançado somente durante o sono ou em estado meditativo profundo, similar ao do yogue. Conectando-se a essas ondas theta com as técnicas de Vianna, você pode unir-se ao Criador de Tudo o Que É/Fonte/Deus para identificar problemas, crenças limitadoras e doenças, e para possibilitar que a cura do corpo e das emoções ocorra espontaneamente.

A ThetaHealing® opera nos níveis mental, físico e espiritual do seu ser para convencê-lo de que você é parte de Deus e para ensiná-lo a relacionar-se com esse poder para introduzir a mudança em sua vida. O conceito de Sete Planos de Existência lhe possibilita conectar-se com o nível mais elevado de amor e energia de Tudo o Que É, para clareza, sabedoria e amor máximos em sua vida.

Essa terapia é mais conhecida por seu trabalho de quatro níveis com as crenças e os sentimentos, o que dá às pessoas condições de remover crenças subconscientes negativas que sabotam a vida delas e substituí-las por crenças positivas que podem levar ao sucesso e à iluminação. Trabalhando sobre a sua história nuclear, no nível dos genes, e nos níveis de crenças da alma, você pode mudar o modo como a sua mente influencia o seu corpo e obter a melhor saúde possível.

A quem beneficia

Embora não haja necessidade de ser religioso para que a ThetaHealing® produza seus efeitos, faz bem ter uma crença ou fé num espírito criador por trás de tudo – o poder de Deus, se você quiser. ThetaHealing®

As técnicas da ThetaHealing® podem conectá-lo com a Fonte/Deus.

THETAHEALING®

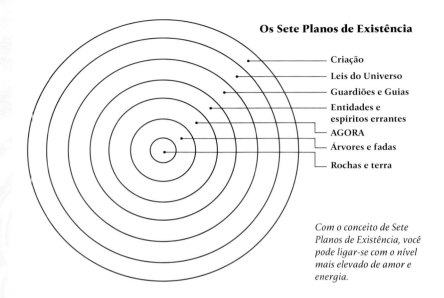

Com o conceito de Sete Planos de Existência, você pode ligar-se com o nível mais elevado de amor e energia.

pode beneficiar pessoas de todas as esferas, qualquer que seja sua idade, raça ou religião.

Esteja você doente, cansado, solitário ou apenas sinta a necessidade de ajudar as pessoas e de melhorar o nosso planeta, a ThetaHealing® pode ajudá-lo a efetuar as mudanças desejadas com a aplicação de algumas técnicas simples. Se você se sente estimulado a entrar em contato com a sua intuição, com o Espírito Divino que nos une a todos, e a perceber uma melhora concreta em seu bem-estar pessoal e também no dos outros, essa terapia é apropriada como uma boa tentativa.

O que esperar

Toda pessoa interessada pode aprender a praticar a ThetaHealing® por si só estudando os livros de Vianna sobre o assunto (ver o endereço do *website* na p. 389) ou participando de um dos seus muitos seminários oferecidos em todo o mundo. Se

PERFIL DO TERAPEUTA

Naturopata, massoterapeuta e canal intuitivo, **Vianna Stibal**, em 1995, durante uma leitura para algumas pessoas, entrou em sintonia com seu poder intuitivo superior. Foi então que descobriu que era também capaz de curar seus clientes. Quando a mãe de três crianças recebeu o diagnóstico de que estava com câncer no fêmur, recorreu à medicina convencional e à alternativa, mas em vão. Resolveu então aplicar essa técnica para curar a si mesma e, milagrosamente, obteve o resultado esperado.

Querendo entender os fundamentos do seu método, Vianna entrou em contato com um físico para que a ajudasse em suas pesquisas. Realizando um eletroencefalograma, descobriram que em seu estado meditativo Vianna tinha acesso às ondas cerebrais theta, dando assim origem à ThetaHealing®. Vianna começou a ensinar a técnica a outras pessoas para descobrir se isso acontecia também com elas, e a resposta foi positiva. Hoje ela coordena seminários em todo o mundo, ensinando a milhares de pessoas como aplicar a ThetaHealing®. Além disso, habilitou centenas de terapeutas, inclusive médicos de *staff*, que hoje atuam em 25 países.

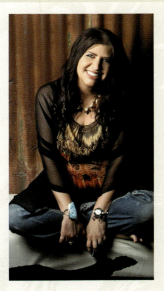

Vianna Stibal é a fundadora da ThetaHealing®.

deseja se tornar terapeuta, você precisa contar com um determinado número de pessoas com quem possa praticar e das quais possa receber *feedbacks* da sua atuação, além de receber orientações da idealizadora da técnica, obviamente.

O curso DNA Básico de três dias abrange tudo o que foi mencionado, introduz a meditação ThetaHealing® e técnicas de oração, e se concentra em ativar o DNA que está dentro de todos nós. Acredita-se que o DNA transporta tanto a matriz da nossa constituição física e psicológica como também os nossos padrões emocionais e comportamentais. Na ThetaHealing®, a ativação do DNA pode recodificar quaisquer traços disfuncionais ou danosos e remover heranças genéticas negativas – isto é, você descobrirá como identificar as crenças e emoções profundas, subconscientes, que herdou dos seus ancestrais, e como substituí-las por outras positivas. Além disso, aprenderá a fazer isso por outras pessoas. Assim,

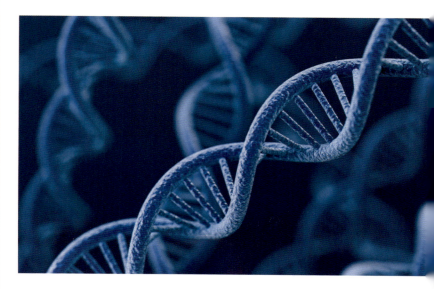

você aprenderá a equilibrar os seus estados interiores, a trabalhar com seus guias e anjos e a conectar-se com a Fonte.

Formação

Depois de participar do curso de DNA Básico, você está preparado para se tornar um praticante da ThetaHealing®, caso queira. Mas com muitos outros eventos e seminários oferecidos, abrangendo áreas mais específicas da modalidade terapêutica, você tem a possibilidade de fazer mais alguns cursos para se tornar realmente proficiente e experiente em ajudar as pessoas.

As sessões de DNA Avançado se baseiam no que você aprendeu no curso de DNA Básico e acrescentam um estudo em profundidade dos Sete Planos de Existência que nos envolvem, para que passe a aceitar a si mesmo e a valorizar o momento presente. Concluídos os dois cursos de DNA, você se encaminha para os seminários Alma Gêmea a fim de dissipar medos e crenças negativas que possa ter com relação a encontrar a sua alma gêmea e a abrir-se para o amor verdadeiro – quer você esteja num relacionamento e deseje reacender a chama, quer esteja sozinho e tentando atrair um parceiro.

Outros cursos oferecidos são de Anatomia Intuitiva, Doença e Distúrbios, nos quais você aprofunda os seus conhecimentos sobre os sistemas e órgãos do corpo, e aprende como a doença é criada e curada; seminários sobre animais, para terapeutas que trabalham com animais; e Manifestação e Abundância, em que você aprende a dissolver crenças autolimitadoras sobre você mesmo e a atrair o sucesso e a felicidade. Há ainda todo um conjunto de cursos para instrutores nos mais diversos seminários, para que você possa ensinar a técnica ThetaHealing® a outras pessoas. Níveis superiores de qualificação incluem a Certificação de Mestre e o Certificado de Ciências. Tudo isso consta do *website* ThetaHealing® (ver p. 389).

A ativação do DNA faz parte da prática da ThetaHealing®.

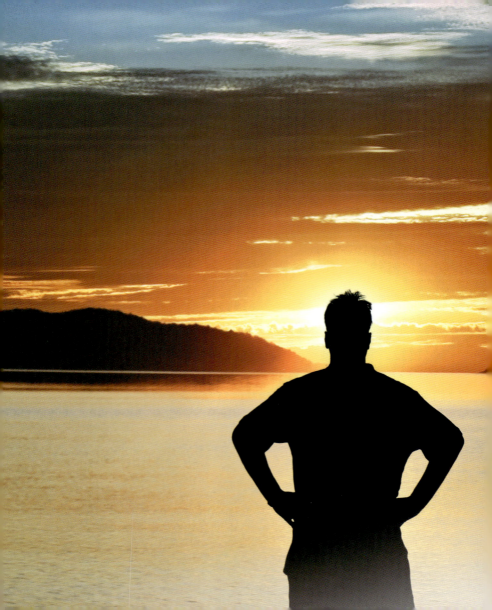

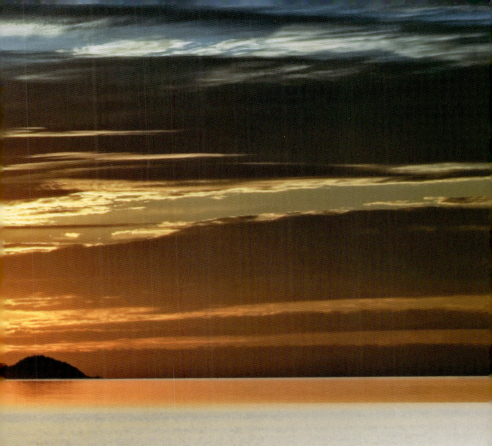

TERAPIAS DE PROGRESSÃO E REGRESSÃO

CAPÍTULO 7

Terapia de regressão a vidas passadas

A regressão a vidas passadas tem como objetivo recuperar lembranças ocultas na mente subconsciente. Com técnicas como a hipnose e visualizações semelhantes às de algumas formas de meditação, um terapeuta experiente conduz todo o processo, levando o consulente a retroceder a vidas anteriores.

As pessoas procuram essa terapia por diversas razões: algumas são movidas pela simples curiosidade de saber o que ou quem podem ter sido em vidas anteriores; para a maioria, porém, trata-se de um caminho de desenvolvimento pessoal e de cura. Com a ajuda de um guia habilitado, a regressão a vidas passadas pode ajudar a:

- Compreender relacionamentos pessoais
- Reavivar aptidões e habilidades do passado
- Dissipar ansiedades e temores ligados a traumas passados
- Resolver traumas de vidas passadas causadores de problemas físicos
- Compreender e entrar em sintonia com o seu propósito de

As experiências de vidas passadas podem ser a causa de problemas físicos ou emocionais da vida atual.

ADVERTÊNCIA

A regressão a vidas passadas pode ser uma forma muito eficaz de entrar em contato com conteúdos inconscientes. No entanto, assegure-se de consultar um terapeuta de vidas passadas habilitado e experiente, que tenha condições de efetivamente conduzi-lo e de assumir responsabilidade pelo que acontece durante todo o processo.

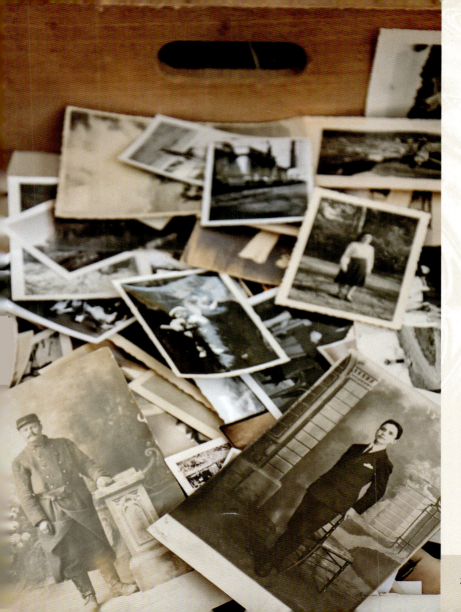

TERAPIA DE REGRESSÃO A VIDAS PASSADAS

vida – por exemplo, por que você se sente atraído por determinados lugares ou tem grande interesse por alguma coisa.

O que são experiências de vidas passadas?

Não há uma resposta definitiva sobre o que possam ser experiências de vidas passadas. No entanto, as teorias mais comuns são:

- **REENCARNAÇÃO**: A crença segundo a qual retornamos a este mundo muitas vezes para aprender e evoluir.
- **MEMÓRIA GENÉTICA**: Alguns acreditam que as nossas lembranças passam de uma geração a outra mediante a estrutura celular do corpo ou DNA.
- **MEMÓRIA DA ALMA**: Outros acreditam que podemos entrar em contato com as lembranças de outra alma através dos Registros Akáshicos (ver p. 310) – o registro espiritual de tudo o que aconteceu e acontece.
- **IMAGINAÇÃO**: É comum as pessoas se perguntarem se essas "regressões" não são apenas fruto da imaginação. Adeptos dessa tera-

pia sustentam que é possível documentar um número incalculável de casos com o recurso da pesquisa histórica, o que prova a precisão das informações, muito além das possibilidades de imaginação aleatória.

A quem beneficia

A pessoa que você é hoje é a soma de todas as experiências que você teve ao longo de vidas anteriores. As experiências de vidas passadas moldam certos aspectos do seu comportamento atual e, em alguns casos, traumas emocionais passados podem causar problemas psicológicos que a psicoterapia convencional não consegue resolver.

COMENTÁRIO

A terapia de regressão a vidas passadas não deve ser confundida com uma *leitura de vidas passadas*, que é um processo passivo e tem pouco efeito terapêutico.

Com a regressão, um terapeuta pode ajudá-lo a liberar pensamentos reprimidos e a promover uma mudança significativa. Talvez você se surpreenda com os resultados de uma sessão. Muitas pessoas acreditam que reviver e processar lembranças de uma vida passada podem levá-lo a compreender e resolver relacionamentos atuais, a esclarecer problemas emocionais (inclusive fobias e compulsões) e até a curar males físicos.

O que esperar

Uma sessão de terapia de regressão a vidas passadas tem em geral uma duração de duas a três horas. A sessão propriamente dita começa após uma entrevista inicial durante a qual você esclarece por que quer fazer a regressão, o que espera obter e apresenta alguns detalhes sobre a sua vida atual.

Em leve transe, você revive a experiência de cada vida passada, vendo-a e sentindo-a. Nessa história, você é o protagonista, profundamente imerso em cada episódio. O terapeuta pode fazer perguntas, que você responde à medida que a sessão prossegue. A regressão em si

RELACIONAMENTOS

Com muita frequência, relações, amigos e mesmo desafetos nesta existência são na verdade grupos de almas interligadas que reencarnam juntos. Alguns acreditam que esse fenômeno acontece para equilibrar as leis do karma – isto é, a harmonia ou desarmonia causada pelo comportamento das pessoas em suas relações mútuas. Talvez você encontre alguém pela primeira vez e tenha a sensação de tê-la conhecido durante toda a sua vida; grupos de almas interligadas podem ser a explicação, e uma sessão de regressão a vidas passadas pode ajudá-lo a descobrir essas almas.

se prolonga por 60-90 minutos, período em que é possível reviver até três existências.

Depois da regressão, o terapeuta lhe reserva um tempo para falar sobre a experiência. Você pode se sentir tranquilo e um pouco "aéreo" ou mesmo um tanto exaurido e desorientado. Essas são reações comuns dessa terapia.

Terapia de integração da realidade passada

A integração da realidade passada (IRP) – também conhecida como cura da Sabedoria da Alma é uma terapia constituída de quatro etapas por meio das quais um terapeuta habilitado indica como livrar-se de pensamentos, sentimentos e comportamentos destrutivos, sendo por isso uma valiosa ferramenta para a vida.

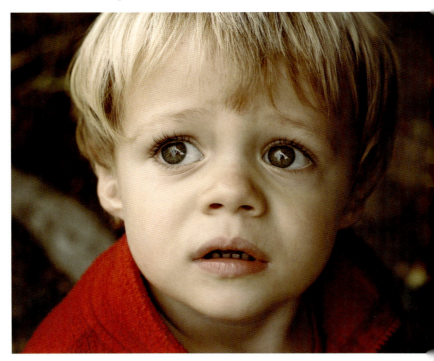

A terapia de integração da realidade passada parte da ideia de que, como adultos, em geral percebemos o mundo através dos mecanismos de defesa que desenvolvemos na infância. Esses mecanismos nos impedem de sentir os sofrimentos por que passamos quando crianças, mas são exatamente eles que mais nos atormentam na idade adulta. Eles nos dão uma visão distorcida da realidade atual.

Você pode bem ter problemas reais atualmente, mas ansiedade, depressão, insegurança, estresse, raiva, vícios diversos e conflitos de relacionamento também podem ser defesas utilizadas como proteção contra dores do passado. A IRP o leva a conscientizar-se do quanto você se enredeou nessas defesas e mostra como desmontá-las. Ela pode alterar profundamente o seu mundo e os seus relacionamentos.

O objetivo da terapia de IRP não é sentir o sofrimento vivido para trabalhar sobre ele com o objetivo de dissipá-lo, mas sim viver a sua vida cada vez mais livre de defesas. Ela o ajuda a perceber o momento em que uma defesa entra em ação, possibilitando-lhe então neutralizá-la com eficácia e rapidez cada vez maiores. Por fim, é possível que você consiga eliminar o efeito destrutivo dessas defesas na vida diária.

História

Nascida no Irã de pais holandeses, a psicóloga Ingeborg Bosch é a criadora da terapia de integração da realidade passada. Aos poucos, essa técnica terapêutica reuniu um nú-

A superação dos mecanismos de defesa que desenvolvemos na infância constitui o ponto focal da terapia de integração da realidade passada.

COMENTÁRIO

O conteúdo e a aplicação dos elementos cognitivo, comportamental e emocional da terapia de IRP são especificamente definidos e peculiares dessa modalidade. Não se deve confundi-la com nenhuma combinação de outras terapias cognitivas, comportamentais e de regressão.

mero crescente de profissionais independentes e qualificados (todos inspirados pelo coração) que praticam a IRP em todo o mundo.

Além de trabalhar como terapeuta e de escrever livros, Bosch dedica-se à formação de terapeutas com a finalidade de tornar a terapia de IRP cada vez mais acessível a um público sempre maior.

A quem beneficia

A terapia de IRP é benéfica no tratamento de condições como:

- Depressão
- Vícios diversos
- Problemas de educação
- Ataques de pânico
- Medo do fracasso
- Agressão
- Ansiedade de falar em público
- Problemas de peso
- Ciúme
- Fobias sociais e dificuldade com amizades
- Angústia e solidão
- Questões de sexualidade

O que esperar

O número de sessões necessárias varia de indivíduo para indivíduo, mas a terapia de IRP é um processo moderadamente longo, devendo ser previstas de início em torno de 20 sessões, pelo menos.

A primeira fase se baseia na Auto-observação (percepção). Observando-se atentamente, você começa a

---

AUTOTRATAMENTO

Em seu último livro, *Past Reality Integration: 3 Steps to Mastering the Art of Conscious Living,* Ingeborg Bosch apresenta os passos da IRP que você pode praticar em casa com o objetivo de mudar a sua vida. Esses passos são apresentados em três fases e têm uma duração total de nove semanas. Bosch desenvolveu muitas ferramentas de autotratamento práticas, como Personal Defense Profile Test, Defense Recognition Test e formulários de auto-observação, que você pode baixar e imprimir.

perceber quando assume um comportamento defensivo. Em pouco tempo você aprende a fazer distinção entre a consciência adulta e a consciência infantil – ou seja, se os sentimentos têm origem no aqui e agora ou se procedem do passado.

A segunda fase é conhecida como Reversão da Defesa (comportamento). Depois de aprender a reconhecer as suas defesas, você começa a revertê-las sempre que elas entram em ação. Nessa fase, você pode ser convidado à prática da "exposição", quando se expõe deliberadamente àquilo que mais gostaria de evitar; o objetivo dessa técnica é entrar em contato com os sentimentos que o seu hábito de evitá-los reprime. Essa etapa o ajuda a convencer-se de que você não precisa mais defender a si mesmo.

A terceira fase diz respeito à Regressão (emoção). O terapeuta o ensinará a fazer a regressão por si só – por mais que esse aprendizado demore. É importante ser capaz de adotar essa prática para poder relacionar a antiga dor à sua verdadeira causa ou antiga realidade. Conhecendo o aspecto da antiga realidade reprimida, e sabendo como ela o afetou em nível emocional, não é mais necessário sentir o mesmo antigo sofrimento sempre que aparecer um elemento desencadeador.

Na última fase, conhecida como Dupla Consciência (percepção, comportamento, emoção), você consegue perceber e sentir o momento em que a antiga dor começa a surgir, e identificá-la como tal; você tem condições de saber que Símbolo é, e de reconhecer o sofrimento que ele evoca e com que antiga realidade se relaciona; de permitir que a dor esteja em seu corpo, sem reprimi-la ou dela defender-se (como teria feito antes da terapia de IRP); e de manter-se ligado à realidade presente, agindo assim de acordo com a sua consciência adulta em contraposição às suas defesas. Concluída essa quarta fase, os três pilares da IRP – percepção, comportamento e emoção – integram-se numa coisa só.

Progressão para a vida futura

A progressão para a vida futura (PVF) é uma das técnicas mais recentes a conquistar o setor da saúde. Milhares de interessados das mais diferentes áreas, desde governos, grandes empresas e institutos de pesquisa até astros do cinema e integrantes das forças armadas, agendam suas consultas com terapeutas de PVF reconhecidos.

A PVF foi descoberta em 1977 pelo hipnotizador americano Bruce Goldberg. Ele constatou que se uma pessoa entra em estado hipnótico ou de relaxamento, ela pode ver o seu futuro, meses ou anos à frente. Não se trata de clarividência, pois o próprio cliente se projeta por meio de um estado meditativo profundo.

A quem beneficia

A terapeuta de PVF Lorraine Flaherty, também formada em hipnoterapia, diz, "A PVF lhe apresenta opções com relação ao modo como você vive a sua vida no momento presente e lhe dá uma ideia de como as suas ações e pensamen-

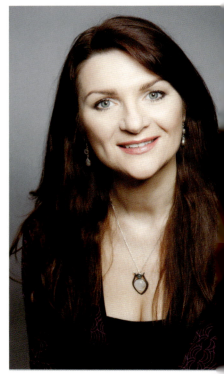

Lorraine Flaherty é uma renomada terapeuta da progressão para a vida futura.

tos no agora afetam o seu futuro. Você está no controle".

Aspectos de doença grave e morte não são assuntos que um terapeuta de PVF responsável abordará. Recorre-se à PVF para aspectos práticos, como trabalho, relacionamentos, família e outras áreas em que podemos melhorar. Uma sessão é programada para mostrar à pessoa qual poderá ser o seu futuro "mais provável" se ela continuar seguindo o mesmo caminho e não efetuar as mudanças necessárias.

Segundo Lorraine, "Essa é de fato uma ideia muito sensata, mas muitas pessoas não se dão ao trabalho de pensar sobre as consequências das suas escolhas e ações. Ao fazerem isso durante a sessão, elas conseguem avaliar toda a sua realidade, passando então a explorar versões alternativas da sua vida – concentrando-se em ideias específicas que podem ter em mente – e talvez algumas que nem sequer chegaram a imaginar.

"A parte mais estimulante consiste em conduzir as pessoas à versão do potencial mais elevado do seu futuro, de modo a se darem conta do que são realmente capazes. Essa percepção pode de fato despertar nelas o desejo de fazer algo mais com suas vidas e motivá-las a efetuar as mudanças necessárias. O resultado é que saem da sessão com um senso maior de direção e com a capacidade de voltar a atenção para o que é importante para elas no seu dia a dia, reduzindo assim o estresse de todo o processo de tomada de decisão. Sabendo qual direção seguir, conseguem paz de espírito e uma maior confiança interior."

O que dizer do karma, a lei de causa e efeito? É correto contornar os acontecimentos dos quais talvez devêssemos aprender e tomar caminhos diferentes?

Flaherty diz, "As pessoas ainda conservam a capacidade de escolher se querem fazer as mudanças sugeridas; limpar o karma não é outra coisa senão fazer escolhas melhores; toda ajuda oferecida para facilitá-lo só pode ser coisa boa. Penso que precisamente neste momento, nós, no planeta, vivemos num lugar em que precisamos limpar o nosso karma, e acredito que técnicas como regressão a vidas passadas e o trabalho sobre a vida futura estão oferecendo oportunidades para que as pessoas façam exatamente isso; dissipando a confusão mental desnecessária, e criando mais equilíbrio em nossa vida, podemos elevar nossa energia vibracional e abrir caminho para que mais luz e amor penetrem em nós.

"Você também pode usar a PVF para observar o estado do planeta, a economia, a paz no mundo – ela é benéfica para muitas diferentes áreas que gostaríamos de conhecer mais ou mesmo e ser capazes de contribuir para mudanças de formas positivas."

A PVF é especialmente benéfica para quem quer desenvolver ideias criativas. Ver o futuro pode ajudar você a tomar consciência do que realmente funciona e a evitar perda de tempo e de esforço precioso com ideias ruins.

O que esperar

Você pode ter uma sessão individual com um terapeuta de PVF, presencial ou via Skype.

No início da sessão, ele lhe perguntará que temas ou aspectos do seu futuro você gostaria de abordar – por exemplo, áreas como saúde, família, emprego, o mundo e mesmo o seu melhor futuro possível. Em seguida, ele o conduzirá por uma jornada meditativa agradável em que você visualizará uma construção grandiosa, como um castelo. Ao chegar ao primeiro andar, irá deparar-se com um corredor ladeado de portas, cada uma delas rela-

---

AUTOTRATAMENTO

É fácil aplicar PVF em casa com a ajuda de livros como *Healing with Past Life Therapy*, de Lorraine Flaherty, e *The Future Is Yours*, de Anne Jirsch, que descrevem claramente como aplicar as técnicas da PVF para diferentes aspectos do futuro. Como alternativa, você pode baixar uma PVF gratuitamente, em inglês, do *website* de Anne (ver p. 389) ou da coleção de CDs *Inner Freedom*, de Lorraine, também disponível na Amazon em MP3.

Embora as sessões de PVF possam ser realizadas por Skype, são mais comuns as sessões individuais presenciais com um terapeuta.

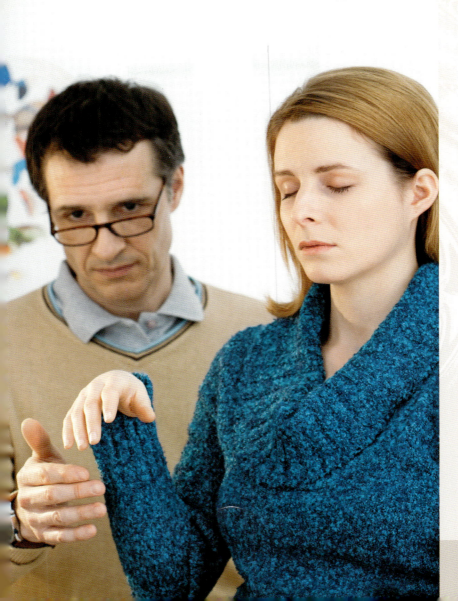

PROGRESSÃO PARA A VIDA FUTURA

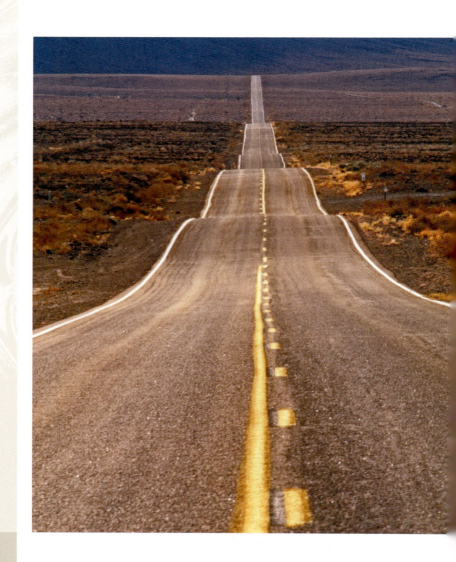

cionada a um dos seus assuntos. Ao abrir a porta de cada sala, você terá um vislumbre da sua vida daí a cinco anos ou algo em torno disso.

Às vezes você não verá nada numa determinada sala, o que pode ser frustrante. No entanto, em sua maioria, os terapeutas lhe garantirão que isso significa que não há nada muito importante com que se preocupar ou mudar nessa área; em vez disso, você pode dar atenção ao quadro mais geral. Por isso, nada de preocupações. Ao dirigir-se a ou-

É possível ter acesso a vidas futuras com a aplicação de técnicas da PVF.

COMENTÁRIO

Com a PVF é inclusive possível acessar suas vidas futuras, avançando centenas de anos no futuro, onde você pode então abrir seu discernimento e aprender com as experiências que terá. Pode também ter uma visão geral do nosso mundo no futuro e de como ele e as pessoas que o habitam estão mudando.

tras salas, uma cena mais nítida pode se apresentar, e essa informação pode ser muito proveitosa e reconfortante na volta da sua jornada meditativa. Pode ser alguma coisa com que você resolva trabalhar, ou que simplesmente lhe mostra que as coisas estão assumindo uma forma positiva.

Durante toda a sessão, o terapeuta o estimula com diversas questões. Talvez você queira explorar caminhos de vida alternativos, ver quem ou o que não quer mais em sua vida futura, ou o que precisa introduzir nela. Talvez ele lhe peça que examine outras oportunidades disponíveis.

Formação

A Past and Future Life Society (ver p. 389) é a única entidade profissional que congrega terapeutas de regressão a vidas passadas (ver p. 296) e de progressão a vidas futuras. Todos os terapeutas receberam treinamento completo e alcançaram elevados níveis de competência, sendo fiéis ao código de ética profissional. A entidade dispõe de uma lista de terapeutas habilitados atuantes na região do interessado, e também oferece programas de formação.

Terapia dos Registros Akáshicos

Acredita-se que os Registros Akáshicos sejam uma biblioteca – numa dimensão de existência energética ou etérica – que preserva registros de tudo o que já pensamos, dissemos e fizemos (ou faremos) nesta vida, nas vidas passadas, nas vidas futuras e mesmo no intervalo entre vidas antes de uma nova reencarnação. Toda a jornada da sua alma está lá, desde a primeira reencarnação até a última.

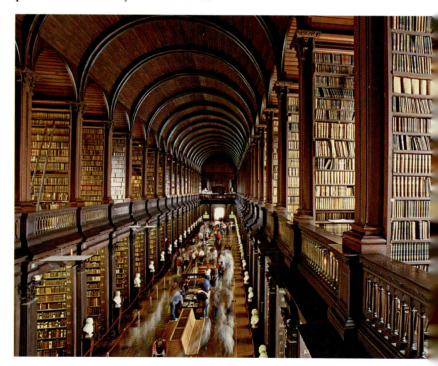

Todos podem ter acesso a essa base de dados energética, também conhecida como "computador universal" ou "inconsciente coletivo", realizando uma meditação orientada específica, uma regressão a vidas passadas (ver p. 296) ou ainda autorizando um leitor intuitivo dos Registros Akáshicos a entrar em sintonia com eles remotamente e fazer-lhe uma leitura do que encontra.

O acesso a esses Registros Akáshicos etéricos resulta em inspiração, potencialização e transformação, ajudando a desfazer bloqueios à felicidade que em geral estiveram se repetindo ao longo de muitas vidas. Assim, em vez de se sentir tolhido por obstáculos ou por escolhas negativas inconscientes, depois de um trabalho de cura com os Registros Akáshicos, você se sentirá livre para viver uma vida mais imbuída de propósito, bem-sucedida e realizadora.

Amanda Romania, orientadora e autora de *Akashic Therapy*, explica em seu *website* (ver p. 389), "Nos Registros Akáshicos, cada um de nós tem um propósito divino sempre conhecido pela nossa alma. Esse propósito espera que o lembremos em nossa vida humana. Quando despertamos para o nosso destino, somos de fato capazes de manifestar a marca da nossa inspiração para que o mundo saiba".

História

A palavra *akasha* deriva do sânscrito, e significa céu, espaço, éter. Ela foi usada pela pioneira da teosofia Madame Blavatsky com o significado de "força vital". Os Registros Akáshicos são um conceito metafísico que inicialmente se popularizou com os escritos de teosofistas como Alfred Percy Sinnett, que, em seu livro *Esoteric Buddhism* (1884), discorreu sobre uma crença budista em "uma permanência de registros no Akasha", enquanto Charles Webster Leadbeater, em sua obra *A Clarividência* (1899), escreveu sobre eles como algo que um clarividente poderia ler.

Outra autora teosofista, Alice Bailey, também escreveu sobre o Registro Akáshico, descrevendo-o como "um imenso filme fotográfi-

Os Registros Akáshicos são um repositório de todas as experiências de vida passadas, presentes e futuras.

co que registra todos os desejos e experiências terrenas do nosso planeta". Ela acreditava que alguém que tivesse acesso a ele veria "as experiências de vida de todo ser humano desde o início dos tempos, as reações à experiência de todo o reino animal, o agregado das formas-pensamento de natureza kármica (baseada no desejo) de toda unidade humana no decorrer do tempo". Assim, você pode ver não só eventos reais, mas também imagens astrais criadas pela imaginação e pelo desejo.

Dois dos mais famosos leitores desses Registros Akáshicos foram o vidente americano Edgar Cayce (1877-1945) e o filósofo, reformador social e mestre espiritualista Rudolf Steiner (1861-1925), que tinha acesso aos Registros Akáshicos e escreveu sobre eles e as evidências que viu a respeito das civilizações perdidas da Atlântida e da Lemúria.

A quem beneficia

A terapia com o acesso aos seus Registros Akáshicos pode ajudá-lo a compreender a causa principal, e efetuar mudanças duradouras, caso você se sinta constantemente assediado pela má sorte, traumas e energias negativas, como raiva, tristeza, ódio ou exaustão. Ela pode lançar luz sobre transtornos e dificuldades recorrentes em seus relacionamentos, sentimentos de baixa

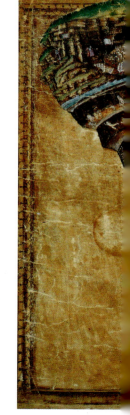

Os dotados da capacidade de acessar os Registros Akáshicos veem não só os eventos reais, mas também imagens astrais criadas pela imaginação e pelo desejo.

autoestima e falta de amor-próprio, e explicar por que você se sente preso e insatisfeito.

Se você quer saber qual é de fato o seu propósito da vida, quem você é no nível da alma, ou se está em busca de maior desenvolvimento espiritual, essa terapia lhe propiciará clareza, confiança e estímulo para prosseguir em sua jornada de

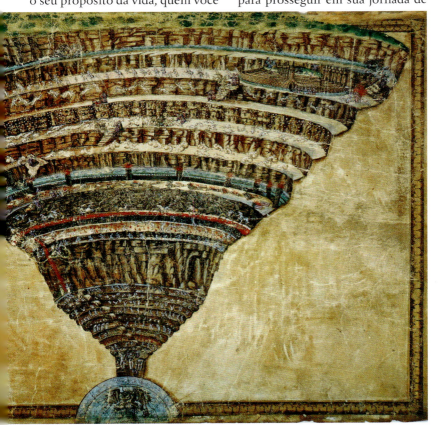

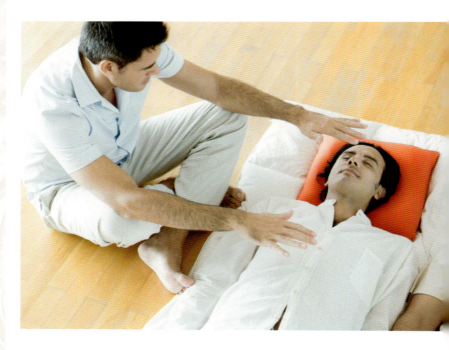

vida, dando-lhe um senso real de quem você é e do porquê está aqui. Por fim, ela o conecta novamente com a Fonte, possibilitando-lhe unir-se ao Espírito/Divindade e sentir a alegria e a dádiva que acompanham essa união.

O que esperar

O tratamento com os Registros Akáshicos que você realiza em si

Um terapeuta o conduzirá pelo caminho da meditação em que você examina registros de vidas passadas e futuras.

mesmo ou com um terapeuta consiste numa sessão de relaxamento em que você fica deitado, totalmente vestido e se deixa conduzir num processo meditativo em que explora os registros, uma vida passada específica ou uma vida futura, ou mesmo um estágio intermediário, para descobrir com o que a sua alma se comprometeu nesta encarnação. Um praticante habilitado o conduzirá através de um processo de visualização durante o qual você permanece consciente, mas capaz de conectar-se com imagens dessas várias vidas e de relembrar detalhes quando perguntado sobre assuntos específicos durante a meditação. Esse processo o ajudará a lidar com o sofrimento de vidas passadas, a entender o seu propósito e a curar padrões repetitivos que talvez o estejam inibindo nesta vida.

Espere reviver alguns episódios reveladores; lágrimas e emoções profundas podem aflorar à medida que você relembra eventos e emoções de uma vida passada que ressoa com a atual ou que se dá conta de que seres de outras dimensões, como os do reino angelical, o estão orientando no seu caminho.

Formação

A terapeuta e autora Linda Howe escreveu três livros sobre o uso dos Registros Akáshicos para a transformação da vida: *How to Read the Akashic Records, Healing Through the Akashic Records* e *Discover Your Soul's Path Through the Akashic Records*. Em 2001 ela fundou o seu próprio Centro para Estudos Akáshicos, "com a intenção de usar os Registros Akáshicos para fortalecimento pessoal, desenvolvimento da consciência e percepção espiritual expandida". Você encontra esses livros e outros detalhes sobre consultas e aconselhamento com ela, aulas presenciais e *on-line*, e seminários, no seu *website* (ver p. 389).

No *website* Soul Realignment (ver p. 389), você pode se inscrever e fazer um curso gratuito, também conhecido como "soul realignment"; em três vídeos, o curso ensina a acessar e limpar os seus Registros Akáshicos. Há também um programa de formação de Primeiro Nível – um curso mais prolongado e de estudos mais aprofundados realizados em casa em que você amplia os seus conhecimentos sobre grupos de almas, propósito da vida, sintonização com os Registros Akáshicos e técnicas para neutralizar de modo permanente os bloqueios e influências negativas que podem produzir grandes alterações e mudanças na sua vida e na vida das outras pessoas.

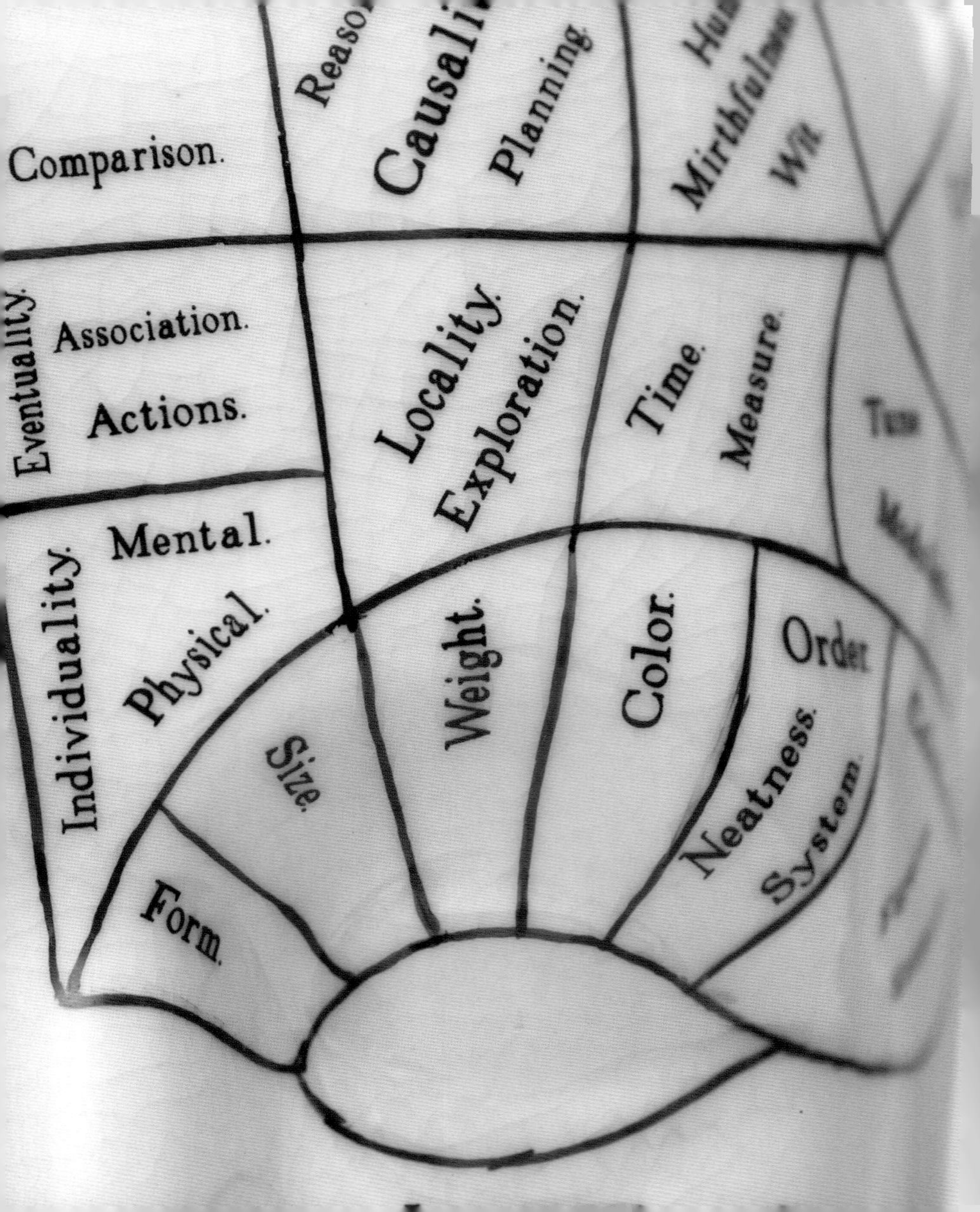

Comparison.

Reason

Causali

Planning.

Hu
Mirthfulness
Wit

Eventuality.

Association.

Actions.

Locality.

Exploration.

Time.

Measure.

Tun

Individuality.

Mental.

Physical.

Weight.

Color.

Order

Size.

Neatness

System.

Form.

TÉCNICAS MENTAIS E PSICOLÓGICAS

CAPÍTULO
8

Sofrologia

Sofrologia? Esta terapia holística é muito usada e respeitada em todo o continente europeu e americano, embora o termo tenha pouca repercussão no Reino Unido atualmente. Não obstante, aumenta cada dia mais o interesse pelos benefícios que a sofrologia oferece à nossa saúde e bem-estar.

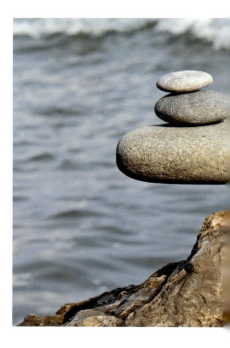

Sofrologia significa "ciência da consciência em harmonia". Trata-se de uma técnica para promover o equilíbrio da vida, envolvendo exercícios físicos e mentais práticos voltados a uma mente alerta num corpo relaxado. Essa técnica é simples, não exigindo posturas complicadas nem dedicação de muito tempo por dia. Ela foi criada em 1960, na Espanha, pelo neuropsiquiatra Alfonso Caycedo, que a descreveu como uma filosofia e um modo de vida, além de terapia e técnica de desenvolvimento pessoal. Mais tarde, acrescentou, "sofrologia é aprender a viver".

A sofrologia inspira-se no yoga nidra ("sono consciente"), na meditação budista, no zen japonês e nas técnicas de relaxamento clássicas. Ela compreende séries estruturadas de exercícios que podem ser feitos na posição sentada, deitada ou mesmo de pé. Não é uma terapia de imposição das mãos; você é dirigido pela voz do sofrólogo, fecha os olhos e segue instruções simples para aprender a relaxar, a experimentar diferentes técnicas respira-

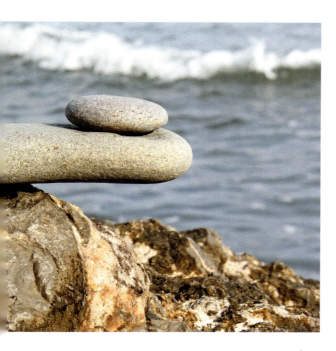

Técnicas de relaxamento clássicas, como yoga nidra e meditação, são a inspiração da sofrologia.

tórias, a usar movimentos simples, e assim por diante. Uma sessão de sofrologia pode ser feita individualmente ou em grupo. Você aprende a aquietar a "pequena voz" em sua cabeça, a "desligar" no fim do dia. Não é necessário passar muito tempo cada dia fazendo os exercícios, pois eles se encaixam perfeitamente na sua vida como ela é.

A quem beneficia

A sofrologia pode ser praticada tanto pelo executivo sobrecarregado quanto por uma pessoa confinada a um leito hospitalar. A ideia básica da sofrologia é que qualquer pessoa pode praticá-la, não havendo necessidade de dispor de muito tempo livre para isso. Pode-se aplicá-la para:

- Estresse e ansiedade
- Concentração e fadiga
- Insônia
- Preparação para falar em público, exames, entrada no palco
- Preparação mental para práticas esportivas
- Controle da dor
- Depressão

Depois de aprender os exercícios de sofrologia, fica fácil integrá-los em sua vida diária e praticá-los sozinho.

- Preparação para o trabalho de parto

O que esperar

A sofrologia tem em vista capacitar a pessoa a manter-se ao mesmo tempo calma e alerta em meio à nossa vida moderna agitada e assoberbada, sem precisar passar muito tempo adotando posturas ou fazendo meditação sentada de pernas cruzadas. Ela é ideal para pessoas que acham que não têm tempo para relaxar.

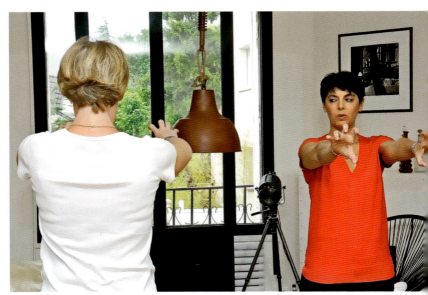

Muitos pensam que a sofrologia é uma técnica de relaxamento, mas o relaxamento é apenas um dos recursos utilizados. Outras ferramentas podem ajudá-lo a repor as energias. Assim, a melhor palavra para caracterizar a sofrologia é "equilíbrio", e pode ser adequadamente descrita como uma técnica que restabelece o equilíbrio em nosso corpo, mente e espírito.

O sofrólogo lhe ensinará exercícios que você poderá repetir por conta própria: levar a atenção à respiração enquanto caminha ou espera que o computador inicie; fechar os olhos por alguns segundos várias vezes ao dia para absorver energia; todas as manhãs, movimentar os ombros durante alguns minutos para ajudar a controlar o estresse.

AUTOTRATAMENTO

Alguns exercícios de sofrologia simples para fazer em casa:

- **PARA REDUZIR A ANSIEDADE:** Inspire e contraia levemente os músculos em todo o corpo, sentindo qualquer tensão ou desconforto. Expire com vigor, solte e relaxe completamente os músculos, deixando que as tensões se dissipem. Faça isso três vezes e preste atenção ao que sente internamente. Você pode fazer esse exercício sentado, deitado ou de pé.

- **PARA DORMIR MELHOR:** Conte mentalmente até três na inspiração, até quatro na expiração e até três enquanto segura a respiração, sem forçar, e mantém os pulmões vazios. Reinicie. Faça o exercício no seu ritmo, e altere as contagens se for melhor para você, mas mantenha a regularidade o quanto possível até sentir que está se acalmando.

- **PARA ADMINISTRAR MELHOR O ESTRESSE:** Várias vezes ao dia, por alguns segundos, feche os olhos, solte a mandíbula, relaxe os ombros, deixando-os cair, e expire com vigor.

Meditação

As formas de meditação são inúmeras. Em termos bem simples, meditar é contemplar profundamente alguma coisa. Em termos terapêuticos, meditar consiste em concentrar a mente para chegar a um nível de consciência diferente daquele em que vivemos habitualmente, com o objetivo de obter paz e harmonia emocional, espiritual e física.

Muitas pessoas obtêm inúmeros benefícios mentais com a prática da meditação. Relaxamento e alívio do estresse são os principais motivos que hoje levam as pessoas a procurá-la. A meditação regular ajuda a reduzir a hipertensão e a depressão e a aumentar a autoconfiança. Os médicos em geral ficam satisfeitos em saber que seus pacientes se dedicam a alguma prática que reduza os efeitos do estresse da vida moderna e apoiam integralmente a reserva de tempo para relaxar.

O que esperar

A prática da meditação varia de professor a professor. A maioria das modalidades, como a meditação budista tibetana, começa com a concentração na respiração; outras, entre elas a meditação transcendental (MT), adotam mantras (sons que produzem efeitos calmantes, embora você possa escolher um mantra que tenha sentido para você).

No yoga, a Postura do Cadáver, ou *shavasana*, consiste em relaxar e meditar deitado de costas. A maior parte das formas de meditação, porém, é praticada na posição sentada, mantendo a coluna ereta, de modo que as pressões sobre ela sejam apenas as da gravidade, não de tensão muscular. Várias técnicas são então adotadas para esvaziar a mente dos pensamentos agitados de cada dia: você pode começar contando lentamente de um a dez e inversamente, entoando um mantra ou imaginando um cenário de sossego e harmonia.

Pratica-se a meditação principalmente para aquietar a mente e aguçar a percepção.

MEDITAÇÃO

As sessões de meditação duram em torno de 30-60 minutos e os custos variam bastante, desde sessões comunitárias gratuitas até sessões individuais pagas.

As três formas de meditação mais difundidas são as seguintes:

- **MEDITAÇÃO ZEN:** Os budistas praticam essa meditação há séculos para fins específicos em inúmeras áreas. Ela inclui técnicas de visualização e é atualmente utilizada no Ocidente para tratar doenças e acalmar mentes agitadas. Em estado de contemplação profunda, os pacientes são ensinados a representar mentalmente a doença e os efeitos do tratamento no processo de cura.

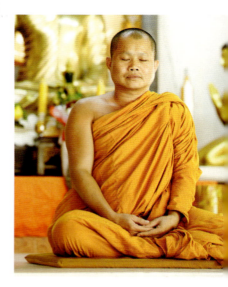

A meditação budista é uma forma de concentração mental que pode culminar com a iluminação e a libertação espiritual.

- **MEDITAÇÃO TRANSCENDENTAL (MT):** Esta é uma técnica popular desenvolvida por um amigo dos Beatles, Maharishi Mahesh Yogi (1918-2008). Ela produz benefícios amplamente comprovados para a mente e o corpo devido ao relaxamento profundo que produz. A MT é praticada em silêncio durante 15-20 minutos duas vezes ao dia, na posição sentada e com os olhos fechados. Durante a prática, a mente se acalma e chega sistematicamente a um nível de consciência elevado. Ao mesmo tempo, a fisiologia do corpo se acomoda num grau igualmente profundo de repouso, que os praticantes de MT acreditam ser duas a três vezes maior do que o alcançado durante o sono.

- **Meditação vipassana**: Uma das técnicas de meditação mais antigas da Índia, a Vipassana foi reintroduzida na prática moderna por Ledi Sayadaw e Mogok Sayadaw, e popularizada por S. N. Goenka. Trata-se de uma modalidade não sectária que visa à autotransformação através da observação de si mesmo. Prestando atenção às sensações físicas do corpo (de modo especial o fluxo da respiração), você desenvolve uma mente saudável e chega à compreensão da verdadeira natureza da realidade. Sem dúvida, esta é a base para a prática da atenção plena. O legado da meditação Vipassana e a preservação das suas técnicas são muito valorizados, e por isso os professores oferecem seus serviços gratuitamente (embora aceitem doações).

Formação

A terapia da meditação é extensamente praticada, mas não existem entidades que a representem. O melhor a fazer é entrar em contato com um professor previamente recomendado, porque é aconselhável o iniciante aprender a meditar com um grupo. Depois de dominar a técnica, você pode praticar individualmente, onde quer que se encontre. À falta de uma boa recomendação, muitos grupos comunitários oferecem cursos de meditação, e inúmeras organizações budistas e de MT ministram aulas.

AUTOSSUGESTÃO

Concebida por Émile Coué no fim do século XIX, a autossugestão baseia-se na crença de que a repetição de mantras – para chegar a níveis mais profundos além da mente consciente – é propícia para tornar a mente imune a pensamentos e preocupações. Coué é o criador do famoso mantra, "Todos os dias, sob todos os aspectos, estou cada vez melhor", repetido para levar a uma concentração profunda e para estimular a imaginação a acreditar que o corpo e a mente podem melhorar.

MEDITAÇÃO DA ATENÇÃO PLENA (*MINDFULNESS*)

A meditação da atenção plena (*Mindfulness*) é uma maneira de prestar atenção ao momento presente e de nos conectar com nós mesmos. Seu reconhecido sucesso está em ajudar as pessoas com seus problemas de saúde física e mental, desde dores crônicas, distúrbios alimentares e vícios diversos, até estresse, depressão e ansiedade. Ela também favorece a concentração, estimula a produtividade no trabalho e aumenta o prazer de viver.

Nas sociedades ocidentais, vivemos sob uma carga de estresse sem equivalente na história humana. Estresse é a sensação de estar sob pressão, com sintomas que incluem raiva e ansiedade, dificuldade para dormir, perda do apetite, insuficiência respiratória e dor no peito. Segundo um relatório do Centro Médico da Universidade de Maryland, os que vivem sob estresse prolongado correm maior risco de desenvolver problemas de saúde, como hipertensão e ataques cardíacos.

A redução do estresse com base na atenção plena (MBSR, na sigla em inglês) incorpora técnicas como meditação, yoga e exercícios mente-corpo para ajudar as pessoas a controlar o estresse. Ela possibilita perceber melhor o que está acontecendo em sua vida, aprimora o processo de solução de problemas e intensifica a concentração.

De acordo com a campanha "Be Mindful" [Esteja Atento] promovida pela Fundação de Saúde Mental, são cada vez maiores as evidências de que a MBSR ajuda a reduzir os níveis de ansiedade e inspira novas formas de administrar o estresse. Os resultados de estudos clínicos e de pesquisas salientam seus benefícios, como: redução da ansiedade em 70%; menos consultas ao médico; sono mais prolongado e de melhor qualidade; aumento dos anticorpos (sugerindo fortalecimento do sistema imunológico); redução de sentimentos negativos, como raiva, tensão e depressão; e recuperação de afecções físicas variadas, como psoríase, fibromialgia e síndrome de fadiga crônica. Segundo a campanha, as evidências a favor da MBSR são tão fortes que quase 75% dos médicos acreditam que seria muito salutar que todos os pacientes aprendessem a meditação da atenção plena, a qual pode ser praticada em qualquer lugar e momento.

Catherine Kerr, coordenadora de um novo estudo sobre o funcionamento da atenção plena, diz que, quando estamos deprimidos, a nossa atenção é "consumida por preocupações, inquietações e pensamentos negativos". Em vez de nos desvencilhar desses distúrbios e prosseguir em frente, tendemos a nos enredar ainda mais nos padrões de pensamento negativos. Com a técnica de *Body Scan* [varredura corporal], a atenção plena nos ajuda a controlar esse círculo vicioso agindo sobre o corpo, conectando-se – e desconectando-se – conscientemente com as sensações presentes. Ao fazer isso, os ritmos cerebrais alfa (organizando o fluxo das informações sensoriais) aumentam e diminuem. Kerr dá a esse efeito o nome de "botão do volume sensorial"; é a capacidade de concentrar-se com flexibilidade, o que, propõe o estudo, "regula a atenção para que ela não se desvie para as sensações físicas e pensamentos negativos, como na depressão".

Naturalmente, isso não é novo. Há 2.500 anos, os primeiros budistas expunham uma teoria semelhante no celebrado texto prático intitulado *Mindfulness of the Body and Breath* [Consciência do Corpo e da Respiração].

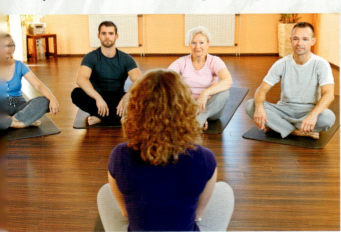

A atenção plena pode ajudá-lo a controlar padrões de pensamento negativos e a amenizar o estresse.

Psicoterapia

A psicoterapia é uma das terapias verbais; outras são o aconselhamento e a terapia psicodinâmica. O psicoterapeuta ajuda as pessoas a resolver seus problemas emocionais, sociais e mentais.

Durante as sessões com um psicoterapeuta você deve se sentir livre para expressar os seus sentimentos. Essas sessões são confidenciais, de modo que você pode falar sobre tudo o que o está incomodando ou que não pode abordar com outras pessoas. A psicoterapia tem a finalidade de ajudá-lo a encontrar formas melhores para lidar com a sua situação ou a mudar o seu modo de pensar e se comportar, de forma a se sentir fortalecido emocional e mentalmente.

A quem beneficia

A disciplina da psicoterapia compreende um sem-número de diferentes abordagens e métodos, desde sessões verbais individuais até terapias que adotam técnicas como encenação ou dança para perscrutar as emoções. Alguns terapeutas se especializam em atender casais, famílias ou grupos cujos membros enfrentam problemas similares. Ela é também apropriada para adolescentes e crianças.

> ### COMENTÁRIO
>
> As pesquisas sugerem que as terapias psicológicas, entre elas a terapia cognitivo-comportamental (TCC) – as chamadas "terapias verbais" –, podem ser benéficas no tratamento de experiências psicóticas. Com efeito, no Reino Unido, o National Institute for Health and Care Excellence (NICE) recomenda que a psicoterapia e a TCC estejam à disposição de todos os diagnosticados com psicose ou esquizofrenia.

A psicoterapia é uma das formas mais conhecidas das terapias verbais.

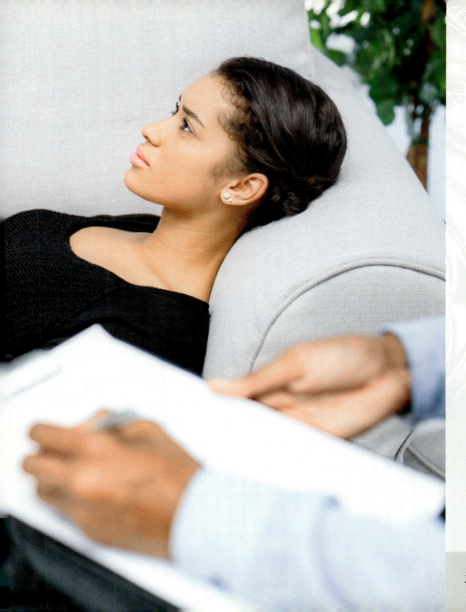

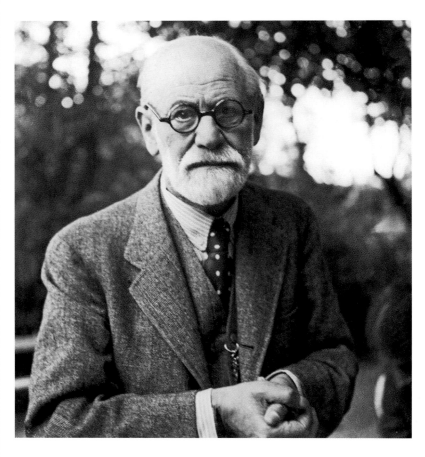

Os terapeutas ajudam pessoas de todas as proveniências e de todos os setores da sociedade. Você pode se consultar com um psicoterapeuta através do seu sistema de saúde ou de uma clínica particular. Esses

Sigmund Freud é considerado o pai da psicoterapia.

profissionais têm formação que os habilita a tratar as mais diversas situações, entre elas:

- Ajudar as pessoas a lidar com a depressão, estresse, trauma e fobias
- Amparar crianças após o divórcio dos pais
- Acelerar a recuperação de lesões cerebrais
- Orientar pessoas em situações de ansiedade e desolação
- Socorrer casais com dificuldades de relacionamento
- Colaborar para a solução de problemas pessoais
- Apoiar os que têm problemas emocionais ou mentais específicos
- Ajudar crianças com problemas de aprendizagem ou de comportamento na escola, ou que sofreram agressões ou abusos

O que esperar

Ao escolher um terapeuta por recomendação pessoal, informe-se com ele a respeito do processo a ser adotado, pois existem muitas modali-

PSICOTERAPIA PSICODINÂMICA

A psicoterapia psicodinâmica tem sua base e ponto de partida no modo como o inconsciente e as experiências passadas influenciam o comportamento atual. Você é estimulado a falar sobre o seu relacionamento com os pais e com outras pessoas próximas na infância, e o terapeuta fica atento à forma como a relação terapeuta-cliente se desenvolve, às vezes recorrendo a um método chamado "transferência" – isto é, o cliente projeta no terapeuta sentimentos que ele viveu em relacionamentos anteriores importantes.

A psicodinâmica tem suas origens na psicanálise, mas em geral oferece uma solução mais rápida para os problemas emocionais.

GESTALT-TERAPIA

A Gestalt-terapia foi criada pelo psicoterapeuta alemão Fritz Perls (1893-1970) para abordar as experiências da pessoa, desde seus sentimentos e pensamentos até suas ações. O nome deriva da palavra alemã que significa "todo organizado".

É muito fácil ficar "preso" a antigos padrões de comportamento e a ideias fixas, bloqueando assim a sua comunicação e contato com os outros. A Gestalt-terapia trabalha para ajudá-lo a desenvolver uma maior consciência

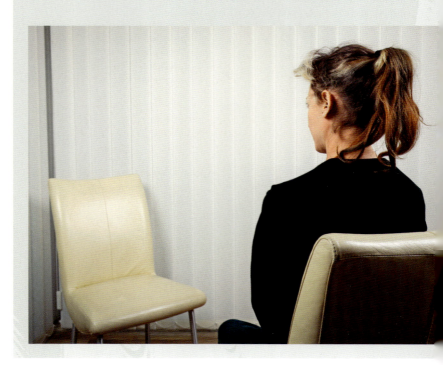

das suas ideias e comportamentos. Para isso, você é estimulado a concentrar-se no "aqui e agora" durante a sessão terapêutica.

Você pode desenvolver um alto grau de autoconsciência analisando o seu comportamento e a sua linguagem corporal, e expressando os seus sentimentos. Com essa abordagem, você pode ser solicitado a "representar" cenários ou a relembrar sonhos. Muitos Gestalt-terapeutas adotam uma técnica denominada "cadeira vazia": o cliente senta-se diante de uma cadeira vazia e a imagina ocupada por alguém que lhe causou sofrimentos ou tribulações. Ele então diz a essa "pessoa" tudo o que foi incapaz de expressar até o momento. Às vezes o cliente é incentivado a trocar de cadeira para responder às acusações a partir da perspectiva da outra pessoa. Essa é uma técnica muito intensa que pode desencadear cenas emotivas, e as emoções que surgem precisam ser conduzidas com muito cuidado. Por isso, só consulte um Gestalt-terapeuta qualificado e de experiência comprovada.

A Gestalt-terapia é eficaz com indivíduos, casais, famílias e ambientes de terapias grupais. Também produz bons resultados para uma ampla variedade de dificuldades e tratamentos que podem ter uma maior ou menor duração.

A Gestalt-terapia o ajuda a desenvolver uma maior consciência das suas ideias e comportamentos.

dades de psicoterapia, podendo-se mencionar: psicoterapia psicodinâmica (psicanalítica), terapia cognitivo-comportamental (TCC), terapia familiar e marital, terapia cognitivo-analítica (TCA), terapia interpessoal, terapia dialético-comportamental e aconselhamento. Assim, você sabe desde o início o que esperar.

Durante a avaliação inicial ou primeira sessão, esteja preparado para confiar em seus instintos, pois o relacionamento com o terapeuta é fundamental para o processo. Caso se sinta inseguro, procure outro terapeuta. Confiar na capacidade do terapeuta é muito importante, possibilitando-lhe obter os melhores benefícios do processo.

A necessidade de um número maior ou menor de sessões dependerá de você (e da complexidade das questões que queira resolver), do seu terapeuta e da modalidade de terapia. Mesmo assim, é comum uma terapia precisar menos de seis sessões, embora algumas modalidades possam se prolongar por anos. As sessões duram em geral 50-60 minutos, dependendo das suas necessidades – fale antes com o seu terapeuta.

Formação

Certifique-se de encontrar um terapeuta registrado numa entidade profissional legalizada em seu país. Caso queira conhecer as qualificações do terapeuta, entre em contato com a entidade a que ele está ligado, a qual deve ter todos os detalhes.

Caso deseje tornar-se um psicoterapeuta, habilite-se a uma vaga num curso de formação reconhecido oficialmente em alguma instituição integrante da associação profissional do seu país. Durante a formação, é normal precisar participar de aproximadamente 400-500 horas de estudos de nível superior. A psicoterapia abrange diferentes modalidades, por isso, se está pensando em habilitar-se como terapeuta, é recomendável pesquisar todas elas para ter condições de optar por aquela que melhor corresponde aos seus anseios.

Programação neurolinguística

A programação neurolinguística (PNL) foi criada por Richard Bandler em parceria com John Grinder na década de 1970, quando eles se propuseram a investigar os padrões de excelência humana presentes em Fritz Perls (idealizador da Gestalt-terapia, ver p. 332), em Virginia Satir, escritora e assistente social, e no psiquiatra e psicoterapeuta Milton Erickson. Essa terapia explora o modo como pensamos (*neuro*), como falamos (*linguística*) e como agimos (*programação*) – e, por fim, como os três elementos interagem para produzir um efeito positivo (ou negativo) sobre cada um de nós.

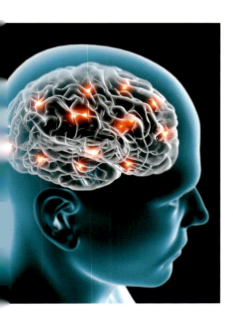

A interação do modo como pensamos, falamos e agimos tem um efeito profundo sobre cada um de nós.

COMENTÁRIO

Não se deve confundir PNL com psicoterapia neurolinguística, que é uma disciplina diferente. Na Grã-Bretanha, terapeutas especializados em psicoterapia neurolinguística são registrados no Conselho de Psicoterapia do Reino Unido, com a exigência de terem concluído estudos clínicos de quatro anos, no mínimo.

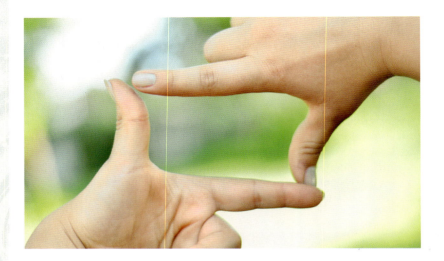

Com uma ampla variedade de métodos e modelos, a PNL o ajuda a compreender os seus processos de pensamento e o seu comportamento para que possa promover mudanças positivas. Como estudante de PNL, você passa a entender como os seus padrões de pensamento podem afetar cada aspecto da sua vida.

Um elemento primordial da PNL é que construímos mapas mentais internos peculiares do mundo como resultado do modo como filtramos e percebemos as informações absorvidas do nosso entorno através dos cinco sentidos. A PNL é o estudo

Com a PNL você passa a entender como os seus padrões de pensamento podem afetar cada faceta da sua vida.

de como uma combinação de processos conscientes e inconscientes leva as pessoas a agir do modo como agem. Em geral, as respostas não são conhecidas no nível consciente, mas, aplicando a PNL, podemos extrair os aspectos desconhecidos.

Se você quer tanto melhorar os seus relacionamentos pessoais e superar a ansiedade quanto competir com mais eficiência no mercado, a solução do quebra-cabeça pode ser encontrada nos seus pensamentos íntimos – na forma de palavras, imagens, sentimentos e inclusive crenças. Quando você descobre as peças desconhecidas, pode mudá-las, se assim o desejar. Você pode comparar os exercícios da PNL com jogos psicológicos ou com exercícios mentais.

A quem beneficia

A PNL pode produzir resultados duradouros com enorme rapidez, sendo de grande eficácia tanto para as pessoas como para empresas. É benéfica não só na solução de problemas como ansiedade, estresse, falta de confiança, dislexia, medos e fobias, mas também para aperfeiçoar habilidades e o desempenho em áreas como negócios, artes e criatividade, educação, representação, esportes, relacionamentos e paternidade.

O que esperar

Você pode receber um estímulo para alcançar um objetivo específico ou para lidar com um determinado desafio em sua vida consultando um profissional de PNL (terapeuta ou especialista). Ao contrário de outras formas de terapia, com a PNL você não precisa revelar nenhum segredo penoso – apenas aqueles que você faz questão de expor e se sente bem em fazê-lo.

Um breve período de tempo é dedicado à definição do problema, antes do início do trabalho propriamente dito, de modo que você deve perceber alterações em cada sessão. A maioria das pessoas precisa apenas de uma a três sessões de duas horas de PNL. Essas sessões são amistosas, soltas e leves, não produzindo nenhuma forma de estresse.

Formação

Se você quiser conhecer a PNL mais a fundo, tanto para o seu desenvolvimento pessoal ou por estar pensando numa possível mudança de profissão ou numa carreira paralela, você pode participar de um curso de PNL e obter o título de terapeuta habilitado.

Algumas instituições de ensino enfatizam a preparação de profissionais de PNL para a área empresarial, outras se orientam para a terapia. Assim, dependendo do que você quer fazer, analise bem cada situação antes de optar pelo caminho a seguir. A Sociedade de Programação Neurolinguística recomenda que você sempre entre em contato com pelo menos três referências (ex-alunos que concluíram o curso) para que falem sobre suas experiências. Lembre-se de que as pessoas que fazem PNL com diligência encarnam a excelência que promovem, sendo exemplos vivos, dinâmicos e eloquentes do potencial dessa terapia. Além disso, são grandes comunicadores, capazes de fazê-lo sentir-se muito bem na presença deles.

PNL ENERGÉTICA™

Art Giser criou a Energetic NLP™ em 1985, depois de estudar com os fundadores da PNL e orientadores espiritualistas reconhecidos. Esta terapia é um conjunto de técnicas simples que ajudam a desenvolver a sua energia, a possibilitar o aprimoramento pessoal em todos os níveis. As técnicas também podem ser aplicadas no tratamento energético de outras pessoas.

A Energetic NLP™ incorpora e combina os melhores elementos da PNL, do trabalho energético transformacional, da cura energética e do desenvolvimento da intuição. Um dos seus objetivos fundamentais é fazer com que as oito agendas que regem a sua vida (e que muitas vezes estão em conflito entre si) estabeleçam uma relação de colaboração umas com as outras. As oito agendas são:

- A agenda da sua mente consciente
- As diferentes agendas de cada parte da sua mente inconsciente
- A agenda da sua alma
- A agenda do seu espírito
- A agenda do seu corpo físico
- A agenda dos grupos com que você se relaciona (nacionalidades, religiões, famílias, e assim por diante)
- A agenda coletiva da humanidade
- Dependendo das suas crenças, acrescente alguma outra categoria: de Deus, do Grande Espírito ou do universo

Técnica de libertação emocional

A técnica de libertação emocional (EFT, na sigla em inglês), ou *Tapping* (percussão/toque), é literalmente uma modalidade de imposição das mãos para resolver problemas, desfazendo bloqueios energéticos no sistema corpo-mente que podem estar interrompendo possíveis processos de cura.

A EFT age removendo os bloqueios ou obstruções de energia por meio de toques aplicados às extremidades dos meridianos de energia do corpo (ao mesmo tempo que a mente se concentra num problema específico), ação essa que emite vibrações energéticas para reequilibrar o sistema de energia do corpo relacionado com o pensamento ou problema específico. A mudança de energia altera o modo como o cérebro processa a informação a respeito de uma determinada questão. E assim, tocar, em sincronia com um problema, é como reformular ou redirecionar a resposta negativa condicionada do cérebro.

Você pode imaginar quanto esse processo é libertador se você, ou um conhecido seu, sofre de alguma fobia ou tem lembranças traumáticas.

A EFT também age do mesmo modo para liberar pensamentos e crenças limitadores que se interpõem no caminho para o sucesso, a felicidade, a saúde e a paz interior.

História

Desenvolvida no anos 1990 por Gary Graig nos Estados Unidos, a EFT constitui uma das principais técnicas de nova geração de tratamentos conhecidos como "psicologia energética". O sucesso desses tratamentos com uma grande variedade de problemas emocionais e físicos está criando novas percepções sobre a natureza da cura e da transformação pessoal.

A quem beneficia

A EFT é muitas vezes aplicada como tratamento para quem sofre de an-

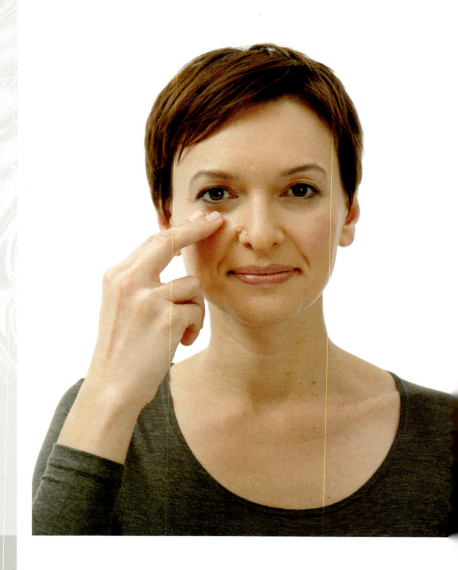

siedade, medo, trauma, procrastinação, dependências, perda de peso e inúmeras outras condições. Essa é uma forma suave de superar qualquer problema que esteja bloqueando a sua felicidade emocional ou as suas conquistas pessoais. Esse tratamento é também indicado para outras situações, como:

- Alívio da dor
- Distúrbios alimentares
- Transtorno de estresse pós-traumático (TEPT)
- Abusos diversos
- Depressão
- Dislexia
- Transtorno de Déficit de Atenção com Hiperatividade (TDAH)
- Diabetes
- Alergias
- Transtorno Obsessivo-Compulsivo (TOC)
- Síndrome do túnel carpal
- Problemas relacionados à pressão sanguínea
- Dores de cabeça

Tocar um ponto específico ao mesmo tempo que se repete uma afirmação é um modo eficaz de reprogramar pensamentos negativos subconscientes.

O que esperar

Além de tratamento aplicado por um terapeuta habilitado, a EFT é uma potente ferramenta de autotratamento.

Na etapa inicial, você repete uma afirmação positiva três vezes ao mesmo tempo que toca/bate a lateral da mão (no ponto do golpe de karatê). A afirmação tem o objetivo de corrigir a reversão psicológica (RP), o equivalente energético da autossabotagem, causada pelos padrões de pensamento negativos subconscientes e pelas crenças limitadoras. Assim, por exemplo, uma afirmação poderia ser, "Embora **esteja me sentindo triste**, aceito a mim mesmo profunda e totalmente". As palavras em negrito são

COMENTÁRIO

A EFT constitui uma modalidade terapêutica incluída nas "técnicas energéticas integradas" e complementa outras modalidades dessa área, além de ser compatível com outras terapias.

o lembrete, que você repete enquanto percute vários pontos no corpo, para lembrar à sua mente inconsciente o problema sobre o qual você está trabalhando. A afirmação e o lembrete são readaptados à medida que os problemas vão sendo resolvidos.

Ao contrário da acupuntura, em que o terapeuta precisa ser muito preciso ao posicionar as agulhas, na EFT a flexibilidade é maior. Desde que você toque na área geral correta, não é preciso preocupar-se em percutir o ponto exato, pois os meridianos abrangem o corpo inteiro.

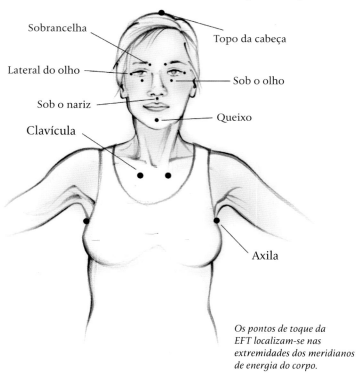

Os pontos de toque da EFT localizam-se nas extremidades dos meridianos de energia do corpo.

Tratamento com um terapeuta

Por que consultar um terapeuta quando a EFT é tão eficaz como autotratamento? De fato, com a aplicação da EFT, é possível promover mudanças incríveis mesmo com noções básicas de EFT e com pouco ou nenhum entendimento da "ciência" e dos seus fundamentos. Porém, há ocasiões em que a EFT parece não surtir efeito quando autoaplicada.

É então que o terapeuta se faz necessário – quando você está "preso", paralisado. O papel do terapeuta é estar presente quando, ao "bater-se", você se depara com um bloqueio; é ser o detetive e ativar as habilidades de linguagem para ajudá-lo a trazer à tona seus problemas e crenças principais; questioná-los de um modo que você nem imaginaria fazer por iniciativa própria. Muitas vezes a linguagem criativa e as habilidades de questionamento do terapeuta são valiosas para tornar o processo um fluxo suave. A parceria EFT com PNL (p. 335) é uma união de grande poder e eficácia.

A função do terapeuta é manter o cliente concentrado (ser um guia afável, mas firme e ajudá-lo com sensibilidade a resolver os seus problemas num ambiente de apoio e conforto; não apenas mantê-lo no caminho, mas estimulá-lo a avançar.

O número de sessões necessárias dependerá da complexidade do problema. É importante lembrar que enquanto alguns problemas (ou partes de um problema) terão solução imediata, possíveis aspectos mais profundos exigirão tempo, paciência e as aptidões especializadas de um terapeuta experiente e criativo para chegar a um resultado favorável.

Uma das grandes vantagens da EFT é que um trabalho complexo pode ser realizado frente a frente ou por telefone.

Formação

Há 29 mestres-fundadores da EFT em todo o mundo – terapeutas profissionais, instrutores que colocam a EFT no centro de sua prática. Todos desenvolveram suas habilidades durante muitos anos e passaram por uma avaliação prática e escrita rigorosa com o fundador da EFT, Gary Craig. Você pode aprender com esses mestres participando de seus treinamentos, seminários, trabalho em grupo e individual; ou pode ler os livros e artigos escritos por eles.

Técnica de percussão por desenho

Diante de um problema que quer resolver, mas se sente constrangido em verbalizar os detalhes, você pode se livrar de modo surpreendente e permanente das emoções negativas a ele relacionadas aplicando a técnica de percussão por desenho (PTT, na sigla em inglês). A PTT é uma técnica de psicologia energética desenvolvida por Philip Davis e Christine Sutton em 2009, baseada no princípio básico da EFT (ver p. 339) – isto é, a percussão (dedilhamento) em pontos dos meridianos – acompanhada da força da metáfora e da imaginação. Com essa combinação, você pode resolver problemas sem maiores sofrimentos.

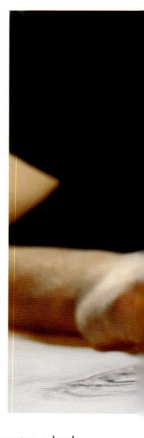

A técnica de percussão por desenho deriva da EFT e é ideal para pessoas que se sentem constrangidas ou incapazes de falar sobre seus problemas.

Para quem se sente pouco à vontade ou é acanhado para falar sobre seus problemas, esta terapia possibilita receber os benefícios da EFT expressando seus sentimentos através do desenho. A PTT lhe dá condições de entrar em contato com facetas, pensamentos e lembranças difíceis de expressar com palavras ou com a aplicação de outras terapias. Em geral, os clientes ficam encantados e aliviados com a forma como as

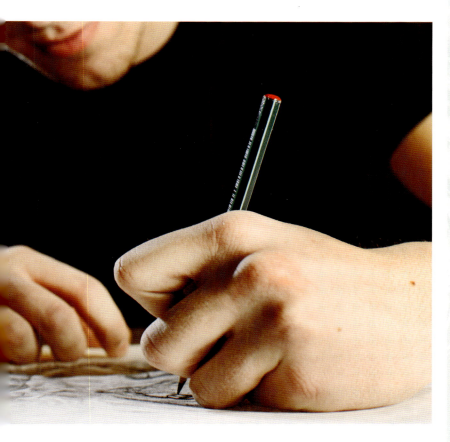

mais diversas situações se resolvem e com as relações entre eventos e problemas que se esclareçam.

Muitas pessoas dizem que não sabem desenhar, mas isso não é problema, pois a PTT não é um exercício artístico, e sim uma oportunidade para deixar que o subconsciente se manifeste através de imagens visuais. O subconsciente é a dimensão que armazena todas as questões e onde a cura se processa.

A quem beneficia

Todos são capazes de pegar uma caneta e uma folha de papel e rabiscar uma figura qualquer, de modo que todos podem se beneficiar com essa técnica. Pode-se aplicá-la para superar dificuldades de pessoas que enfrentam distúrbios de caráter mais geral, como baixa autoestima, depressão ou ansiedade.

Algumas áreas possíveis de abordar com a PTT:

- Falta de autoconfiança
- Baixa autoestima
- Problemas de emprego/trabalho
- Questões familiares
- Relacionamentos afetivos
- Preocupações financeiras
- Empecilhos para o sucesso
- Karma de vidas passadas
- Bloqueio de escritor
- Medo do novo
- Problemas de saúde

O que esperar

Entregando uma folha de papel em branco ao cliente, o terapeuta lhe pede que mentalize o que o perturba e quer resolver e que o desenhe do modo como o sente, na forma que preferir, pois é o problema *dele* e a mente *dele* que farão o desenho. Depois de 1 ou 2 minutos, o terapeuta perguntará se o desenho está pronto e se o cliente está satisfeito com o esboço feito. Em caso afirmativo, verifica se ele gostaria de dar um nome à figura.

Nesse momento o terapeuta orienta o cliente a imitá-lo no toque ou percussão dos pontos de EFT (como nas rotinas tradicionais de EFT), ao mesmo tempo que lhe pede que descreva o desenho em detalhes. Importante aqui é a descrição do que foi desenhado, das cores usadas e da posição dos diversos elementos na folha. O terapeuta pode interferir e pedir esclarecimentos, como o matiz de vermelho escolhido, por exemplo.

Em seguida, o terapeuta pergunta se o cliente acha que a solução foi encontrada. Se isso não aconteceu, segue-se outra rodada de desenho e de dedilhamento. Na verdade, muitas vezes são necessárias várias sequências de desenhos até que o cliente sinta que a solução foi alcançada, sendo que o último desenho representará essa solução. Em cada sucessão de desenhos e toques, perceber-se-á um visível distanciamento com relação às emoções negativas associadas ao problema e uma progressiva aproximação a um estado mais estável e positivo no cliente. A cada vez o terapeuta consulta o cliente para avaliar em que ponto ele se encontra na busca da solução do problema.

Uma vez alcançada a solução, o terapeuta pedirá ao cliente que se veja emoldurando o desenho final. Pede-lhe também que descreva essa

Bater de leve nos pontos EFT ainda é parte da PTT.

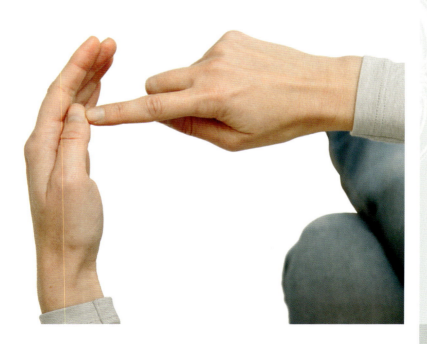

moldura e a torne mais brilhante e maior, fazendo a mesma coisa com todas as cores do desenho que resolveu o problema. Essa é a imagem positiva que o cliente precisa, e assim ele é convidado a visualizar essa cor (ou combinação de cores) brilhante acima da cabeça, e daí descendo e envolvendo cada parte do seu ser, até o nível celular, onde a imagem positiva fica impressa. Atenção especial é dada às áreas em que o cliente possa ter passado por sofrimentos associados ao problema, de modo que essa impressão da energia positiva pode ser mais direcionada para essas áreas.

A avaliação da eficácia da sessão terapêutica ocorre quando o terapeuta pede ao cliente que observe todos os desenhos em sequência, dispostos à sua frente, na ordem em que foram desenhados, e que verbalize possíveis reações emocionais a eles. É comum nesse estágio as emoções terem se transformado em sentimentos positivos, de maior satisfação. Entretanto, possíveis emoções negativas indicariam que outro aspecto do problema aflorou, e que pode ser trabalhado do mesmo modo, seguindo o mesmo

processo. Essa terapia é muito eficaz e envolvente, e no fim o cliente encontra-se em situação melhor, sem mencionar que o terapeuta nem sequer precisou saber qual era o verdadeiro problema.

PTT PARA CRIANÇAS

Esta técnica produz resultados surpreendentes também com crianças, porque desenhar é uma atividade que elas gostam de realizar e, além disso, não precisam verbalizar seus problemas. De fato, com um lápis de cera na mão, em geral as crianças, comparadas aos adultos, são muito mais desinibidas para se expressar. Como o problema é expresso metaforicamente – na figura desenhada –, o fato de não ser capaz de expressá-lo com palavras fica facilmente resolvido.

Matrix Reimprinting

Matrix Reimprinting (MR) [Recodificação da Matriz] é um ramo relativamente novo da psicologia energética, ou terapia de toque dos meridianos, criado pelo mestre de EFT Karl Dawson. Esta terapia foi desenvolvida a partir da terapia de autotratamento popular da técnica de libertação emocional (EFT, ver p. 339), sendo conhecida por sua capacidade de transformar rapidamente a relação do cliente com o seu passado, promovendo mudanças em seu bem-estar emocional e físico no momento presente. Com a aplicação da MR, você pode se livrar do sofrimento de traumas passados e assim transformar a sua vida.

A MR está se popularizando devido à suavidade e eficácia na abordagem de problemas emocionais ou físicos. Ela incorpora elementos de EFT, PNL (ver p. 335), hipnose regressiva e física quântica, e também adota o sistema de meridianos da Medicina Tradicional Chinesa (ver p. 80).

Um ponto importante na MR é que na época dos eventos traumáticos no seu passado (especialmente nos primeiros anos de vida), você formou certas crenças que leva consigo até o presente, as quais afetam o seu bem-estar físico e mental. A EFT convencional reduz a intensidade de uma lembrança passada, de modo que você consegue trazer à tona as lembranças da vida mais traumáticas e estressantes sem obstruções ou estresse emocional. Não obstante, a MR lhe possibilita efetivamente reportar-se a um evento traumático passado e alterar essa memória – *para sempre* –, libertando-se assim das emoções negativas e das crenças limitadoras que você interiorizou na ocasião do trauma.

Prender-se às memórias traumáticas dos eventos passados pode manter o corpo num estado intensificado de estresse, o que por sua vez leva a uma condição de desarmonia ou desconforto ["dis-ease"]. De uma perspectiva psicológica, memórias traumáticas ficam congeladas no tempo, mantendo-o preso num ciclo interminável e levando-o a representar a cena emocionalmente perturbadora reiteradas vezes. Você acaba entrando em sintonia com essas memórias em nível subconsciente, e assim o trauma afeta a sua saúde, o seu bem-estar e o seu ponto de atração.

No Matrix Reimprinting, essas lembranças congeladas são denominadas "ECHOs" – Energy Consciousness Holograms [Hologramas de Consciência Energética] – do seu

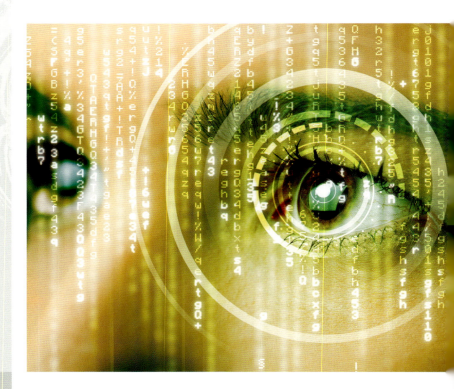

eu mais jovem, da sua criança interior etc. Nessa técnica, o cliente é o ECHO. Ao reatualizar uma memória traumática dolorosa numa sessão de MR, você entra naquela cena na matriz e, de modo suave e controlado, interage com os seus ECHOs. Assim, você pode libertar o ECHO da resposta congelada e suscitar uma nova compreensão e solução do evento doloroso, recodificando-o com crenças e emoções positivas na sua vida atual.

A quem beneficia

O Matrix Reimprinting serviu de inspiração a toda uma variedade de protocolos de cura que podem transformar uma multiplicidade de experiências com ocorrências de choques ou traumas, como:

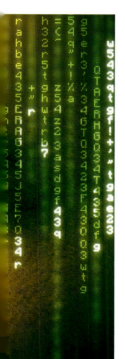

Durante uma sessão de Matrix Reimprinting, você tem acesso a uma lembrança dolorosa ou traumática na matriz, mas de forma controlada e suave.

- Abuso
- Vícios
- Alergias
- Traumas do parto
- Crenças fundamentais negativas
- Fobias
- Relacionamentos
- Desempenho nos esportes
- Apresentação em público/palco

COMENTÁRIO

Com MR você pode inclusive trabalhar com vidas passadas e possibilidades futuras, e intensificar o seu trabalho com a Lei da Atração (ver p. 369).

- Dores crônicas
- Doenças crônicas
- Acidentes

Como recurso do terapeuta, a MR é excelente em conjunto com as técnicas de orientação, aconselhamento, hipnoterapia, psicoterapia e outras. Seja ela aplicada isoladamente ou com a sua modalidade terapêutica principal, a inclusão da MR lhe dará condições de produzir transformações rápidas de traumas da vida em seus clientes e em si mesmo. Essas mudanças, por sua vez, fazem com que o corpo passe do seu estado de estresse exacerbado para o equilíbrio, de modo que possa retomar seu processo de cura.

O que esperar

Numa sessão de MR você mentaliza, e verbaliza, o problema sobre o qual quer trabalhar. O praticante o convidará a entrar mentalmente na cena, ao mesmo tempo que tocará um determinado conjunto de pontos de acupuntura. O procedimento de bater de leve nos pontos EFT acelera o processo. Você *interage* com o ECHO (o "eu" no evento passado) passando-lhe a mensagem de que você está aí para ajudar, fortalecer e dar-lhe assistência para libertá-lo do sofrimento. Enquanto revisita a memória na matriz, através do ECHO, você pode expressar (e representar) o que teria preferido que acontecesse na ocasião do evento traumático específico. Você pode assim introduzir novos recursos, criar e transformar a carga emocional dos eventos daquela memória.

Desse modo a cena ou memória desse evento está sendo alterada, com cenários e sentimentos alternativos. Na MR você não nega nem muda eventos históricos, mas altera a carga emocional e a compreensão desses eventos. Esse processo resulta numa liberação de emoções negativas e as substitui por alternativas ou por uma compreensão nova e potencializadora. Nessa técnica, o seu sofrimento não é reavivado pelos eventos da memória dolorosa.

Qualquer pessoa pode aprender a técnica da Matrix Reimprinting e trabalhar sobre si mesma.

Terapia focada na compaixão

Também denominada Terapia Focada na Compaixão (CFT, na sigla em inglês), esta abordagem terapêutica foi desenvolvida para ajudar os que vivem oprimidos por experiências turbulentas, de negligência, abusos ou insegurança emocional. É praticada também para beneficiar pessoas que precisam ou querem desenvolver uma maior compaixão e benevolência para consigo mesmas e com o próximo. Além disso, apresenta bons resultados em pessoas com dificuldades diversas, como transtorno de estresse pós-traumático (TEPT), transtornos de personalidade e distúrbios alimentares.

PERFIL DO TERAPEUTA

Paul Gilbert, professor de Psicologia Clínica na Universidade de Derby e membro da Sociedade Britânica de Psicologia, é o criador da CFT. Ele esteve trabalhando e pesquisando com processos relacionados ao senso de vergonha durante 30 anos, e nos últimos 15 com ênfase na compaixão como antídoto para a vergonha e a autocrítica.

A CFT resulta das observações do professor Gilbert segundo as quais as pessoas muitas vezes se dão conta de que não há razão lógica para sentir como sentem, mas essa percepção não as impede de continuar alimentando essas emoções. É nesse ponto que lógica e emoção entram em conflito – e a CFT ajuda a superar esse confronto.

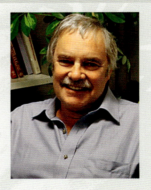

O professor Paul Gilbert é o criador da terapia da compaixão.

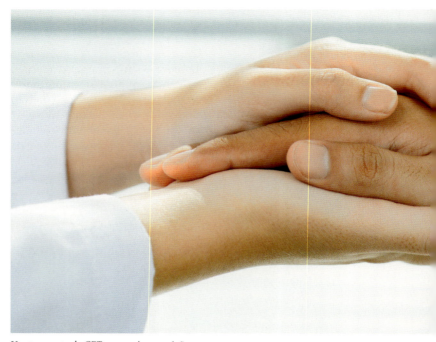

Um terapeuta da CFT recorre à compaixão para criar sentimentos de afeto, benevolência e proteção.

A CFT fundamenta-se na neurociência moderna, nas terapias cognitivo-comportamentais (TCC) e nas práticas budistas tradicionais, podendo-se descrevê-la de forma mais adequada como uma "abordagem integrada e multimodal". O terapeuta trabalha em estreita parceria com o cliente para ajudá-lo a identificar suas respostas comportamentais e emocionais, e para encontrar meios que reequilibrem essas respostas, de modo que o cliente não só se sinta melhor, mas tenha condições mais apropriadas para manifestar as qualidades de compaixão, benevolência e simpatia com relação aos outros e a si mesmo.

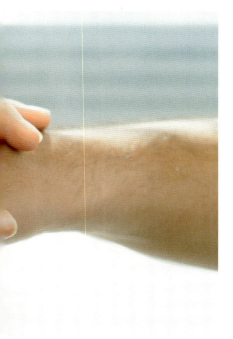

- O sistema com foco na satisfação, na serenidade e na associação

Embora os três sistemas tenham evidenciado efeitos importantes em outras habilidades, como a nossa capacidade de atenção, de tolerância às situações difíceis e de mentalização (sendo capazes de entender os estados mentais subjacentes ao comportamento), as pessoas de modo geral aceitam que a bondade e o apoio para consigo mesmas (ou recebidos de outros) ajudam a abrandar as ameaças e restabelecer um senso de segurança. A compaixão consciente nos possibilita ter esses três sistemas sempre presentes e nos orienta na escolha de qual deles desenvolver.

Com a abordagem "não é culpa minha", passamos um longo tempo normalizando e removendo a vergonha de respostas emocionais, e compreendendo a distinção entre assumir responsabilidade por elas e condenar e criticar comportamentos. Muito tempo é dedicado a discussões, com uma sensação calmante e tranquilizadora de que "estamos nisso juntos".

Sistemas reguladores das emoções

Na essência, as pesquisas revelam que temos pelo menos três sistemas reguladores das emoções:

- O sistema de detecção de ameaça, com foco na proteção
- O sistema com foco no estímulo e no entusiasmo

A quem beneficia

A CFT foi originalmente desenvolvida para os que sentem um alto grau de vergonha e autocrítica – em geral pessoas com problemas de saúde mental complexos, provenientes de ambientes descuidados e negligenciados. Entretanto, em anos recentes vem-se observando que a CFT apresenta bons resultados também para quem sofre de depressão e ansiedade.

Outra área em que a CFT está se desenvolvendo e obtendo bons resultados é a dos distúrbios alimentares. Além disso, está começando a ser aplicada também no contexto da terapia de casais para ajudar os cônjuges a compreender os sistemas de ameaça recíprocos.

Durante o processo, o terapeuta usa a compaixão para criar sentimentos de cordialidade, amabilidade e apoio, procurando perceber se o paciente tenta ou não forçar (ou mesmo ameaçar) a si mesmo para mudar, em vez de assumir uma atitude de apoio e estímulo em seus esforços.

O que esperar

De início, é provável que o terapeuta aplique o "modelo dos três círculos" – pedindo ao cliente que desenhe círculos com caneta e papel, para mostrar até que ponto ele sente os sistemas de "ameaça", "estímulo" e "satisfação" (ver p. 355). Trabalhando juntos, o terapeuta e o cliente conseguem entender suas experiências, como as superaram e as consequências imprevistas que podem acarretar. A partir daí, procuram identificar o que pode ser benéfico para o indivíduo.

O passo seguinte consiste em aplicar o aspecto da formação da mente compassiva (ver quadro na p. 357) para desenvolver um "eu compassivo".

COMENTÁRIO

As pesquisas mais recentes do professor Gilbert têm como foco o medo da emoção positiva, procurando entender por que muitas pessoas que se sentem felizes hoje temem que "algo ruim possa acontecer amanhã". Outra linha dessas pesquisas concentra-se no medo da compaixão e dos mitos em torno dela (como o amor a si mesmo.)

Formação

No Reino Unido, a Compassionate Mind Foundation (ver p. 390) oferece seminários introdutórios e avançados para psicoterapeutas e profissionais de aconselhamento que desejam estudar CFT. Residentes em outros países são orientados a pesquisar na internet associações e organizações semelhantes que oferecem orientações e treinamentos.

FORMAÇÃO DA MENTE COMPASSIVA

A CFT é uma terapia abrangente, ao passo que a "formação da mente compassiva" (CMT, na sigla em inglês) se refere aos exercícios e práticas da CFT que podem ser feitos por qualquer pessoa que queira desenvolver seus sentimentos de compaixão. Por exemplo, você pode ser convidado a imaginar a compaixão fluindo de você para outras pessoas, como também fluindo das pessoas (e de você mesmo) para você. Talvez você seja solicitado a adotar exercícios semelhantes aos praticados na terapia cognitivo-comportamental (TCC, ver p. 363), como escrever cartas, atenção plena, redigir diálogos e reorganizá-los, tarefas graduadas e cadeira vazia – todos com o objetivo de fazer com que você se sinta amparado e estimulado.

Sem dúvida, a variedade de exercícios é adaptada o máximo possível às suas necessidades específicas e ao seu modo de pensar. Embora as profundas mudanças emocionais que muitos sentem pelo fato de praticá-los e por demonstrar autocompaixão (talvez pela primeira vez) possam ser desconcertantes e assustadoras, a grande maioria das pessoas testemunha sentir um enorme benefício mantendo-se fiéis à CFT, sendo assim capazes de se conectar emocionalmente e reduzir sentimentos de autocrítica e vergonha.

Terapia F*d*-se

Segundo o fundador da Terapia F*d*-se, John C. Parkin, dizer "F*d*-se" ["F**k It"] é a forma mais perfeita de se sentir livre, porque você "deixa de se preocupar (geralmente), desiste de desejar (principalmente), e acaba absurdamente feliz em ser você mesmo no momento presente (se tiver sorte)".

PERFIL DO TERAPEUTA

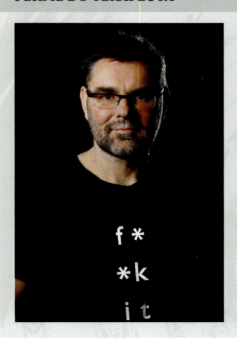

Tudo parece bom demais para ser verdade, mas assim que começou a dizer "F*d*-se", **John C. Parkin** abandonou a vida agitada e competitiva de Londres e iniciou uma nova vida na região italiana de Le Marche. Com sua mulher, Gaia Pollini, ele hoje promove retiros na Itália, é autor *best-seller* e encontrou a liberdade de fazer mais daquilo que quer fazer e menos do que as pessoas dizem que ele deveria estar fazendo.

*John Parkin é o fundador da Terapia F*d*-se, que ele ensina com sua mulher Gaia Pollini.*

Então, como o resto de nós pode começar a viver à maneira F*d*-se? Podemos ir a um retiro de uma semana num dos inúmeros locais italianos; ou participar de um seminário de fim de semana no Reino Unido ou na Irlanda; podemos nos inscrever num curso *on-line* ou ainda adquirir um dos livros ou manuais F*d*-se.

A quem beneficia

Toda pessoa que questione o seu estilo de vida atual ou o seu propósito de vida, que esteja cheia de tensões e sobrecargas ou que procure um modo mais moderado de viver pode se beneficiar com um curso F*d*-se. Para os que preferem retiros espirituais estruturados, reverentes e conduzidos por um guru, a terapia F*d*-se pode parecer algo espiritualmente desregrado. Não obstante, apesar das gargalhadas e aparente superficialidade, o que acontece é um processo espiritual muito autêntico para a maioria dos participantes. Mas, se você é o tipo de pessoa que gosta de seguir os 12 passos para alcançar um objetivo, esse pode não ser o retiro recomendado, pois não há resposta ou reação certa ou errada – um ponto intensamente enfatizado durante a semana.

O que esperar

O ritmo do retiro é lento e solto. Depois de um desjejum sem pressa, cada sessão matinal começa com alguns exercícios suaves de qigong (ver p. 125). As sessões matutinas (10h-12h) e vespertinas (17h-19h) são preenchidas com exercícios, conversas e discussões muito interessantes, às vezes intensas, em geral engraçadas e conduzidas com humor. É comum inserir alguma atividade energética em algum momento durante a semana e com frequência uma sessão de trabalho com respiração.

Após cada sessão orientada, os participantes são ajudados a "voltar à realidade" refestelando-se com deliciosas refeições vegetarianas. Os alimentos orgânicos, frescos, são locais e abundantes. O vinho italiano regional também é liberado à noite para os que preferem digerir sua *"massa"* com algo mais forte do que suco de flor de sabugueiro (que também está à disposição). Sem dúvida, esse retiro não é para os que preferem uma abordagem de penitência e abstinência.

Há bastante tempo livre durante o dia, quando cada participante pode relaxar como preferir.

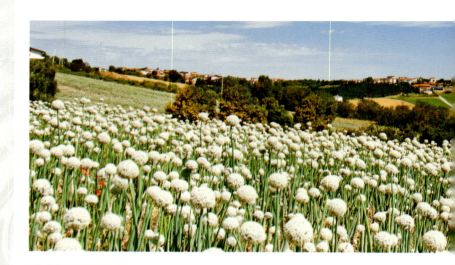

EXPERIÊNCIA DA AUTORA COM UM RETIRO F*D*-SE

Como no taoismo, desistir de lutar e de se preocupar – efetivamente tirando as mãos do volante e observando para onde a vida leva – é um dos princípios fundamentais do retiro F*d*-se. O curso de uma semana é facilitado por John e Gaia, que passaram mais de 20 anos estudando meditação, xamanismo, trabalho com respiração e filosofias orientais. Como resultado dos seus questionamentos espirituais, chegaram à conclusão de que o processo de simplificação – claramente sintetizado no profano "F*d*-se" – pode ser um processo espiritual profundo em si mesmo. A partir do momento em que você se dá conta de que as coisas não importam como você pensa que importam, a vida começa a se tornar interessante (em termos budistas, isso significa "desapegar-se").

De início, esse é um conceito bastante nebuloso de se apreender, mas o retiro é bem estruturado, com exposição de ensinamentos, exercícios em grupo e sessões de depoimentos entremeados com muitos períodos de relaxamento, de modo

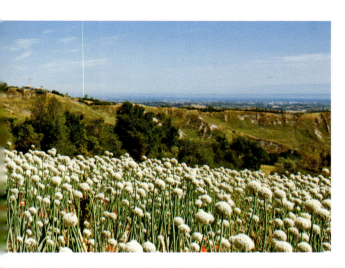

*Abandonar a atitude de estar no controle e de se preocupar é um aspecto primordial de um retiro F*d*-se de uma semana.*

que essas ideias um tanto vagas acabam se tornando mais claras. À medida que a semana avança, aos poucos você começa a se dar conta da sensatez de parar de fazer o que não quer e de entrar em sintonia com o que você realmente quer. O problema é que deixar de lado as coisas que nos importam (como ter sucesso na carreira, ser um bom marido/esposa/pai/mãe ou descobrir o nosso propósito) é algo que parece difícil de abandonar. Entretanto, como aprendemos com John e Gaia, tomar essa atitude não implica esforço demasiado.

A sessão de trabalho com respiração aconteceu no penúltimo dia, deixando alguns abalados, outros entusiasmados e todos comovidos. Gaia conduziu o grupo com técnicas respiratórias específicas para promover o fluxo de energia e que nos levassem a um estado de profunda União. Para a grande maioria dos participantes, foi uma prática espiritual intensa.

A MAGIA DE GAIA

Muitas pessoas saíram de uma sessão falando da magia de Gaia. É difícil dizer o que é isso exatamente, mas o que ela faz é simplesmente "magia". Em resposta à pergunta, hoje ela promove fins de semana e semanas de Magia F*d*-se.

Gaia é exímia condutora de trabalho com respiração, especialista em energia *qi* e qigong, mestra em chás chineses e na cerimônia do chá e terapeuta experiente e intuitiva. Ela tem a excepcional capacidade de saber o que acontece com as pessoas e de lhes mandar uma lufada de energia no lugar certo, de falar sobre a coisa certa e criar o espaço adequado para elas naquele momento específico.

Embora cada fim de semana de Magia F*d*-se de Gaia seja diferente, os elementos de trabalho com energia, com respiração e com qigong estão sempre presentes.

Gaia realiza cerimônias do chá como parte da sua experiência "mágica".

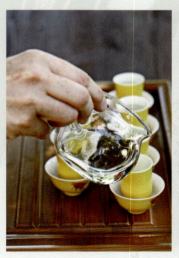
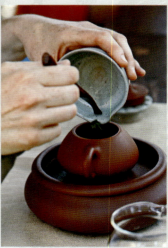

Terapia cognitivo-comportamental

A terapia cognitivo-comportamental (TCC) era chamada de "terapia cognitiva", mas como é quase sempre praticada com princípios da terapia comportamental, passou a ser identificada com o nome que a identifica hoje.

Segundo os princípios que dão sustentação à terapia cognitivo-comportamental, se descobrimos como os nossos pensamentos criam os nossos estados de espírito, podemos enfrentar os pensamentos negativos que tendem a nos deixar infelizes ou perturbados no momento em que surgem, e então contestá-los e reformulá-los. A TCC nos ajuda a identificar os gatilhos particulares e as situações peculiares que criam em nós a tendência específica, inerente, a pensamentos negativos, sejam eles quais forem – como, por exemplo, "Não mereço ser amado", "Não sou bom o bastante", "Não brilho como outros". A terapia cognitiva nos ensina a parar de alimentar pensamentos negativos dessa natureza, a desmentir pensamentos falsos e a substituí-los por pensamentos mais racionais e saudáveis baseados na realidade.

A quem beneficia

Muitas são as pesquisas realizadas sobre os benefícios da terapia cognitivo-comportamental, que é apropriada para indivíduos com todo tipo de problemas, como:

- Depressão
- Estresse e ansiedade
- Fobias
- Relacionamentos difíceis
- Transtorno obsessivo-compulsivo (TOC)
- Distúrbios alimentares, especialmente anorexia e bulimia nervosa

As pesquisas mostram que para algumas pessoas a TCC é mais eficaz do que outras modalidades de tratamento, inclusive o uso de antidepressivos.

O que esperar

A TCC pode ser feita individualmente, em grupos com familiares ou com outras pessoas que apresentam problemas semelhantes.

Na primeira sessão, o terapeuta reúne as informações sobre você e identifica as dificuldades que você gostaria de abordar. Ele provavelmente lhe perguntará sobre a sua saúde física e emocional atual e passada com o objetivo de compreender a sua situação mais a fundo. Se você não se sente à vontade com o primeiro terapeuta que consulta, procure outro. Uma boa sintonia com o terapeuta lhe propicia obter os melhores benefícios dessa terapia.

PERFIL DO TERAPEUTA

O médico, psiquiatra e psicanalista **Aaron Beck** desenvolveu a terapia cognitiva no início dos anos 1960, quando exercia o magistério na Universidade da Pensilvânia. Em seu trabalho com pacientes deprimidos, ele observou que apresentavam um fluxo de pensamentos negativos que pareciam surgir espontaneamente. Ele deu a essas cognições o nome de "pensamentos automáticos" e percebeu que seu conteúdo inseria-se em três categorias: ideias negativas sobre si mesmos, sobre o mundo e sobre o futuro. Os pacientes não precisavam passar muito tempo refletindo sobre pensamentos automáticos para começar a aceitá-los como válidos.

Beck começou a ajudar os seus pacientes a identificar esses pensamentos e a avaliá-los. Assim, eles eram capazes de pensar de modo mais realista, o que por sua vez os ajudava a se sentir melhor emocionalmente e a funcionar com mais eficiência. Educando alguém a compreender e tomar consciência do seu modo de pensar distorcido, você pode enfrentar seus efeitos.

Beck é o fundador e Presidente Emérito do Beck Institute for Cognitive Behavior Therapy, uma instituição sem fins lucrativos com sede na Pensilvânia.

Durante sessões sucessivas de TCC, o terapeuta o incentivará a falar sobre os seus pensamentos, sentimentos e tudo o que o estiver perturbando. Não se preocupe se você tem dificuldade em expor os seus sentimentos. O terapeuta pode ajudá-lo a obter mais confiança e tranquilidade.

A TCC dedica-se em geral a problemas específicos, adotando um enfoque orientado para uma meta. Talvez você seja solicitado a realizar "lições de casa" à medida que avança – atividades, leituras ou práticas baseadas no que você aprende durante as sessões de terapia regulares – e a aplicar na vida diária o que está aprendendo.

COMENTÁRIO

À diferença de outras modalidades de psicoterapia (ver p. 328), a TCC é idealmente adequada a uma abordagem de autotratamento e pode ser aprendida com o auxílio de muitos livros, CDs e recursos *on-line* (ver à direita).

Etapas características pelas quais você poderá passar:

- Identificar situações ou condições problemáticas em sua vida
- Conscientizar-se dos seus pensamentos, emoções e crenças sobre essas situações ou condições, e identificar modos de pensar negativos ou equivocados
- Enfrentar os modos de pensar negativos ou equivocados

A TCC é em geral considerada uma terapia de curta duração, com aproximadamente 10-20 sessões.

Formação

Há muitos terapeutas de TCC atuando no setor privado, mas nos últimos anos ela está sendo oferecida cada vez mais como parte dos serviços de saúde pública, porque começa a ser reconhecida como um dos métodos de tratamento preferidos para depressão branda a moderada. Por isso, pesquise qual é a realidade no seu país.

Recursos de TCC para autotratamento, como livros, CD-ROMS e

TÉCNICAS MENTAIS E PSICOLÓGICAS

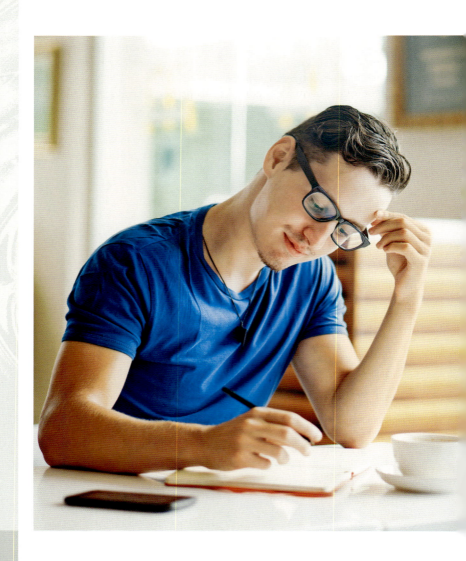

modalidades *on-line* (ver p. 390) também estão disponíveis. Consulte os *websites* Beating the Blues para depressão de branda a moderada e FearFighter para controle do pânico e de fobias (ver p. 390). Pergunte

Exercícios de reforço sobre o que você aprende durante as sessões de TCC fazem parte dessa abordagem "orientada para a meta".

ao seu médico se quiser fazer isso sob a supervisão dele.

Existe também um serviço gratuito *on-line* lançado pelo psiquiatra Dr. Chris Williams, que qualquer pessoa pode acessar em qualquer lugar – basta registrar-se. O *website* é chamado Living Life to the Full (ver p. 390).

TERAPIA RACIONAL-EMOTIVO-COMPORTAMENTAL

Mais ou menos na mesma época em que Aaron Beck formulava suas ideias sobre a TCC, outro terapeuta, Albert Ellis (1913-2007), chegava praticamente às mesmas conclusões sobre pensamentos negativos de pacientes e suas tendências a imaginar catástrofes e eventos horríveis. O trabalho de Ellis com pacientes também se tornou uma forma de terapia cognitiva, conhecida como terapia racional-emotivo-comportamental (TREC).

Como a TCC, a TREC incentiva os pacientes a identificar e confrontar crenças negativas irracionais. Ao mesmo tempo que adota estratégias cognitivas para ajudar os clientes, ela também leva em consideração as emoções e o comportamento. Além de identificar e contrapor-se às crenças irracionais, terapeutas e clientes trabalham juntos para identificar as respostas emocionais que acompanham pensamentos problemáticos. Os clientes são também estimulados a mudar comportamentos indesejados aplicando ferramentas como meditação, manutenção de um diário e imagens orientadas.

A TREC pode ser eficaz no tratamento de uma variedade de distúrbios psicológicos, inclusive ansiedade e fobias, além de comportamentos específicos, como timidez severa e busca excessiva de aprovação.

Ordenamento cósmico

Em essência, ordenamento cósmico significa pedir ao universo o que se quer; o pedido será atendido. O termo foi usado pela primeira vez por Bärbel Mohr em seu livro *The Cosmic Ordering Service*, mas o princípio existe desde os tempos bíblicos, quando era conhecido como milagre.

Embora o princípio do ordenamento cósmico seja simples, não é fácil assimilá-lo sem a ajuda de um orientador competente. Este lhe esclarece como as suas dúvidas, medos, ceticismo, ciúme e crenças limitadoras interferem na sua vida; além disso, ensina-lhe técnicas para

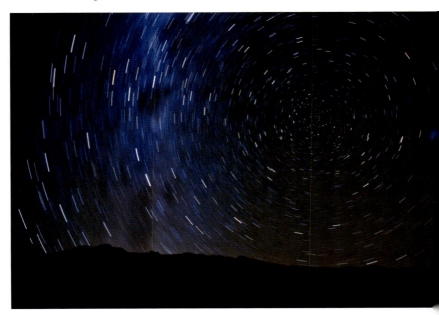

transpor esses obstáculos que você mesmo cria. Com a ajuda de um orientador, você pode atrair maior abundância para a sua vida – seja o que for que isso signifique para você e do modo que você queira que seja.

O que esperar

Durante uma sessão individual de ordenamento cósmico, o orientador o ajuda a fazer a sua "lista de desejos" e a verificar o que você *realmente* quer. Em seguida, você dedica algum tempo à identificação de crenças limitadoras específicas que o estão impedindo de ter a vida que deseja; o orientador lhe dará técnicas para enfraquecer essas crenças.

Com toda probabilidade, em algum momento durante a sessão, haverá uma conversa no sentido de alertá-lo para que o seu ordenamento cósmico não resulte em desvantagem para outras pessoas. (Por exemplo, caso peça dinheiro, você não desejará que um parente morra para poder herdar suas riquezas,

O ordenamento cósmico pode ajudá-lo a superar crenças limitadoras e medos que o impedem de ter a vida que deseja.

porque ganhar à custa de outros é karma ruim.) Em geral, faz-se uma ressalva com a frase "para o bem de todos os envolvidos" no fim de cada ordem cósmica que você emite, garantindo assim que ninguém sofra para que você se beneficie.

Por fim, você pensará em formas que lhe permitam identificar as

LEI DA ATRAÇÃO

O livro de Rhonda Byrne, *O Segredo*, faz referências à "Lei da Atração", que se assemelha ao ordenamento cósmico, enquanto outros autores que abordam temas relacionados à mente-corpo-espírito, como Wayne Dyer, se referem a ela com o termo "manifestação". Qualquer que seja o nome que você prefira dar-lhe, na verdade trata-se da mesma coisa: significa pedir ao Universo/Espírito/Deus/Alá/Fonte/Cosmos/Anjos/Fadas/Eu Superior (ou qualquer outro) o que você quer ou precisa; a resposta chegará a você.

suas ordens quando elas se cumprirem (o que é conhecido como "filtro reticular"). De acordo com os princípios do ordenamento cósmico e a Lei da Atração (ver quadro na p. 369), se você é generoso – não necessariamente apenas em termos financeiros, mas com o seu tempo, os seus contatos e a sua atenção –, está plantando as sementes que permitem ao universo realizar a sua magia. Sendo generoso e "dando", você está efetivamente "pagando antecipadamen-

COMENTÁRIO

Em 2006, o apresentador de televisão britânico e DJ Noel Edmonds atribuiu ao livro de Bärbel Mohr, *The Cosmic Ordering Service*, a reviravolta em sua carreira, propondo-lhe um novo desafio televisivo, depois de vários anos inativo.

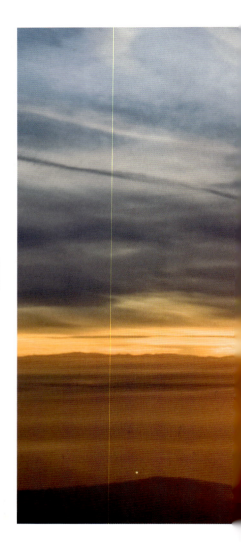

Mudando o seu modo de ver as coisas, você possibilita ao universo a realização da sua magia.

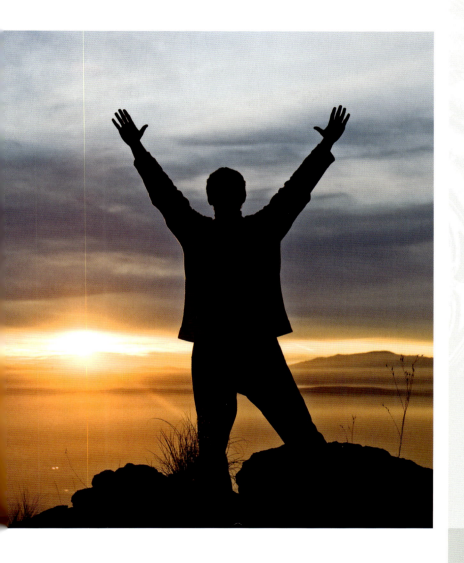

ORDENAMENTO CÓSMICO

te" ou "devolvendo" – seja qual for o termo que você preferir – e esses atos põem em movimento uma série de ações, à semelhança das ondulações num lago ao se jogar uma pedra na superfície. De acordo com a Lei da Atração, atos de bondade e generosidade são sempre recompensados, mas nem sempre em resposta às situações ou áreas esperadas. Muitas vezes, o que você dá retorna de contextos inesperados, e por isso o orientador o ajudará a ajustar o seu filtro reticular, para que você possa discernir quando o seu ordenamento cósmico ativou sua resposta.

Por fim, você provavelmente sairá da sessão com um plano de ação, de modo a trabalhar com o universo para que ele o encaminhe para as suas metas nos meses e anos futuros.

Uma sessão tem em geral uma duração média de 60-90 minutos. Para algumas pessoas, uma sessão é tudo o que precisam para "despren-

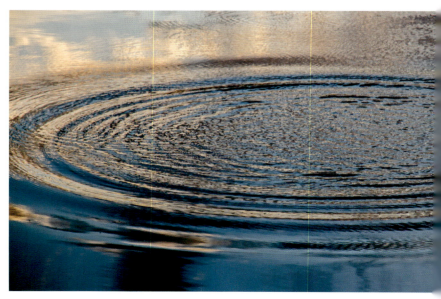

der-se", ao passo que outras preferem voltar para orientações regulares, ou apenas ocasionalmente para receber uma injeção de motivação e direção, e para conseguir desembaraçar as muitas e complexas camadas das suas crenças limitadoras com um profissional.

Formação

Não há um órgão oficial ou uma associação do ordenamento cósmico. Se quiser estudar essa terapia mais a fundo, existem vários bons livros no mercado, entre eles *Cosmic Ordering Made Easier,* de Ellen Watts, *O Segredo,* de Rhonda Byrne, *Wishes Fulfilled: Mastering the Art of Manifesting*, de Wayne Dyer, e *May Cause Miracles,* de Gabrielle Bernstein. Todos esses autores, e outros, promovem seminários e sessões de formação em ordenamento cósmico.

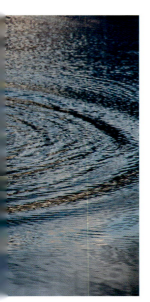

Atos de bondade e generosidade põem em movimento uma série de efeitos, à semelhança das ondulações na superfície de um lago.

PERFIL DO TERAPEUTA

A autora alemã **Bärbel Mohr** (1964-2010) publicou 20 livros, com destaque para o seu *best-seller Bestellungen beim Universum* (*The Cosmic Ordering Service*), traduzido para 14 idiomas até o momento, além de uma edição alemã em áudio. A venda de exemplares impressos totaliza no momento mais de 1,5 milhão. No início, Mohr escreveu o livro em 1995 para um pequeno grupo de pessoas e foi distribuído como fotocópia.

Cura do campo quântico

A cura do campo quântico (CCQ) é uma técnica de visualização em que você imagina uma lesão, moléstia ou doença como ondas de energia no campo quântico, e não como algo físico. O processo consiste em imaginar-se penetrando nas células, entrando no DNA de cada uma delas, encolhendo-se para deparar-se com os átomos, introduzindo-se nos átomos para defrontar-se com as partículas subatômicas e então emergindo no campo quântico, que é de pura energia.

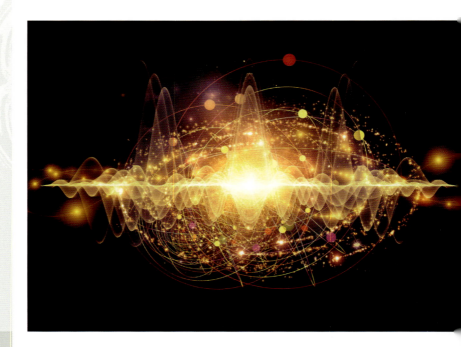

Em termos clássicos, a cura através da visualização pode ocorrer (no nível físico) imaginando a transformação de uma representação física da doença numa imagem saudável. Com a cura do campo quântico, procedemos do mesmo modo, mas transformamos as ondas de energia da doença em ondas de energia de saúde. A premissa básica é que todas as coisas físicas podem ser reduzidas a ondas de energia no campo quântico.

História

O cientista e escritor Dr. David Hamilton desenvolvia uma pesquisa sobre o efeito placebo e sobre as pessoas que se recuperam de moléstias ou doenças por remissão espontânea, e relacionava as duas situações às mudanças biológicas que ocorrem quando uma pessoa com transtorno de personalidade múltipla muda de personalidade. Por exemplo, uma personalidade pode ser alérgica a suco de laranja e ser afetada pela urticária, mas

Com a técnica da visualização, pode-se entrar no campo quântico de pura energia durante uma sessão de cura do campo quântico.

esta desaparece rapidamente se a pessoa assume a personalidade que não sofre de alergia. Em todos esses casos, a mente exerce efeitos consideráveis sobre o cérebro e o corpo, e com muita rapidez.

Hamilton diz, "A ideia da cura do campo quântico me ocorreu no meio da noite depois que presenciei a cura instantânea de uma mulher que havia ingressado numa instituição de caridade fundada por um grupo de amigos. Em sua maioria, os voluntários eram profissionais de linhas terapêuticas diversas. A mulher nunca tinha ouvido falar em cura fora do contexto bíblico. Depois de algumas semanas, ao saber que os voluntários eram curadores, ela "pôs na cabeça" que éramos seres espirituais especiais enviados por Deus para curar o mundo. Essa era a única explicação que conseguia encontrar. E imaginou que eu devia ser o curador dos curadores porque fazia parte do grupo de fundadores da instituição".

Um dia essa mulher estava com uma forte gripe. Ela trabalhava num projeto que podia resultar em muitos benefícios para algumas crianças e estava decidida a concluí-lo antes de voltar para casa. David continua, "De repente tive a ideia de que, se ela pensa que sou o mestre dos curadores, se eu puder dissimular, talvez consiga facilitar sua recuperação. Então perguntei-lhe ao acaso se ela queria ficar curada. De início ela ficou comovida com a ideia porque, na sua cabeça, receber uma cura era algo sublime, mas acabou aceitando quando a convenci de que o ato não esgotaria a minha energia (algo que a preocupava). Também comentei, 'Como você sabe, é só o tempo de um segundo'. Dizendo isso, eu procurava reforçar a sua crença na cura instantânea que ela esperava.

"Assim, coloquei a mão sobre a sua testa, fiz uma leve pressão e esconjurei, 'Gripe, desapareça!'. Ela recuou e começou a pular de alegria, pois a gripe havia desaparecido por completo. Tudo isso durou três segundos, literalmente. E apenas usei a linguagem e a postura do corpo para criar a sensação de que realizava regularmente essas façanhas. Foi a crença dela em mim que produziu a cura.

"Isso me levou a pensar mais do que antes que o corpo é realmente capaz de coisas impressionantes,

bastando para isso que aprendamos a entrar em sintonia com essa capacidade. Em geral, uma grande mudança mental ou emocional é necessária, certamente de acordo com pesquisas sobre placebo, remissão espontânea e transtorno dissociativo de identidade (TDI).

"Constatei que uma forma de facilitar a mudança mental ou emocional poderia ser alterar completamente a percepção de uma pessoa do que seja uma lesão, indisposição ou doença. A maioria das pessoas pensa nessas coisas como algo físico e relativamente prolongado, mas mudando de perspectiva e vendo-as da perspectiva quântica, elas de fato são apenas ondas de energia; e ondas de energia podem mudar rapidamente. Eu esperava que uma mudança assim pudesse ocorrer na percepção normal de uma pessoa com relação à enfermidade ou doença, possibilitando-lhe assim conectar-se com a capacidade do corpo de mudar rapidamente".

A quem beneficia

As pessoas recorrem à CCQ para as mais diferentes situações, desde males físicos até problemas emocionais, em que imaginam alterar as ondas de energia de uma emoção ou crença. Ela é especialmente benéfica para quem sente alguma dor; as pessoas tratadas em geral relatam um alívio ou desaparecimento da dor durante os seminários.

O que esperar

A CCQ consiste numa visualização simples de 15-20 minutos que você pode fazer para si mesmo ou para outra pessoa, colocando as mãos sobre ela. Pode inclusive aplicar a técnica a distância.

Formação

Atualmente, o único terapeuta é o Dr. David Hamilton. Entretanto, ele já ensinou a técnica a muitas pessoas, e elas a aplicam como e quando desejam. Você pode aprender CCQ com o CD e o livro *How Your Mind Can Heal Your Body* (que inclui o roteiro principal) ou nos seminários que ele promove.

David também ensina uma versão avançada, chamada Time-Displaced Quantum Field Healing, em que você basicamente se imagina recuando no tempo na dimensão quântica até o momento no espaço e no tempo em que a possibilidade da atual doença, enfermidade ou condição surgiu. Durante o curso você aprende inicialmente alguns elementos de ciências sobre a natureza do tempo, inclusive pesquisas em física quântica, que demonstram que escolhas no presente realmente influenciam condições no passado.

COMENTÁRIO

A inspiração que levou o Dr. Hamilton (graduado em química com distinção e Ph.D. em química orgânica) a efetuar essa combinação peculiar de ciência e espiritualidade veio do tempo em que ele trabalhava para a gigante farmacêutica AstraZeneca. Ao testar novos remédios, ele ficou impressionado ao constatar que, embora 75% das pessoas melhorassem com uma determinada droga, era bastante comum em torno de 50-74% das pessoas melhorarem com placebo. Para ele, essa era uma prova cabal do poder da mente.

Terapia biodinâmica

Desenvolvida há mais de 50 anos pela psicóloga clínica, psicoterapeuta e fisioterapeuta norueguesa Gerda Boyesen (1922-2005), a terapia biodinâmica adota uma variedade de diferentes técnicas para restabelecer a identidade natural, exuberante e espontânea de uma pessoa.

O termo "biodinâmica" se refere ao livre fluxo da energia vital que circula naturalmente por um corpo saudável – algo que deveria acontecer com todos nós. Com o tempo, porém, dependendo de como lidamos com os acontecimentos da vida, esse fluxo de energia se deteriora. Quanto mais prejudicado, menos saudáveis nos sentimos, física e psicologicamente. A nossa história de vida revela-se no nosso corpo, pela postura, tônus muscular e aparência do rosto. À medida que a vida nos abate, inibimos a nossa autoexpressão natural, quase sempre guardando sentimentos não expressos dentro de nós, onde se acumulam em grupos musculares, formando bloqueios e dor.

Aliando trabalho corporal, na forma de massagem profunda, suave ou vigorosa (conforme seja necessário), a uma psicoterapia e psicologia mais convencional, este método holístico de cura não só desfaz as barreiras e bloqueios na mente, mas também trabalha para reduzir o estresse e a tensão armazenados no corpo. Esse modo de operar nos reconecta ao que a psicologia biodinâmica conhece como Personalidade Primária – o seu eu nuclear vibrante, não afetado pelos desafios da vida –, que por sua vez cria o ambiente para uma vida autêntica e prazerosa.

A quem beneficia

Este processo de cura instrutivo e profundo beneficia toda pessoa que queira livrar-se de sintomas relacionados ao estresse, como dores de cabeça, ansiedade e insônia, além de depressão, encefalomielite miálgica e artrite. A terapia biodinâmica estimula o metabolismo, alivia e acalma nervos esgotados, equilibra o sistema respiratório e ameniza a tensão e a dor nas costas, no pescoço e nos ombros. É benéfica para os que sentem dores ou estão sob pressão pelo motivo que for, como também para os que querem que sua vida flua e volte a ser prazerosa. Se você está num caminho de autodescoberta e quer trazer à tona e abordar o que o está segurando, a terapia biodinâmica pode ajudá-lo de forma extraordinária.

Esta terapia está sendo cada vez mais aplicada nos campos de recuperação de traumas, resolução de conflitos, cuidados pré e pós-operatórios e, mais recentemente, com mulheres que se recuperam dos efeitos de formas de violência doméstica e outras. Os métodos biodinâmicos estão se consolidando hoje num novo ramo da medicina conhecido como "medicina biodinâmica" e estão sendo aplicados no

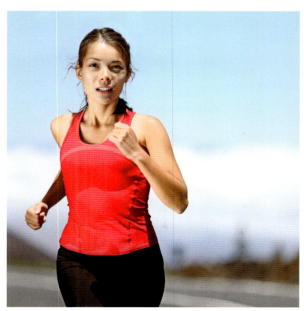

A terapia biodinâmica pode ajudá-lo a sentir-se mais alegre e mais cheio de energia.

tratamento de praticamente todas as condições diagnosticadas, em todas as etapas da vida de uma pessoa.

O que esperar

Depois de uma consulta inicial em que você expõe os motivos que o levam a procurar tratamento e descreve os seus sintomas, estilo de vida e dieta, as sessões seguintes dependerão das suas necessidades e do que você e o seu terapeuta concluírem ser apropriado no momento. A psicoterapia tradicional sempre faz parte do processo, por isso espere falar sobre as suas emoções e problemas, e de ser observada em sua linguagem não verbal – por exemplo, a expressão do olhar, o som da voz e outros gestos que revelam comunicação entre o consciente e o subconsciente.

Você pode passar o tempo inteiro de uma sessão só falando, em outra pode ficar deitado, vestido, respirando profundamente enquanto as emoções emergem, talvez levando-o a golpear o colchonete ou chorar

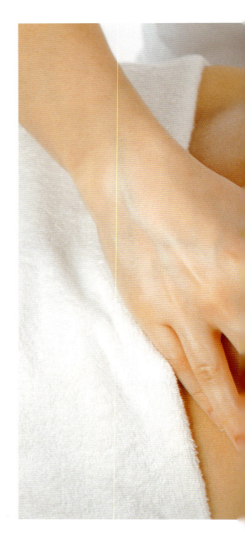

Além de técnicas de psicoterapia tradicional e de respiração, uma massagem personalizada pode ser aplicada.

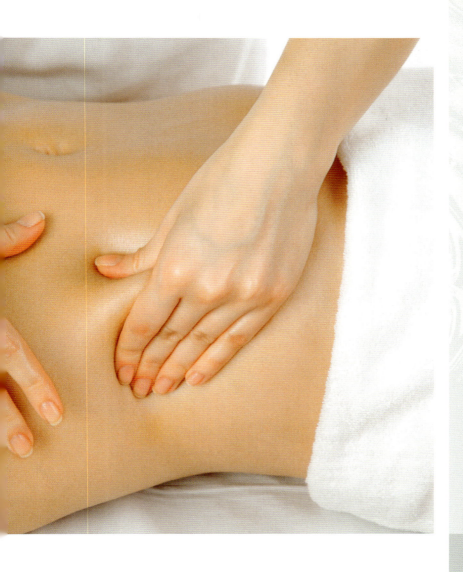

TERAPIA BIODINÂMICA

efusivamente. Tudo é conduzido com compaixão, cuidado e no ritmo do paciente.

A massagem biodinâmica também tem uma função importante no tratamento. O terapeuta pode aplicar-lhe uma massagem elaborada especificamente para você, que pode ficar despido ou vestido, conforme a sua preferência, pois qualquer das alternativas é eficaz para ajudar o corpo a liberar emoções e tensões profundamente arraigadas. Durante a massagem, um estetoscópio com alto-falante monitora os sons do intestino delgado, dando ao praticante condições de estimular os processos peculiares do corpo de eliminação do estresse emocional; mediante toques específicos, ele trabalha com o conceito-chave dessa modalidade, a "psicoperistalse". Boyesen concluiu que a massagem libera sentimentos e emoções indesejados e que essa liberação envolve sons intestinais semelhantes aos produzidos durante a digestão; ela deu a esses sons o nome de psicoperistalse.

De modo geral, você participará de um curso com encontros semanais ou quinzenais, depois do que pode sentir uma transformação espiritual completa, encontrar coragem para enfrentar novos desafios em sua carreira ou estilo de vida e se tornar quem você realmente é sob todas as camadas que encobrem o seu verdadeiro eu.

Segundo Mary Molloy, fundadora e diretora do Institute of Biodynamic Medicine (antes, Gerda Boyesen International Institute of Biodynamic Psychology and Psichotherapy), "Os clientes podem desenvolver um novo e intenso interesse por nutrição, diferentes habilidades de comunicação, término de relacionamentos disfuncionais, formação ou reativação de relacionamentos enriquecedores... eles começam a vivenciar a sincronicidade e aspectos esotéricos da vida, e muitos desenvolvem um interesse por remédios naturais e pelo mundo da alma e do espírito".

Formação

No *website* do Institute of Biodynamic Medicine (ver p. 390), você encontra detalhes das várias opções disponíveis, inclusive sessões individuais regulares em clínicas de biodinâmica no Reino Unido e na

ELIMINAÇÃO DO ESTRESSE EMOCIONAL

Depois de anos de pesquisas e prática, Gerda Boyesen descobriu que o processo de acumular emoções no corpo afeta de modo particular os músculos dos intestinos, em grande parte envolvidos na autorregulação de conflitos e do estresse. Na terapia biodinâmica, atenção especial é dedicada aos sons produzidos pelo estômago porque, além de estar relacionados com a digestão, esses sons estão também ligados a um movimento interno independente (hoje conhecido como "complexo motor migrante") que reage ao toque e indica claramente se você está ou não liberando bloqueios emocionais.

As descobertas de Boyesen derivadas do trabalho de Wilhelm Reich (aluno de Sigmund Freud), mostram a importância do corpo e o poder do toque em psicoterapia e são confirmadas por novas pesquisas da biologia celular e da neurociência. Aspectos da abordagem biodinâmica incluem filosofia e medicina oriental, bioenergética, medicina energética e descobertas atuais nos campos da medicina e da ciência.

Irlanda. Programas residenciais personalizados de 5-30 dias em Killala, County Mayo, Irlanda. Retiros para grupos, introdutórios e avançados, além de um curso de verão de dez dias, a Annual International Biodynamic.

O instituto também forma pessoas em nível de graduação nessa área e qualifica integralmente psicoterapeutas e especialistas através de um curso de quatro anos, em tempo parcial, na área de psicologia biodinâmica e dos tratamentos correlatos desenvolvidos por Boyesen. Se você for enfermeiro, assistente social, professor, psicólogo, psicoterapeuta, praticante holístico, profissional da saúde ou de outras carreiras, pode participar de um curso de biodinâmica básico para inserir essa terapia em sua carreira terapêutica atual.

Contatos úteis

GERAIS

Complementary and Natural Healthcare Council (CNHC) – www.cnhc.org.uk

European Federation for Complementary and Alternative Medicine – www.efcam.eu

Institute of Complementary and Natural Medicine (ICNM) – www.icnm.org.uk

National Center for Complementary and Integrative Health – www.nccih.nih.gov

1 TERAPIAS CLÁSSICAS

American Acupuncture Council – www.acupuncturecouncil.com

American Association of Acupuncture and Oriental Medicine – www.aaaomonline.org

British Acupuncture Council – www.acupuncture.org.uk

Council for Soft Tissue Therapies – www.gcmt.org.uk

National Association of Massage and Manipulative Therapists – www.nammt.co.uk

Aromatherapy Council – www.facebook.com/pages/ Aromatherapy-council/141638522588552 ?sk=info&tab=page_info

International Federation of Aromatherapists – www.ifaroma.org

National Association for Holistic Aromatherapy – www.naha.org

American Institute of Homeopathy – www.homeopathyusa.org

British Homeopathic Association – www.britishhomeopathic.org

European Central Council of Homeopaths – www.homeopathy-ecch.org

European Committee for Homeopathy (medical doctors with homeopathy qualifications) – www.homeopathyeurope.org

National Center for Homeopathy – www.nationalcenterforhomeopathy.org

North American Society of Homeopaths – www.homeopathy.org

Society of Homeopaths – www.homeopathy-soh.org

American Osteopathic Association – www.osteopathic.org

European Federation of Osteopaths – www.efo.eu

General Osteopathic Council – www.osteopathy.org.uk

International Academy of Osteopathy – www.osteopathie.eu

American Chiropractic Association – www.acatoday.org

European Academy of Chiropractic – www.eacacademy.com

General Chiropractic Council – www.gcc-uk.org

International Chiropractors Association – www.chiropractic.org

American Association of Professional Hypnotherapists – www.aaph.org

American Hypnosis Association – www.hypnosis.edu/aha

European Society of Hypnosis – www.esh-hypnosis.eu

General Hypnotherapy Register – www.general-hypnotherapy-register.com

General Hypnotherapy Standards Council – www.general-hypnotherapy-register.com

National Hypnotherapy Society – www.nationalhypnotherapysociety.org

American Herbalists' Guild – www.americanherbalistsguild.com

European Herbal and Traditional Medicine Practitioners Association – www.ehtpa.eu

Medicines and Healthcare Products Regulatory Agency – www.mhra.gov.uk

National Institute of Medical Herbalists – www.nimh.org.uk

North American Institute of Medical Herbalism – www.naimh.com

International Association of Reiki Professionals – www.iarpreiki.org

International Center for Reiki Training – www.reiki.org

Reiki Alliance – www.reikialliance.com

Reiki Association – www.reikiassociation.net

Reiki Council – ww.reikicouncil.org.uk

UK Reiki Federation – www.reikifed.co.uk

Association of Reflexologists – www.aor.org.uk

British Association for Applied Nutrition and Nutritional Therapy – www.bant.org.uk

Nutritional Therapy Association – www.nutritionaltherapy.com

Nutritional Therapy Council – www.nutritionaltherapycouncil.org.uk

Nutritional Therapy Education Commission – www.nteducationcommission.org.uk

Wholistic Nutritional Medicine Society – www.wnms.org.uk

2 SISTEMAS DE CURA MULTIDISCIPLINARES

American Academy of Ayurvedic Medicine – www.ayurvedicacademy.com

Ayurvedic Practitioners Association – www.apa.uk.com

British Association of Accredited Ayurvedic Practitioners – www.britayurpractitioners.com/about-baaap.html

European Ayurveda Medical Association – www.ayurveda-association.eu

National Ayurvedic Medical Association – www.ayurvedanama.org

American TCM Society – www.atcms.org

Association of Traditional Chinese Medicine and Acupuncture UK – www.atcm.co.uk

European Traditional Chinese Medicine Association – www.etcma.org

American Association of Naturopathic Physicians – www.naturopathic.org

American Naturopathic Medical Association – www.anma.org

American Naturopaths' Association – www.americannaturopaths association.com

Association for Natural Medicine in Europe – www.anme-ngo.eu

Association of Naturopathic Practitioners – www.naturopathy-anp.com

Association of Registered Colon Hydrotherapists – www.colonic-association.org

British Naturopathic Association – www.naturopaths.org.uk

British Naturopathic and Osteopathic Association – www.bnoa.org.uk

College of Naturopathic Medicine – www.naturopathy-uk.com

General Council and Register of Naturopaths – www.gcrn.org.uk

General Naturopathic Council – www.gncouncil.co.uk

American Polarity Therapy Association – www.polaritytherapy.org

International Polarity Education Alliance – www.polarityeducation.org

UK Polarity Therapy Association – www.polarity.tk

3 TÉCNICAS POSTURAIS/ TRABALHO CORPORAL

American Society for the Alexander Technique – www.amsatonline.org

Professional Association of Alexander Teachers (PAATT) – www.paat.org.uk

Society of Teachers of the Alexander Technique (STAT) – www.stat.org.uk

European and Israeli Feldenkrais Training and Accreditation Board (EuroTAB) – www.eurotab.org

Feldenkrais Guild UK – www.feldenkrais.co.uk

Feldenkrais Guild of North America – www.feldenkrais.com

Feldenkrais International Training Centre – www.feldenkrais-itc.com

American Dance Therapy Association – www.adta.org

Association of Dance Movement – www.admt.org.uk

European Association Dance Movement Therapy – www.eadmt.com

European Rolfing Association – www.rolfing.org

Rolf Institute of Structural Integration – www.rolf.org

American Bowen Academy – www.americanbowen.academy

Bowen Therapy Professional Association (BTPA) – www.bowentherapy.org.uk

American CranioSacral Therapy Association – www.upledger.com

Biodynamic Cranialsacral Therapy Association of North America – www.craniosacraltherapy.org

Craniosacral Therapy Association – www.craniosacral.co.uk

International Cranial Association – www.icra-uk.org

International Shiatsu Network – www.shiatsunetwork.com

Shiatsu Society – www.shiatsusociety.org

American Organization for Bodywork Therapies of Asia – www.aobta.org

British Health Qigong Association – www.healthqigong.org.uk

Health Qigong Federation UK – www.healthqigong.co.uk

National (USA) Qigong Association – www.nqa.org

Infinite Tai Chi – www.infinitetaichi.com

Tai Chi Union for Great Britain – www.taichiunion.com

Taijiquan and Qi Gong Federation for Europe – www.tcfe.org

Taoist Tai Chi Association of the USA – www.taoist.org/usa/

Tui Na UK – www.tuinauk.com

UK Register of Tui na Chinese Massage – www.ukrtcm.org

World Tui-na Association – www.tui-na.com

4 TÉCNICAS DE RESPIRAÇÃO

British Rebirth Society – www.rebirthingbreathwork.co.uk

Rebirther Training: Avalon Institute of Rebirthing (AIR) – www.rebirther.co.uk

Rebirther Training: Lovesbreath Trainings – www.lovesbreath.co.uk

Rebirthing Breathwork International – www.rebirthingbreathwork.com

Transformational Breath Foundation UK – www.transformationalbreath.co.uk

Buteyko Breathing Association – www.buteykobreathing.org

International Association of Buteyko Practitioners – www.iaobp.org

Global Professional Breathwork Alliance (GPBA) – www.breathworkalliance.com

Stanislav and Christina Grof Foundation – www.groffoundation.org

Holotropic Breathwork – www.grof-holotropic-breathwork.net

International Breathwork Foundation (IBF) – www.ibfnetwork.com

Holographic Breathing (Martin Jones) – www.holographic-breathing.com

5 CURA ATRAVÉS DOS SENTIDOS

American Art Therapy Association – www.arttherapy.org

International Art Therapy Organization – www.internationalarttherapy.org

British Association of Art Therapists – www.baat.org

European Consortium for Art Therapies Education – www.ecarte.info

Aura-Soma – www.aura-soma.com

Guild of Naturopathic Iridologists International – www.gni-international.org

International Iridology Practitioners Association – www.iridologyassn.org

Bates Method International – www.seeing.org

Visions of Joy – www.visionsofjoy.org

British Academy of Sound Therapy – www.healthysound.com

College of Sound Healing – www.collegeofsoundhealing.co.uk

International Association of Sound Therapy – www.soundtherapyassociation.org

Pineal Toning – www.pineal-tones.com/pinealtones

Sound Healers Association – www.soundhealersassociation.org

Sound Therapy Association – www.soundtherapyassn.org.uk

Aquatic Therapy Association of Chartered Physiotherapists – www.csp.org.uk/professional-networks/atacp

Dr Emoto (hidroteria; download gratuito de livro infantil) – www.masaru-emoto.net e www.emoto-peace-project.com

North American Association for Light Therapy – www.naalt.org

Seasonal Affective Disorder Association – www.sada.org.uk

British Association of Flower Essence Producers (BAFEP) – www.bafep.com

British Flower and Vibrational Essences Association (BFVEA) – www.bfvea.com

Flower Essence Society – www.flowersociety.org

Flowersense (Clare G. Harvey) – www.flowersense.co.uk

La Vie de la Rose Flower Essences – www.laviedelarose.com

British Association for Music Therapy – www.bamt.org

Music Therapy Charity – www.musictherapy.org.uk

Biomagnetic Therapy Association – www.biomagnetic.org

Magnetic Therapy Council – www.magnetictherapyfacts.org

National Acupuncture Detoxification Association (NADA) – www.acudetox.com

Society of Auricular Acupuncturists – www.auricularacupuncture.org.uk

6 CURA ENERGÉTICA OU VIBRACIONAL

Affiliation of Crystal Healing Organisations – www.crystal-healing.org

American Society of Dowsers – www.dowsers.org

British Society of Dowsers – www.britishdowsers.org

Crystal Therapy Council – www.crystalcouncil.org

Institute of Crystal and Gem Therapists – www.icgt.co.uk

American Kinesiology Association – www.americankinesiology.org

Association of Systematic Kinesiology – www.systematic-kinesiology.co.uk

Kinesiology Federation –
www.kinesiologyfederation.co.uk

Angelic Reiki Association –
www.angelicreikiassociation.co.uk

Angelic Reiki Foundation –
www.angelic-reiki.org

International Angelic Reiki Foundation –
www.angelicreikimagic.com

Energy Medicine (Donna Eden) –
www.innersource.net

Reconnective Healing –
www.thereconnection.com

BodyTalk System™ –
www.bodytalksystem.com

Zimbaté Healing –
www.zimbatehealing.com

Divine Empowerment –
www.divineempowerment.co.uk

Metatronic Healing® –
www.metatronic-life.com

Quantum-Touch® –
www.quantumtouch.com

Quantum Touch (UK practitioners) –
www.thehealingtouch.uk.com

The Journey (Brandon Bays) –
www.thejourney.com

ThetaHealing® – www.thetahealing.com

7 TERAPIAS DE PROGRESSÃO E REGRESSÃO

Past and Future Life Society –
www.pflsociety.org

Past Life Regression Academy –
www.regressionacademy.com

Past Life Therapists Association –
www.pastliferegression.co.uk

Past Reality Integration International –
www.pastrealityintegration.com

Lorraine Flaherty
(progressão para a vida futura) –
www.innerjourneys.co.uk

Anne Jirsch (progressão para a vida
futura) – www.annejirsch.com

Center for Akashic Studies (Linda
Howe) – www.akashicstudies.com

Amanda Romania (Registros Akáshicos) –
www.amandaromania.com

Soul Realignment (Akashic Records) –
www.soulrealignment.com

8 TÉCNICAS MENTAIS E PSICOLÓGICAS

International Sophrology Federation –
www.sophrologyinternational.org

American Meditation Society –
www.americanmeditationsociety.org

British Meditation Society –
www.britishmeditationsociety.org

International Meditation
Teachers Association –
www.meditationteachers.org

Meditation Society of America –
www.meditationsociety.com

Mindfulness Meditation –
www.bemindful.co.uk

American Group Psychotherapy
Association – www.agpa.org

American Psychological Association –
www.apa.org

American Psychotherapy Association –
www.americanpsychotherapy.com

Association for the Advancement of Gestalt Therapy – www.aagt.org

British Association for Counselling and Psychotherapy – www.bacp.co.uk

British Psychological Society – www.bps.org.uk

European Association for Body Psychotherapy – www.eabp.org

European Association for Counselling – www.eac.eu.com

European Association for Psychotherapy – www.europsyche.org

European Association for Gestalt Therapy – www.eagt.org

Gestalt Psychotherapy and Training Institute – www.gpti.org.uk

UK Council for Psychotherapy (UKCP) – www.psychotherapy.org.uk e www.ukcp.org.uk

United States Association for Body Psychotherapy – www.usabp.org

American Board of NLP – www.abh-abnlp.com

Association for NLP – www.anlp.org

Energetic NLP – www.energeticnlp.com

International Association for Neuro-Linguistic Programming – www.ia-nlp.org

International NLP Trainers Association – www.inlpta.co.uk

Association for the Advancement of Meridian Energy Techniques (AAMET) – www.aamet.org

EFT Centre (cofundadores: Sue Beer e Emma Roberts) – www.theeftcentre.com

Compassionate Mind Foundation – www.compassionatemind.co.uk

F**k It Therapy – www.thefuckitlife.com

American Institute for Cognitive Therapy – www.cognitivetherapynyc.com

Beating the Blues (CBT) – www.beatingtheblues.co.uk

Beck Institute for Cognitive Behavior Therapy – beckinstitute.org

European Association for Behavioural and Cognitive Therapies – www.eabct.eu

FearFighter (CBT) – www.fearfighter.com

Association for Behavioral and Cognitive Therapies – www.abct.org

Living Life to the Full (CBT) – www.livinglifetothefull.com

National Association of Cognitive-Behavioral Therapists – www.nacbt.org

Association of Cosmic Ordering Practitioners – www.cosmicordering.net

Quantum-field Healing – www.drdavidhamilton.com

Institute of Biodynamic Medicine – www.biodynamic.org

Picture-tapping Technique – www.healingspiritwithin.co.uk

Matrix Reimprinting (praticantes) – www.matrixreimprinting.com

Índice

5Rhythms® 105, 107

A

Academia Britânica de
Terapia do Som (BAST)
192, 193, 194
Academy of Systematic
Kinesiology 232
aconselhamento 93, 119
acupuntura 11, 18-9, 80, 135
a quem beneficia 19
acupressura para crianças
19, 21
auricular 226/história 19
moxabustão 22-3
o que esperar 19-20
águas minerais 199
Alexander, Frederick
Matthias 97, 167
International Polarity
Education Alliance 93
American Herbalists Guild
57
anatripsia 24
Angelic Reiki Association
242
animais de estimação/
terapia de Bowen 115
aromaterapia 11, 26, 30-1
a quem beneficia 32-3
advertência 32
formação 33
história 31-2
óleos essenciais 30, 31, 33
Arteterapia 170
a quem beneficia 171
advertência 172
história 171
o que esperar 171-72

Associação Americana de
Dançaterapia 107
Associação Americana de
Terapia da Polaridade
(APTA) 92, 93
Associação Australiana
de Acupuntura e de
Medicina Chinesa 84
Associação Britânica de
Arteterapia (BAAT) 171, 172
Associação Britânica de
Terapia da Polaridade
(UKPTA) 93
Associação de Massagem
Chinesa Tuiná 138
astrologia védica 78
Aura-Soma® 178-79
Ayurveda 12, 74-5
a quem beneficia 75-6
astrologia védica 78
formação 79
história 75
massagem marma 28-9,
77-8
medicina ayurvédica 76,
180
o que esperar 76-9

B

Ba Duan Jin 128
Bach, Edward 211, 213, 215
Bailey, Alice 311-12
Bandler, Richard 335
Bates, método 185
história 185-87
noções básicas da visão
187
óculos reticulados 188
relaxamento 190

Bates, W. H. *Perfect Sight
Without Glasses* 185
Bays, Brandon 10, 284, 285,
286
Beardall, Alan 235
Beck, Aaron 364, 367
Bernstein, Gabrielle 373
Blake-Wilson, Pamela 177
Blavatsky, Madame 279, 311
BodyTalk System™ 10, 250
a quem beneficia 250-51
autotratamento 251
o que esperar 251
perfil do terapeuta 252-53
Borland, Denise 149, 150
Bosch, Ingeborg 301-02
Bowen, Tom 113, 115
Boyesen, Gerda 378, 382, 383
Brown, Elizabeth 257
Brown, Michael 149
Buteyko 151
a quem beneficia 152-54
advertência 151
autotratamento 154
formação 155
história 152
o que esperar 154-55
para crianças 155
Buteyko, Konstantin 152
Butler, Brian 232
Byrne, Rhonda *O Segredo*
369, 373

C

Cayce, Edgar 312
Caycedo, Alfonson 318
Center for Disease Control
and Prevention 285
Chace, Marian 105-07

391

ÍNDICE

chakras, tratamento dos 276
a quem beneficia 279
chakra do sacro 279-80
chakra da coroa 281
chakra da garganta 281
chakra da raiz 279
chakra do coração 280-81
chakra do plexo solar 280
chakra do terceiro olho
ou da testa 281
história 276-79
o que esperar 282-83
chakras 10, 176-78
Chan, Jason 132
chi kung ver qigong
Chopra, Deepak 149,
285
Chuang Tzu 125
Cinesiologia 232
a quem beneficia 234-35
aplicada e sistemática 232
clássica e diversificação
237
formação 236
história 232
o que esperar 235-56
perfil do terapeuta 234-35
Colorímetro Intuitivo 174
Compassionate Mind
Foundation 357
Conselho de Psicoterapia do
Reino Unido 335
Conselho Geral de
Quiropraxia 46
Cooper, Lyz 192
Core, Christine e Kevin
238-40, 241
Angelic Reiki 243
Coué, Emile 325
Craig, Gary 339, 343
Crianças
acupressura para 21
Buteyko 155

massagem chinesa tuiná
138
PTT para crianças 348
quiropraxia 44-5
terapia craniossacral 118
Terapia de Bowen 115
cristais 10
de água 201-03
cromoterapia 173-74
a quem beneficia 174
autotratamento 177
chakras 176-78
dislexia 174
o que esperar 175-76
cura da Sabedoria da Alma
300
cura do campo quântico
(CCQ) 374-75
a quem beneficia
376-77
formação 377
história 375-76
o que esperar 377
Time-Displaced
Quantum Field
Healing 377

D

Dançaterapia 105
a quem beneficia 108
advertência 108
história 105-07
o que esperar 108
Daoismo 131, 133-34
Davis, Philip 344
Dawson, Karl 349
Dean, Liz 241, 242
Dennison, Paul 235
Dewe, Bruce 235
dislexia 174
Drenagem linfática manual
120-22
Dyer, Wayne 369, 373

E

Eden, Donna 244, 245, 248,
249
Edmonds, Noel 370
Elizabeth II 34
Ellis, Albert 367
Emoto, Masaru 200-01, 202
"empalmação" (palming) 190
Empoderamento Divino
262
"apps" energéticos 263
o que esperar 263-64
Energetic NLP™ 338
Erickson, Milton 335
esclerologia 184
Esdaile, James 48-9
essências florais, nova
geração 10, 210-12
a quem beneficia 212-14
autotratamento 212
o que esperar 214-15
perfil dos terapeutas 211,
213, 215
euritmia 105

F

Feldenkrais, Moshe 100,
101, 167
Fitzgerald, William 65
Flaherty, Lorraine 304-06
Food and Drug
Administration (FDA) 57
frequências sonoras 195
Freud, Sigmund 171, 331,
383

G

Gabriel, Clare 144, 145, 146
Gestalt-terapia 332-33
Gilbert, Paul 353, 356
Giser, Art 338
Global Inspiration
Conference (GIC) 146

Global Professional Breathwork Alliance (GPBA) 146
Goldberg, Bruce 304
Goodheart, George 232, 234-35, 237
Gordon, Richard 271, 273
Grinder, John 335
Grof Transpersonal Training 163
Grof, Stanislav e Christina 156, 159, 162
gua sha 137, 138

H

Hahnemann, Samuel 34
Hamilton, David 375-76, 377
Hammer, Michael 241
Harman, Antonia 262, 263
Harvey, Clare G. 211
Hawn, Goldie 149
Heller, Joseph 112
Hellerwork 112
Herbal and Traditional Medicine Practitioners Association 57
hidroterapia 197
  a quem beneficia 198
  do cólon 88
  minerais curativos 199
  o que esperar 198-99
  perfil do terapeuta 200-01
hipnoterapia 47-8
  advertência 50
  e trabalho de parto 52
  formação 52
  a quem beneficia 49-50
  história 48-9
  o que esperar 50-2
Hipócrates 85

homeopatia 11, 34-5
  a quem beneficia 35-6
  designações homeopáticas 35
  formação 37
  kits caseiros de primeiros socorros 37
  o que esperar 36-7
Horowitz, Leonard 193
Howe, Linda 315

I

icterícia, infantil 209
IFVM Flower School 211
Infinite Chi Kung™ 132
Infinite Tai Chi™ 132
Ingham, Eunice 65-6
Innersource 248, 249
Institute of Biodynamic Medicine 382
International Breathwork Foundation (IBF) 146
International College of Kinesiology 234
International Water for Life Foundation 201
iridologia 86-7, 180-81
  olho dominante 183
  o que esperar 181-84

J

Jackson-Main, Peter *Practical Iridology* 183
Jin Shin Jyutsu 124
Jirsch, Anne *The Future is Yours* 306
Jones, Martin 164, 167
Jornada (A) [The Journey] 10, 284
  a quem beneficia 284-85
  desbloqueio da doença 285
  formação 286

Holanda 286
  o que esperar 285-86
Jung, Carl 105, 171

K

Kerr, Catherine 327
Kinesiology Federation 235
Korte, Andreas 210
Kravitz, Judith 150

L

Laban, Rudolf 105
Lao-Tsé 125
Leadbeater, Charles Webster 279, 311
Lei da Atração 351, 369, 372
leitura de vidas passadas 298
Light Foundation 132
Ling Chi Healing Art™ 132
Ling, Pehr Henrik 24
linimentos herbais 137
Lipton, Bruce 285

M

magnetoterapia 220
  a quem beneficia 220-23
  eficácia e pontos fortes do magneto 223-34
  o que esperar 223
Maharishi Mahesh 324
Manuscritos de Mawangdui 125
massagem chinesa tuiná 80, 135
  a quem beneficia 135-36
  gua sha 137, 138
  história 135
  linimentos herbais 137
  moxabustão 137
  o que esperar 137-38
  técnicas terapêuticas 137
  tuiná infantil 138
  ventosa(s) 136, 137

massagem marma 28-9, 77-8
massoterapia 24
    história 24
    massagem com um
        parceiro 26
    automassagem 27
    a quem beneficia 25
    massagem marma
        28-9, 77-8
    o que esperar 25-6
Matrix Reimprinting (MR)
    349-51
    a quem beneficia 351-52
    o que esperar 352
McKann, Katie 167
Medical Research Council
    (MRC) 174
medicina energética 244
    autotratamento 248
    dois níveis de ajuda 247
    formação 249
    o que esperar 248-49
    perfil do terapeuta 245
medicina herbal 11, 53, 135
    a quem beneficia 54
    advertência 55
    formação 56-7
    medicina herbal chinesa
        80, 84
    o que esperar 54-6
    plano de saúde 57
    regulamentação
        industrial 56
Medicina Tradicional
    Chinesa (MTC) 12, 18,
    80-2, 127, 135, 349
    a quem beneficia 82
    formação 83
    história 82
    medicina herbal chinesa
        80, 84
    medicina preventiva 83
    o que esperar 82-3

Medicines and Healthcare
    Products Regulatory
    Agency (MHRA) 56-7
meditação 143, 322
    autossugestão 325
    da atenção plena
        (*mindfulness*) 11, 326-27
    formação 325
    o que esperar 322-24
    Transcendental (TM) 322,
        324
    vipassana 325
    Zen 324
Meditação de atenção plena
    (*Mindfulness*) 11, 326-27
Meditação Transcendental
    (TM) 322, 324
Mental Health Foundation
    326
Merivale, Philippa 266, 267,
    268
Metatronic Healing® 266
    a quem beneficia 266-67
    formação 270
    missão de Metatron 268-9
    o que esperar 267-70
Método Feldenkrais® 100-01
    a quem beneficia 101
    formação no 104
    o que esperar 101-04
    perfil do terapeuta 100
Miller, Hamish 256
Mohr, Bärbel *The Cosmic
    Ordering Service* 368,
    370, 373
Molloy, Mary 382
moxabustão 22, 137
    advertência 23
    autotratamento 22-3
    mudança de paradigma
        de 2012 9-10, 276, 279
musicoterapia 216
    a quem beneficia 216-18

    formação 219
    o que esperar 218-19
    pesquisa 218

N

National Institute for
    Health and Care
    Excellence (NICE) 328
National Institute of
    Medical Herbalists 57
naturopatia 85-6
    causas da doença 89
    hidroterapia do cólon 88
    infecção 86
    formação 88
    o que esperar 86-8
    a quem beneficia 86

O

óculos reticulados 188
óleos essenciais 30
    o que são óleos
        essenciais? 31
    óleos essenciais
        populares e seus
        usos 33
ordenamento cósmico
    368-69
    formação 373
    Lei da Atração 369
    o que esperar 369-73
    perfil do terapeuta 373
Orr, Leonard 144
osteopatia 38
    a quem beneficia 39-40
    advertência 40
    encaminhamento 42
    formação 42
    história 39
    o que esperar 40-2

P

Palmer, Daniel David 44

Parkin, John C. e Gaia 358, 360-61, 362
Past and Future Life Society 309
percussão/toque 339-43
Perls, Fritz 332, 335
Pert, Candace B. 285
Pilates 283
Presence Process 149
programação
  neurolinguística (PNL) 335-57, 343
  a quem beneficia 337
  Energetic NLP™ 338
  formação 337-38
  o que esperar 337
  progressão para a vida futura 304
  a quem beneficia 304-06
  autotratamento 306
  formação 309
  o que esperar 306-09
Projeto de Paz 201, 202
psicoterapia
  neurolinguística 335
Psicoterapia/terapia 119, 143, 158, 328
  a quem beneficia 328-31
  formação 334
  Gestalt-terapia 332-33
  o que esperar 331-14
  psicodinâmica 119, 331
  psicose 328

Q

qigong 80, 83, 125-26, 135
  a quem beneficia 126-27
  nei gong/tao yin 125
  o que esperar 127-28
quiropraxia 43
  a quem beneficia 44-5

formação 46
história 44
o que esperar 45-7

R

radiestesia 254
  a distância 256
  formação 255
  o que esperar 254-55
  perfil do terapeuta 257
referências bíblicas 32
reflexologia 64
  perfil do terapeuta 65
  formação 68
  história 65-6
  a quem beneficia 66-7
  o que esperar 67-8
Reich, Wilhelm 105, 383
reiki 58-9, 258-60, 271
  a quem beneficia 59-60
  formação 62-3
  história 59
  níveis mais elevados 62
  o que esperar 60-2
Reiki angélico 238
  autotratamento 243
  formação 242-43
  guiado por anjos 241
  história 238-41
  o que esperar 241-42
Respiração de renascimento 143-44
  a quem beneficia 144-45
  formação 146
  história 144
  o que esperar 145-46
respiração holográfica 164
  a quem beneficia 164-67
  como fazer a respiração holográfica 166
  formação 167
  o que esperar 167

Respiração Holotrópica™ 156-58
  a quem beneficia 158-59
  advertência 159
  formação 163
  frequência 161
  o que esperar 160-63
  perfil do terapeuta 162
Respiração Transformacional® 148-49
  a quem beneficia 149
  formação 150
  o que esperar 149-50
perfil do terapeuta 150
Rolf, Ida 109
Rolfing 24, 109-10, 112
  a quem beneficia 110
  desconforto suportado 110
  o que esperar 110-11
Romania, Amanda *Akashic Therapy* 311
Roth, Gabrielle 105, 107

S

Satir, Virginia 335
Schotte, Natalia 215
Scott, Jimmy 235
Seichem 63
shiatsu 24, 120
  a quem beneficia 120-22
  formação 124
  o que esperar 122-23
  pontos de pressão 122
Shiatsu, Sociedade de 124
Sinnett, Alfred Percy *Esoteric Buddhism* 311
Snyder, Carolyn 258, 259, 261
Sociedade de Programação Neurolinguística 337-38
Society of Teachers of the Alexander Technique 99

sofrologia 318-19
  a quem beneficia 319-20
  autotratamento 321
  o que esperar 320-21
Stanislav and Christina Grof Foundation 163
Steiner, Rudolf 312
Stibal, Vianna 10, 288, 291
Still, Andrew Taylor 39
Stokes, Gordon 235
Stone, Randolph 90, 92
Sutherland, William Garner 116
Sutton, Christine 344

T
Tai chi chuan 127, 129-30
  a quem beneficia 130-33
  Medicina Tradicional Chinesa (MTC) 127
  o que é Taoismo? 131
  perfil do terapeuta 132
  respiração 133-34
Taoismo 131, 133-34
Técnica de Alexander 96, 109
  a quem beneficia 96
  formação 99
  o que esperar 96-9
  perfil do terapeuta 97
técnica de libertação emocional (EFT) 339, 344, 346, 349, 352
  a quem beneficia 339-41
  formação 343
  história 339
  o que esperar 341-42
  tratamento com um terapeuta 342-43
técnica de percussão por desenho (PTT) 344-45
  a quem beneficia 346
  o que esperar 346-48
  PTT para crianças 348

terapia auricular 225
  a quem beneficia 227
  acupuntura auricular 226
  formação 227
  o que esperar 227
  terapia termoauricular 228-29
terapia auricular com vela/cone hopi 228-29
terapia biodinâmica 378
  a quem beneficia 378-79
  eliminação do estresse emocional 383
  formação 382-83
  o que esperar 380-82
terapia cognitivo-comportamental (TCC) 328, 334, 363
  a quem beneficia 363
  autotratamento 365
  formação 365-67
  o que esperar 363-65
  perfil do terapeuta 364
terapia craniossacral (TCS) 116-17
  a quem beneficia 117-19
  formação 119
  o que esperar 119
  tratar a pessoa como um todo 117
terapia da luz 203
  a quem beneficia 204
  advertência 203, 207
  o que esperar 204-09
  precauções 206
  terapia UVB 203-04
  transtorno afetivo sazonal 208
  tratamento PUVA 203-04
terapia da polaridade 90
  consciência/aconselhamento 93

dietas e orientações nutricionais 93
  perfil do terapeuta 92
  yoga da polaridade 93
  a quem beneficia 90-1
  trabalho corporal 91-3
  o que esperar 91-3
Terapia de Bowen 113
  a quem beneficia 113-14
  estudo de caso 114
  história 113
  o que esperar 114-15
  para crianças e animais de estimação 115
  pedindo ao corpo que mude 113
terapia de integração da realidade passada 300-01
  a quem beneficia 302
  autotratamento 302
  história 301-02
  o que esperar 302-03
terapia de regressão a vidas passadas 11, 296
  a quem beneficia 298-99
  advertência 296
  imaginação 298
  memória da alma 298
  memória genética 298
  o que esperar 299
  o que são experiências de vidas passadas? 298
  reencarnação 298
  relacionamentos 299
terapia do campo eletromagnético 220, 222-23
terapia do som 191-92
  a quem beneficia 193-95
  formação 195
  história 192-93
  o que esperar 195
  Tons de Solfejo 193

396

Terapia dos Registros
Akáshicos 310-11
a quem beneficia 312-14
formação 315
história 311-12
o que esperar 314-15
terapia F*d*-se 358-59
a quem beneficia 359
magia de Gaia 362
o que esperar 359
perfil do terapeuta 358
retiro F*d*-se 360-61
terapia focada na
compaixão (CFT) 353-54
a quem beneficia 356
formação 357
formação da mente
compassiva (CMT) 357
o que esperar 356
perfil do terapeuta 353
sistemas reguladores das
emoções 355
terapia nutricional 69
a quem beneficia 69-70
advertência 70
formação 70
o que esperar 70
terapia por campo
eletromagnético pulsado
(CEMP) 222-23
terapia racional-emotivo-
-comportamental (TREC)
367

terapia termoauricular
228-29
terapias de cura 8-10
custos 15
orientação médica 15
como como usar este
livro 13
técnicas inovadoras 10-2
como encontrar um
terapeuta 13-5
Tesla, Nikola 223
ThetaHealing® 10, 288
a quem beneficia 288-90
formação 293
o que esperar 290-92
perfil do terapeuta 291
Thie, John 234
Tindall, John 226
Tons de Solfejo 193
tons pineais 196
Topping, Wayne 235
Toque para a Saúde (TPS)
234
Toque Quântico 271-72
a quem beneficia 272
formação 272-75
o que esperar 272
perfil do terapeuta 273
transtorno afetivo sazonal
(TAS) 208
Tratamento Externo com Qi
(TEQ) 128

U
Usui, Mikao 59

V
Veltheim, John 10, 250, 252-53
ventosas 136, 137, 138
vipassana, meditação 325
Virtue, Doreen *Chakra Clearing* 282

W
Watts, Ellen 373
Weiss, Brian 11
Wheater, Tim 193
Wilkins, Arnold 174
Williams, Chris 367

Y
yoga 78-9, 281, 282, 322
da polaridade 93
nidra 318, 319
Young, Thomas 185-86

Z
Zeigler, Patrick 63
Zen, meditação 324
Zimbaté 258
a quem beneficia 260-61
Credo 260
duas principais correntes
de energia 258-60
formação 261
o que esperar 261

Agradecimentos

Meus agradecimentos a Liz Dean, Chelsey Fox, Leanne Bryan, Jennifer Veall e Giulia Hetherington por transformarem o projeto em realidade e sucesso. Quero agradecer também a Emily Anderson e Alex Marr por todo o apoio e ajuda; a Will Gethin, que entrevistou o eminente Dr. Emoto pouco antes do seu falecimento, todo o seu material de referência; a Lyz Cooper e Faith Challoner-Wheatley, Sue Beer, Peter Kavanagh, David Hamilton, Mary Welford, Catherine Moffat, Lorraine Flaherty, Kenneth Sloan, Dr. Borland, Judy Hall, Clare Gabriel e Britt Toksvig-Jorgensen, que me deram uma enorme contribuição e me ajudaram a organizar as informações para este livro.

Agradeço também ao importante papel da revista *Kindred Spirit*. Venho contribuindo para essa revista há dez anos e atuando como editora nos últimos quatro, e nesse tempo tive a felicidade de entrar em contato e conhecer um grande número de terapias de cura fascinantes do mundo inteiro, muitas das quais são apresentadas neste livro.

Crédito das imagens

Octopus Publishing expressa seus agradecimentos às seguintes agências fotográficas, e de modo especial a todos os terapeutas que gentilmente autorizaram a inclusão de suas imagens neste livro.

akg-images Roland e Sabrina Michaud 176; **Alamy** Able Images 39; Agencja Fotograficzna Caro 216; allesalltag 190; Anatolii Babii 264; Andrew Fox 207; B Boissonnet/BSIP 307; BSIP 47; Chris Cheadle 308; epa european pressphoto agency bv 179; Hero Images Inc 166; jade/Blend Images 84; Janine Wiedel 237; Juice Images 287; Kzenon 194; Luca Tettoni/Robert Harding Picture Library 28; Mike Goldwater 106; Patrick Guenette 58; Peter Hermes Furian 180, 204, 240; Phanie 2, 41, 51, 213; The Art Archive 64; TIROT/BSIP 320; wavebreakmedia 14; **Bowen Therapy Professional Association** 114, 115; **Bridgeman Images** Luca Tettoni 74; National Gallery, London 243; The Stapleton Collection 53; Topkapi Palace Library, Istanbul 32; cortesia de **Carole Atman** 133; **Corbis** 13/Dougal Waters/Ocean 134; Bettmann 170; Cesare Dagliana/Demotix 171; Frederic Soltan 75; Jana Mänz/Westend61 139; L Frankl/Doc-Stock 111; Luca Tettoni 72, 76; Owen Franken 128; Stefano Bianchetti 222; cortesia de **Carolyn Snyder** 259; cortesia de **John Parkin & Gaia Pollini** (thefuckitlife.com) 362 esq & dir; cortesia de **Lorraine Flaherty** 304; **CRCS Publications** 92; cortesia de

divineempowerment.co.uk 262; cortesia de **flowersense.co.uk** 211; **Getty Images** Andrew Bret Wallis 172; Angelo Cavalli/age footstock 68; Apic 131; BSIP/UIG 36; Chad Baker/Jason Reed/Ryan McVay 123; Colin Hawkins 168; DEA/G Nimatallah 44; DeAgostini 239; Encyclopaedia Britannica/UIG 186; Fine Art Images/Heritage Images 313; Francesco Ruggeri 197; fStop Images 226; Hans Casparius/Hulton Archive 330; Isa Foltin 87; John Beard/The Denver Post 109; John Howard 98; Jupiterimages 77; Kasia Wandycz/Paris Match 103, 104; Leemage 34; LightRocket 270; Mike Harrington 18; Photo Division/Radius Images 35; PhotoAlto/Antoine Arraou 126; Science Photo Library 205; Stills 9; Volanthevist 189; ZenShui/Alix Minde 314; cortesia da **Hay House Publishing** photo StarShots 291; cortesia da **Innersource.net** 245; cortesia da **International BodyTalk Association** 252; © **International Feldenkrais Federation Archive** 100; **iStock** 22; agsandrew 374; Antonio_Diaz 225; botamochi 30; Cameron Strathdee 294; clu 310; DKsamco 82; dnberty 165; erlucho 368; FredfFroese 12; funduck 345; Heidi van der Westhuizen 300; humonia 230, 255; Klubovy 221; MarsBars 289; monkeybusinessimages 198; omgimages 246; photolyric 20; RuslanDashinsky 65; topnotch100 316; yogesh_more 192; Yuri_Arcurs 142; cortesia do **thejourney.com** photo Mark Lapwood 284; cortesia de masaru-emoto.net 200, 202; cortesia da **Metatronic Life** 267; **National Library of Australia** (an22676564) 97; **Octopus Publishing Group** 16; Adrian Pope 340, 347; Lyanne Wylde 10; Mike Good 147; Russell Sadur 6, 25, 27, 79, 94, 140, 158, 277; Ruth Jenkinson 121, 125, 130, 323; **Palmer College of Chiropractic** Special Collections and Archives 45; cortesia do **Professor Paul Gilbert** 353; **Quantum-Touch, Inc.** 273, 274; photo **Richard Grassie** 358; © **Robert Scherzinger** 112; **Science Photo Library** Antonia Reeve 118; Garion Hutchings 178; Henny Allis 148; Ian Hooton 210; RIA Novosti 152, 153; **Sergie Hajikakou** (systematic-kinesiology.co.uk) 233; **Shutterstock** Dean Bertoncelj 52; Adam Gregor 46; Aleksandar Mijatovic 336; Ammentorp Photography 157; Anneka 256; Ariwasabi 71; buttet 49; dencg 292; Dmitry Kalinovsky 80; Dragon Images 354; Elena Dijour 297; Elena Elisseeva 54; epicseurope 136; Eskemar 81; F Schmidt 23; haraldmuc 360; holbox 283; Image Point Fr 208; Irina Falkanfal 372; Ivan Roth 381; Kookai 173; Kzenon 175; lightwavemedia 43; Liudmyla Soloviova 11; LoloStock 332; Luna Vandoorne 370; Maridav 379; Martin Kubat 191; Mila Supinskaya 366; Monika Wisniewska 254; Mykola Komarovskyy 318; Naeblys 335; Neveshkin Nikolay 85; Nikki Zalewski 66; O Bellini 184; Payless Images 57; ra2studio 350; Robert Kneschke 327; Silkspin 265; taro911 Photographer 214; Tatiana Makotra 182; TonyV3112 129; Vasily Gureev 280; wavebreakmedia 60, 63, 116, 151, 228, 329; cortesia da **Stanislav and Christina Grof Foundation** 160, 162; **SuperStock** Raith/Mauritius 21; **Thinkstockphotos** Jacob Wackerhausen 324; **TopFoto** The Granger Collection 269; **Wellcome Library, London** 38, 55' **Wikipedia** Udo Schröter (CC-BY-SA-3) 24.

Título do original: *The Healing Therapies Bible.*
Copyright © 2016 Octopus Publishing Group Ltd.
Copyright do texto © 2016 Claire Gillman.
Publicado pela primeira vez na Grã-Bretanha em 2016 por Godsfield Press, uma divisão da Octopus Publishing Group Ltd., Carmelita House, 50 Victoria Embankment, London EC44 0DZ – www.octopusbooks.com.uk

Dedicatória
A todos os terapeutas e profissionais, professores, curandeiros e trabalhadores da luz que me deslumbraram, ajudaram e inspiraram ao longo dos anos.

Isenção de Responsabilidade
A autora e a editora isentam-se, perante qualquer pessoa ou entidade, de qualquer responsabilidade, perda ou danos causados ou como tal alegados, direta ou indiretamente, como resultado do uso, aplicação ou interpretação de conteúdos deste livro. Nenhuma informação ou sugestão apresentada neste livro deve ser praticada sem orientação médica, psicológica, legal ou financeira dada por um profissional qualificado.

Claire Gillman declara o seu direito moral a ser identificada como a autora desta obra.

Copyright da edição brasileira © 2018 Editora Pensamento-Cultrix Ltda.

Texto de acordo com as novas regras ortográficas da língua portuguesa.

1ª edição 2018.

Todos os direitos reservados. Nenhuma parte deste livro pode ser reproduzida ou usada de qualquer forma ou por qualquer meio, eletrônico ou mecânico, inclusive fotocópias, gravações ou sistema de armazenamento em banco de dados, sem permissão por escrito, exceto nos casos de trechos curtos citados em resenhas críticas ou artigos de revista.

A Editora Pensamento não se responsabiliza por eventuais mudanças ocorridas nos endereços convencionais ou eletrônicos citados neste livro.

Editor: Adilson Silva Ramachandra
Editora de texto: Denise de Carvalho Rocha
Gerente editorial: Roseli de S. Ferraz
Produção editorial: Indiara Faria Kayo
Editoração eletrônica: Join Bureau
Revisão: Vivian Miwa Matsushita

Dados Internacionais de Catalogação na Publicação (CIP)
(Câmara Brasileira do Livro, SP, Brasil)

Gillman, Claire
    Bíblia das terapias alternativas: o guia definitivo para a saúde holística / Claire Gillman; tradução Euclides Luiz Calloni. – São Paulo: Pensamento, 2018.

    Título original: The healing therapies bible.
    ISBN 978-85-315-1993-2

    1. Medicina alternativa 2. Mente e corpo – Terapias 3. Saúde I. Título.

18-12432   CDD-615.85

Índices para catálogo sistemático:
1. Medicina alternativa 615.85

Direitos de tradução para o Brasil adquiridos com exclusividade pela
EDITORA PENSAMENTO-CULTRIX LTDA., que se reserva a
propriedade literária desta tradução.
Rua Dr. Mário Vicente, 368 – 04270-000 – São Paulo – SP
Fone: (11) 2066-9000 – Fax: (11) 2066-9008
http://www.editorapensamento.com.br
E-mail: atendimento@grupopensamento.com.br
Foi feito o depósito legal.